大都會文化
METROPOLITAN CULTURE

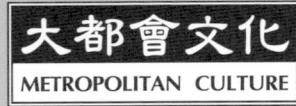

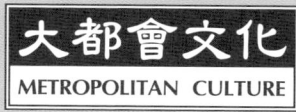

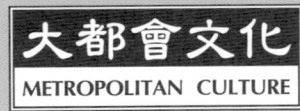

家庭常備 中藥 大補帖

台中中國醫藥大學
中國藥學暨中藥資源學系
教授 張永勳 —— 審定／推薦

醫師 謝英彪 —— 著

老中醫50年珍藏藥方，
教你迅速搞定常見疾病、
輕鬆調養好體質

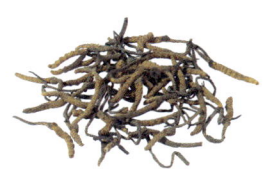
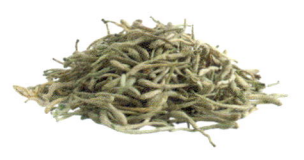
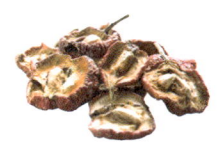
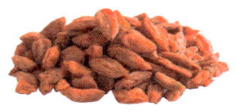

前言

聽說過很多中藥的功效，可是不知道怎麼吃才能治病？

怎樣才能避免在五花八門的藥材中買到劣質藥？

不知道中藥有什麼使用禁忌，萬一搭配錯了，豈不是適得其反？

打開書，你就不會再為這些問題而煩惱。這是一本能讓你迅速瞭解中藥功效，在家就能自診自療的中藥養生書。本書作者是從醫50年的老中醫，有著豐富的中藥養生保健經驗。他針對「三高」、冠心病、失眠、感冒等家中常見病，開出117味對症中藥，能夠滿足全家人的養生需求。每味藥都清楚地標注了使用禁忌，告訴你合理的用法用量，拓展中藥的延伸功效，並且提供了明確的對症藥方，給你簡單的家庭用法，一看就懂，拿來即用，不用常往醫院跑，在家就能用對藥。

家中備上這樣一本書，每天多瞭解一點常用中藥的功效，做全家人的健康衛士，拒絕疾病打擾。

推薦序

　　仿間，大部份中藥的書籍大都以動植物分類（界、門、綱、目、科、屬、種）、藥用部位分類（根、莖、葉、花、果實、種子等）、中藥成分分類（生物鹼、皂苷、黃酮類、強心配醣體、木質素、鞣質、蒽醌類、萜類、揮發油等），對一般民眾都顯得太深奧。也有用中醫藥性分類，如解表藥、清熱藥、瀉下藥、祛寒藥、解毒藥、理氣藥、理血藥、活血化瘀等，所用之中醫專有名詞，也非一般民眾所能輕易了解。

　　家庭常備中藥大補帖一書，作者謝英彪中醫師，為著名中醫藥專家，也為中國中醫養生學學術帶頭人，以50年行醫之經驗，針對常見29種疾病以一般通俗的病名名稱，如降血糖、降血壓、降血脂、助消化、便秘、止瀉、膽結石、哮喘、痔瘡、貧血、月經失調、冠心病、性保健、失眠、感冒、胃痛、風濕、抗菌發炎、眩暈、咽喉腫痛、化痰、產後少乳、利尿、止汗、止血、中風後遺症、皮膚過敏等，就書中收載117味常見中藥材，那些藥材適用於上述29種常見疾病及症狀，做完整圖表解說。每味藥材列出其性味、歸經、毒性、使用禁忌、別名、用法、用量、功效延伸及家庭簡單用法，並附上彩色藥材及植物圖片供辨識，也搭配51則中藥小故事及10則用量秘訣，一看即懂，非常適合對中醫藥有興趣的民眾參考閱讀。

　　第二章「會用中藥才見效」，詳細介紹了中藥之用法，包

括中藥材的選用、禁忌、十八反、十九畏、妊娠禁忌、煎藥方法（先煎、後下、包煎、另煎、烊化、沖服）、服用方法（飯前、飯後、睡前）、忌口、劑量等，也介紹中醫處方君、臣、佐、使之原則，也介紹湯劑及丸、散、膏、丹、酒劑、茶劑等不同劑型之用法，附錄中附上書中中藥材注音索引，便於讀者查詢。文末附錄也提供家庭簡單用法速查表，分泡茶、煮粥、燉湯、水煎、製丸、泡酒、隔水煮、調糊、沖服、調拌、外用、調羹、火烤、飲品、涼拌、調服、生嚼、蒸糕、蒸煮、搗汁、蒸茶、點心、煮飯等不同使用方式，便於讀者查閱使用。

　　綜觀全書，圖文並茂，深入淺出，內容非常實用，非常適合對中醫藥有興趣之民眾閱讀參考。欣聞本書即將付梓，樂於寫序推薦，與大家分享。

中國醫藥大學中醫學院
中國藥學暨中藥資源學系　教授
附設醫院中藥局　顧問
張永勳

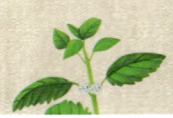 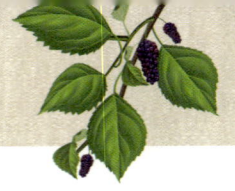

目錄

第一章　117味中藥對證速查

降血糖

葛根	降糖醒脾清熱	020
山茱萸	降糖補腎固脫	022
西洋參	降糖補氣清火	024
山藥	降糖補脾生津	026
何首烏	降糖補血解毒	028

降血壓

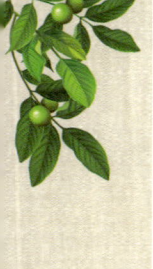

杜仲	降壓補腎安胎	030
菊花	降壓清熱平肝	032
枸杞子	降壓補腎明目	034
桑寄生	降壓安胎祛風濕	036
決明子	降壓清肝通便	038

降血脂

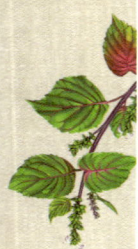

絞股藍	降脂健脾養心	040
荷葉	清熱解暑降血脂	042
玉竹	降脂滋陰養胃	044
沙苑子	降脂補腎養肝	046
薏苡仁	降脂清熱健脾	048

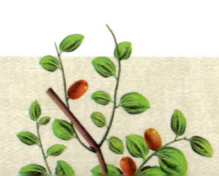

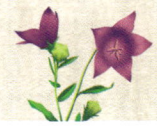
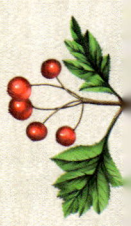

| 靈芝 | 降脂益氣安神 | 050 |

冠心病

| 赤芍 | 活絡清熱止痛 | 052 |
| 紅花 | 活血祛瘀通經 | 053 |

性保健

仙茅	助陽補腎強筋骨	054
淫羊藿	壯陽除濕強筋骨	056
肉蓯蓉	壯陽潤腸益精	058
鎖陽	壯陽潤腸固腎	060
鹿茸	壯陽溫腎健脾	061

失眠

| 酸棗仁 | 安神養心益肝 | 062 |
| 遠志 | 安神益智祛痰濕 | 064 |

感冒

生薑	止咳止嘔抗感冒	066
薄荷	散熱利咽抗感冒	068
藿香	和胃祛濕抗感冒	070
紫蘇	潤腸止咳抗感冒	072
桑葉	養肝益胃抗感冒	074

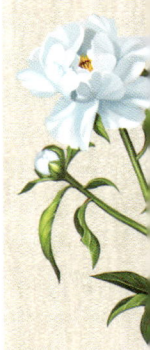
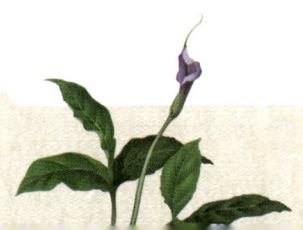
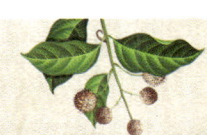

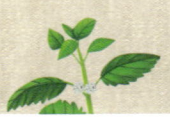
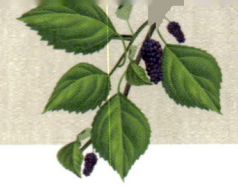

止咳

枇杷葉	止咳清肺生津液	076
苦杏仁	止咳平喘潤腸	078
桑白皮	止咳瀉肺消腫	080
甘草	止咳止痛健心脾	082

胃痛

陳皮	和中開胃清熱	084
佛手	和胃疏肝潤肺	086
砂仁	健脾胃消積食	088
木香	和胃行氣止痛	090
小茴香	散寒止痛和脾胃	091

助消化

山楂	消食化積益脾胃	092
白朮	健脾胃助消化	094
枳實	消積行氣止痛	096
麥芽	消食回乳疏肝	098
萊菔子	消食降氣化痰	099

便祕

蜂蜜	潤腸滋陰養顏	100
黑芝麻	潤腸養肝補腎	101
桑葚	通便滋陰潤肺	102

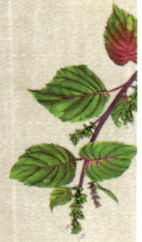
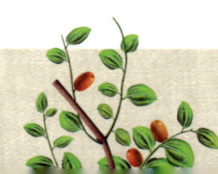

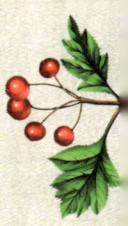

| 核桃仁 | 通便補腎固精 | 103 |

止瀉

蓮子	止瀉補脾安心神	104
肉豆蔻	止瀉行氣消食	106
訶子	止瀉澀腸利咽	107
芡實	除濕止瀉固腎精	108

膽結石

雞內金	消石健胃止遺	110
金錢草	消石通淋解毒	112
海金沙	排石利尿抗菌	113

風濕

續斷	抗風濕補腎安胎	114
秦艽	祛風濕退虛熱	116
木瓜	祛濕除痹活絡	117
威靈仙	祛風利濕止痛	118
狗脊	祛濕補腎強筋骨	119

抗菌消炎

蒲公英	抗菌消炎利尿	120
馬齒莧	抗菌清熱利水	122
板藍根	抗菌消炎治感冒	124
金銀花	消炎清熱祛濕	126

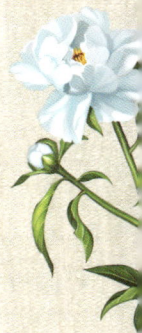
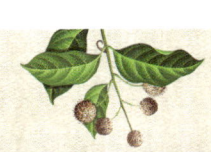

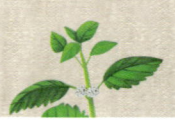
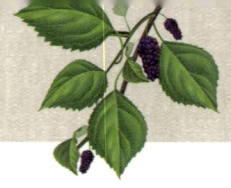

黃連	抗菌消炎解毒	128
穿心蓮	消炎清熱燥濕	130
梔子	消炎清熱解毒	132
連翹	消炎散熱消腫	133
茵陳	消炎健脾利濕	134
白頭翁	抗菌解毒止痢	135

眩暈

天麻	清利頭目平肝陽	136
鉤藤	止暈清熱平肝	137
牡蠣	安神強志平肝陽	138
羅布麻	止暈利尿去水腫	139

咽喉腫痛

膨大海	利咽解毒去暑熱	140
桔梗	利咽宣肺化痰	142

化痰

貝母	祛痰止咳潤肺	144
海藻	化痰軟堅利水	146
瓜蔞	祛痰清熱潤腸	148
半夏	化痰燥濕止嘔吐	149

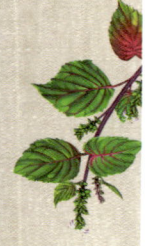
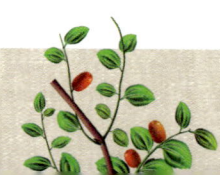

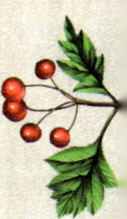

哮喘

冬蟲夏草	止喘化痰益肺腎	150
蛤蚧	定喘補腎壯陽	151
白果	平喘斂肺健脾	152
海馬	平喘補腎活血	153

痔瘡

槐花	涼血活血瀉肝火	154
魚腥草	去痔解毒消炎	155

貧血

龍眼肉	補血安神健脾	156
黨參	養血益氣補虛	158
阿膠	養血滋陰潤肺燥	160
黃耆	補氣血健脾胃	162

月經不調

當歸	調經補血潤腸	164
熟地黃	調經養血補虛	166
白芍	調經健脾平肝陽	168
大棗	調經補血安神	170

產後少乳

赤小豆	下乳利水消腫	172

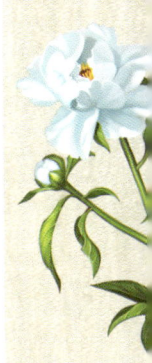
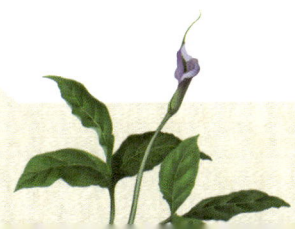
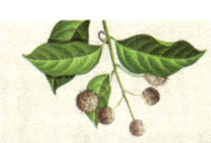

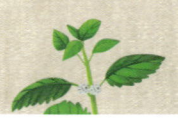
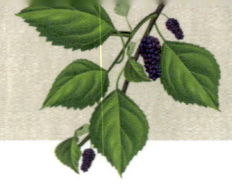

通草	通乳利尿散腫	173
王不留行	下乳活血通經	174
絲瓜絡	通乳活血止痛	175

利尿

車前子	利尿清熱明目	176
茯苓	利尿健脾安神	178
玉米鬚	利尿祛暑排毒	180
澤瀉	利尿滲濕促代謝	181

止汗

五味子	斂汗補腎生津	182
女貞子	止汗補腎明目	183

止血

三七	止血活血化瘀	184
艾葉	止血溫經安胎	186
大薊	止血散瘀消癰	187
地榆	止血解毒斂瘡	188
茜草	止血通經化瘀	189

中風後遺症

丹參	活血化瘀擴血管	190
川芎	活血行氣止疼痛	192

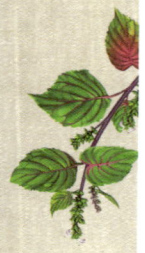
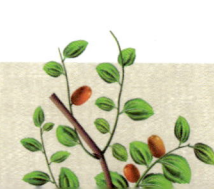

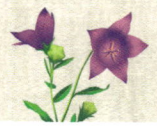
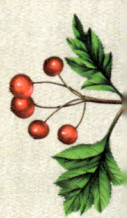

乳腺增生

香附	疏肝調經理氣	194
青皮	疏肝破氣消積	195
玫瑰花	疏肝活血止痛	196
柴胡	疏肝解鬱調經	198

皮膚過敏

蟬蛻	抗過敏止癢利咽	200
防風	止癢止痛防感冒	201

第二章　會用中藥才見效

在家如何選用中藥	204
中藥禁忌要牢記	206
中藥起效快，煎煮和服用很關鍵	208
湯劑內服方法要得當	211
如何掌握用量	213
看懂大夫開的中藥方	216
劑型不同，功效有差異	220

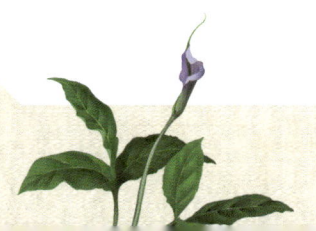
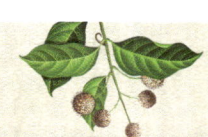

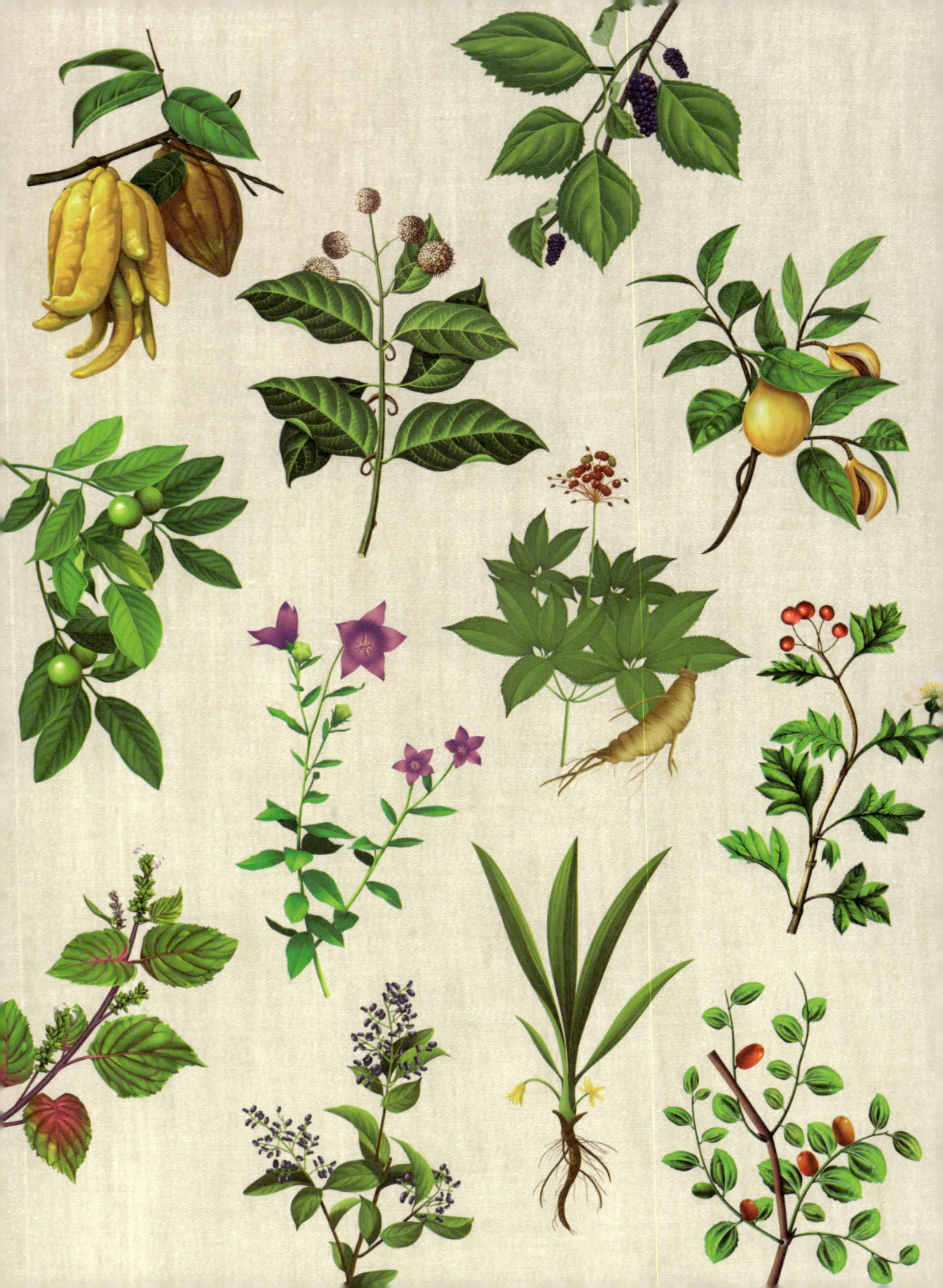

第一章

117味中藥對症速查

117味中藥對症速查，讓你第一時間找對藥。本章不但對家庭常見117味中藥進行了全面細緻的介紹，還根據每一味藥的主治功效，按照「三高」、感冒、咳嗽、胃痛、便秘等常見病症進行分類，介紹對症中藥的使用禁忌、選購儲存以及性味功效，並精選對症簡方和藥膳，教你輕輕鬆鬆吃出健康。

降血糖

葛根
降糖醒脾清熱

葛根含有洗胰清糖素，可以將血液中淤積的「毒糖」分解成微粒子，使其滲入到細胞內部轉換成能量。同時雙向調節血糖，恢復自身化糖本能。

性	涼	歸經	脾、胃
味	甘、辛	毒性	無

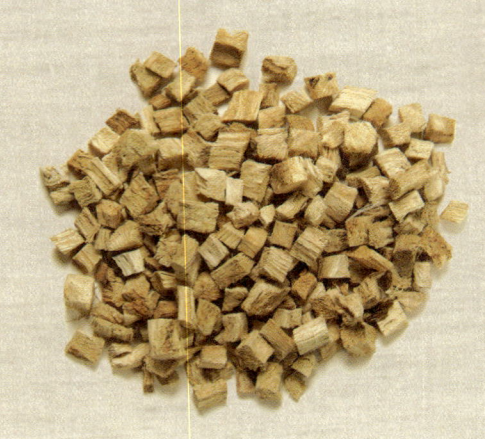

使用禁忌
一般禁忌：葛根性涼，胃寒、脾虛泄瀉者慎用；夏日虛汗多者忌用。
服用禁忌：多服損傷胃氣。

▶別名
粉葛根、甘葛、鹿豆、粉乾葛等。

▶道地藥材
主要產於四川、江西、湖南、貴州、雲南等地。

▶挑選儲存
主要藥用部位為根，以色白、粉性強、纖維少者為佳。放在通風乾燥處，防潮、防黴、防蟲蛀。

▶用法用量
煎服：一般用量為9～15克。
外用：適量，搗敷。

▶本草成分
葛根含有大豆素-4、大豆苷、葛根素-7-木糖苷、葛根素等成分，有解痙、降血糖、降血脂、解熱、益智、促進血液循環等作用。

降糖用法
葛根有「江南人參」之稱，所含的葛根素有明顯的降糖作用。在食療、藥膳運用中，若單味應用，藥量可稍大，日用量宜在15～30克。

葛根30克，天花粉、麥冬各15克，烏梅10克。將烏梅砸碎，與洗淨切碎的葛根、天花粉、麥冬同入砂鍋，加足量水，中火煎煮20分鐘，過濾去渣，取汁約2000毫升。當茶，每日2次，每次1000毫升，頻頻飲用。當日飲完。可以治療中老年糖尿病。

葛花解酒最有效
葛花性涼味甘，歸胃經，為未開放的花蕾，有解酒毒、醒脾和胃之功，主要用於飲酒過度、頭痛頭昏、煩渴、嘔吐、胸膈飽脹等症。《滇南本草》記載其「治頭暈、憎寒、壯熱，解酒醒脾，飲食不思，胸膈飽脹，嘔吐酸痰，酒毒傷胃，吐血，嘔血，消熱」。常用量為3～15克。酒後飲用葛花茶可促使酒精快速分解和排泄，從而迅速醒酒，減輕肝臟壓力。

傳世名方
【主治】鼻衄（鼻出血）終日不止，心神煩悶。
【配方】生葛根適量。
【制法】搗取汁。
【用法】每服一小盞。
——出自《太平聖惠方》

功效延伸

緩解高血壓引起的頭痛等 葛根茶可有效緩解高血壓引起的頭痛、眩暈、耳鳴及腰酸腿痛等症狀，其製作方法十分簡單，將葛根洗淨切成薄片，每天30克，加水煮沸後當茶飲用，也常與山楂、菊花、決明子搭配使用。

清心醒脾、促進智力 平時煮飯時，拌入適量葛根粉，有清心醒脾、促進智力的作用，適用於心神恍惚、言語失常、記憶力衰退等病症。

降脂延壽 葛根與丹參、何首烏、桑寄生、黃精、甘草一同泡茶，可起到降脂通脈、活血化瘀、滋陰益氣的作用，是一道很好的降脂延壽茶。葛根與茵陳、澤瀉同用，也有降血脂作用，還可清熱利濕，適用於高脂血症、動脈硬化、高血壓等病症。

清熱解毒、舒氣散瘀 用於高脂血的輔助食療，葛根還可與山楂、茯苓、小米同煮粥，加適量紅糖調味，有清熱解毒、舒氣散瘀、降脂降壓的作用，對中老年人肝腎陰虛、脾虛濕盛型高脂血症尤為適宜。

治療胃熱濕阻型肥胖 葛根粉、何首烏粉各15克，核桃仁末100克，炒黑芝麻末30克，蜂蜜適量。鍋內加水，武火煮沸，加冷水調和核桃仁末、炒黑芝麻末、葛根粉、何首烏粉。拌勻後改文火邊煮邊調。煮成糊時停火，稍涼，加蜂蜜調味即可。

養顏、調節內分泌 葛根粉10克，葡萄乾20粒。葡萄乾洗淨後，放入碗內，加入適量水，再將葛根粉放入，調成糊狀，用沸水沖開即可。

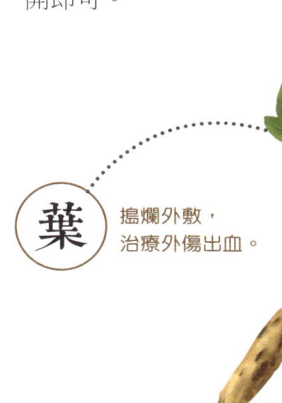

葉　搗爛外敷，治療外傷出血。

家庭簡單用法

泡茶	燥熱傷肺型糖尿病：葛根20克，麥冬、五味子、天花粉各10克。共研成粗末，一分為二，裝入綿紙袋中，掛線封口，備用。沖茶飲，每日2次，每次1袋，放入杯中用沸水沖泡，加蓋悶15分鐘後即成，頻飲。一般每袋可連續沖泡3～5次，當日飲完，有生津止渴降血糖之效。
煮粥	糖尿病、高血壓、冠心病、熱病煩渴：葛根30克，粳米100克。葛根洗淨，切片，粳米淘淨，一起放鍋內，加水適量，燒沸後改用文火煮至粳米爛熟。如想喝稀粥，可適量多加水。如喜甜食，可加入少量白糖或紅糖。
煮粥	糖尿病、高血壓、神志不安：葛根25克，小麥仁100克。葛根洗淨，切片，先放入鍋內燒煮20分鐘，撈出葛根片。再把小麥仁洗淨，放入鍋內，加入適量水，燒沸後，改用文火煮至小麥仁爛熟即可。
燉湯	熱積型習慣性便秘、酒精性脂肪肝：葛根粉30克，白糖適量。將葛根粉加水適量，調糊，放入鍋中，用文火煮成稠糊狀，趁熱調入白糖，待糖溶化即成。當點心，隨意食用，當日吃完。

山茱萸 降糖補腎固脫

現代藥理學研究表明，山茱萸中含有的熊果酸是降糖作用的主要活性成分。山茱萸常配伍黃精、枸杞子、天花粉等滋補肝腎、清熱生津中藥，能有效治療肝腎陰虛，內熱消渴。

性	微溫	歸經	肝、腎
味	酸、澀	毒性	無

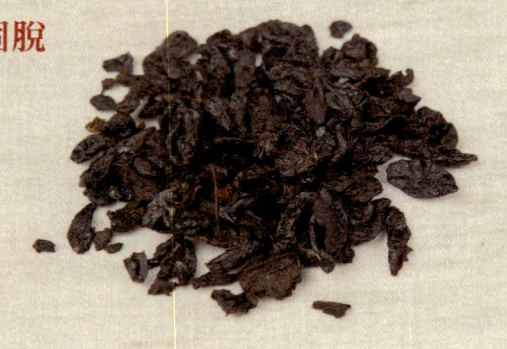

使用禁忌

一般禁忌：肝陽上亢，素有濕熱，小便淋澀者禁服。

降糖用法

山茱萸30克，蒼朮、五味子、烏梅各20克。同入砂鍋，加水2000毫升，武火煮沸後改文火煮至1000毫升。分3次服，每日1劑。可滋陰固腎，治療糖尿病。

功效延伸

補益肝腎 用於肝腎不足所致的頭暈目眩、耳聾耳鳴、腰膝酸軟等。山茱萸30克，白酒1000毫升。山茱萸放入乾淨容器內，倒入白酒，密封，浸泡1周。每次服15毫升，每日2次。

收斂固脫 用於腎精虧虛所致的遺精、滑精、遺尿、小便頻數、虛汗、崩漏、帶下。山茱萸、肉蓯蓉、五味子、山藥各100克。共研為末，酒糊為丸如梧桐子大。每次10克，每日2次，空腹服。

治療腎虛腰痛、陽痿、遺精等症 山茱萸、補骨脂、菟絲子、金櫻子各12克，當歸9克。水煎，去渣，取汁，溫服。代茶飲，不拘時服。

治療乳糜尿（尿液混濁呈乳白色）

山茱萸10克，龍眼肉20克，粳米50克，鹽適量。粳米入砂鍋，加水適量煮粥，粥將熟時，放入龍眼肉、山茱萸同煮至粥爛，加鹽調味。當早餐食用。下午加泡龍眼肉20克當茶飲。忌油膩，連服1個月為1個療程。

鑒別用藥

山茱萸、吳茱萸

山茱萸性微溫，味酸、澀，歸肝、腎經。可補益肝腎，澀精固脫。用於眩暈耳鳴，腰膝酸痛，陽痿遺精，崩漏帶下，內熱消渴等。

吳茱萸性熱，味辛、苦，歸肝、胃、腎經，有小毒。可散寒止痛，降逆止嘔，助陽止瀉。用於厥陰頭痛，寒疝腹痛，寒濕腳氣。二者切莫混淆。

傳世名方

【主治】五種腰痛，腰腳無力。
【配方】牛膝（去苗）、山茱萸各三十克，桂心一克。
【制法】上藥搗細羅為散。
【用法】每於食前，以溫酒調下六克。
——出自《太平聖惠方》

▶別名
山萸肉、藥棗、實棗兒、棗皮、肉棗等。

▶道地藥材
主產於浙江、安徽、河南、陝西、山西等地。

▶挑選儲存
以無核、皮肉肥厚、色紅油潤者為佳。宜放置在陰暗乾燥處，以防黴蛀變質。

▶用法用量
煎服：單味或者配伍其他藥味一同煎服，一般用量為5～10克，急救固脫用量20～30克。

泡酒：本品浸入適量優質白酒中，浸泡數周後飲酒。

▶本草成分
山茱萸含有生理活性較強的山茱萸苷、酒石酸、沒食子酸、蘋果酸、樹脂、鞣質和多種維生素等成分，具有降糖、抗血小板聚集、增強免疫功能、消炎、抗菌、抗疲勞、增強心臟收縮能力等作用。

葉　可暖胃燥濕，還可治霍亂。

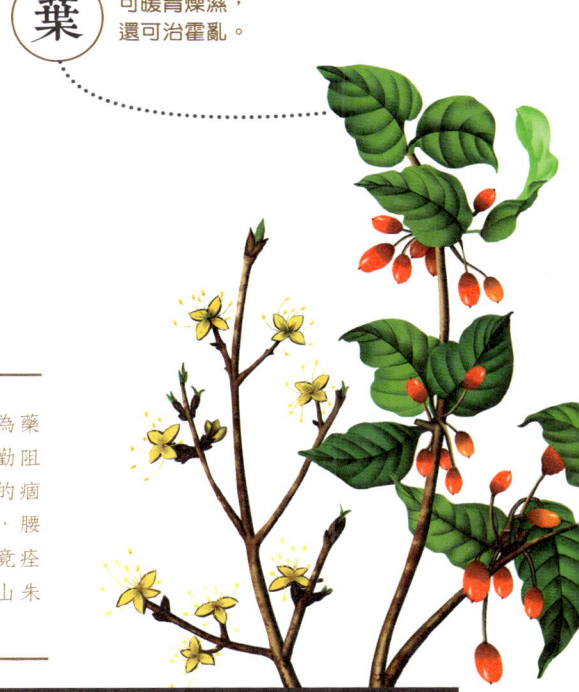

📖 聽故事記中藥

春秋時期，一位藥農向趙王進貢「山萸」，趙王以為藥農拿俗物進貢企圖蒙混自己，大怒。一位朱姓御醫勸阻道：「山萸是良藥，這位山民聽說大王有腰部疼痛的痼疾，才特意送來。」趙王不聽。後來趙王舊病復發，腰痛難忍。朱御醫忙用山萸煎湯給趙王服用，三日後竟痊癒。為表彰朱御醫的功績，趙王將山萸改名為「山朱萸」，後又寫成「山茱萸」。

	家庭簡單用法
泡茶	肩周炎：山茱萸35克。水煎分2次服，每日1劑。病情好轉後，劑量減為10～15克，煎湯或代茶泡服。有較好的療效，一般服藥4～5劑就開始見效。
水煎	體虛多汗：山茱萸、黨參各15克，五味子9克。水煎服，每日1劑。對體虛多汗，容易患感冒者有效。
煮粥	頭暈目眩、耳聾耳鳴、腰膝酸軟：山茱萸10克，粳米50克，白糖或蜂蜜30克。山茱萸洗淨，去核，與粳米同入砂鍋煮粥，待粥將熟時，調入白糖或者蜂蜜稍煮即可。當早餐食用，每日1劑。可補益肝腎。
燉湯	頭暈目眩、耳聾耳鳴、腰膝酸軟：山茱萸10克，鴨肉200克，蔥、生薑、鹽各適量。將鴨肉洗淨，切成小塊。鍋內放入鴨肉、山茱萸、蔥、生薑，加入適量水，煮至鴨肉熟，加入鹽調味即可。佐餐食用，食肉飲湯。可補益肝腎。

西洋參　降糖補氣清火

西洋參有降低血糖、調節胰島素分泌、促進糖代謝和脂肪代謝的作用，適用人群廣泛，用西洋參配伍他藥治療糖尿病及其併發症，可收到明顯的效果。

| 性 | 寒 | 歸經 | 肺、心、腎 |
| 味 | 甘、微苦 | 毒性 | 無 |

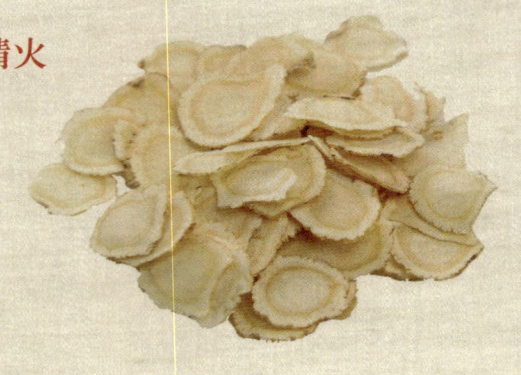

使用禁忌

一般禁忌：濕熱鬱火、脾腎陽虛、寒濕內生者忌服。

服用禁忌：忌茶，因茶葉中含有多量的鞣酸，會破壞西洋參中的有效成分，必須在服用西洋參2～3日後才能喝茶。

降糖用法

新鮮毛豆用水漂洗淨（毛豆外的附著層勿棄），加水用豆漿機榨汁，調入西洋參粉，晾涼即製成西洋參毛豆漿。早晚分服，可生津潤燥，補虛降糖，主治糖尿病。

無皮西洋參放在飯鍋內蒸軟，然後用刀將參切成薄片，放在玻璃瓶內，1次口含1片，每天用量2～4克，早飯前、晚飯後含於口中，細細咀嚼。可降火生津。

功效延伸

補氣養陰　用於氣陰兩虛所致的少氣懶言、乾咳少痰、神疲乏力、自汗盜汗、口渴多飲等病症。西洋參片4克，龍眼肉30克，白糖適量。將龍眼肉去雜洗淨，與西洋參片一起放入碗內，加入白糖和適量水，置沸水鍋中蒸40分鐘，代茶飲，頻頻飲用，可沖泡3～5次。可補氣養血，滋陰寧心。

清火生津　用於陰虛火旺所致的咳喘痰血、虛熱煩倦、內熱消渴、口燥咽乾等病症。西洋參30克，置於淨器中，倒入米酒500毫升浸泡，密封7日後取用。每日2次，每次空腹飲20毫升。酒盡再添，味薄取參食之。可補氣養陰，清火生津。

補肺氣　用於因肺氣不足所致的短氣喘促、無力、咳嗽痰少、痰中帶血或咳聲嘶啞等。西洋參5克，銀耳3克，麥冬10克，大棗20枚。將銀耳用水泡發後，去雜質，麥冬洗淨切碎，大棗洗淨切開，全部放入大碗中，加水適量，放入蒸籠蒸1小時以上，加適量紅糖調味，分早、中、晚3次服用。主治肺虛型咳嗽。

滋陰清熱，潤肺止咳　西洋參4克，百合30克，鴨肉塊200克，蔥、生薑各適量。共入鍋加水煮熟，加鹽調味。每日或隔日1劑。此湯可滋陰清熱，潤肺止咳。

傳世名方

【主治】腸紅（大便出血）。
【配方】西洋參、龍眼各適量。
【制法】西洋參蒸龍眼。
【用法】直接服之。
——出自《類聚要方》

> **別名**

洋參、花旗參等。

> **道地藥材**

原產北美洲，主產於美國、加拿大及法國，中國境內亦有栽培。

> **挑選儲存**

以表面呈淡棕黃色或類白色、有密集細橫紋，主根呈圓柱形或長紡錘形者為佳。保存於乾燥、密封的玻璃或搪瓷器皿中。

> **用法用量**

煎服：3～6克文火慢煎，或者加入其他藥汁中同服。

研末：將西洋參研成細粉狀，一般用量為5克。

> **本草成分**

西洋參主含三萜皂苷，還含多種氨基酸、維生素等成分，具有降血糖、降血脂、解熱、益智、促進血液迴圈等作用。改善心肌功能、抗心律失常、抗動脈硬化、促進造血功能、增強體質、增強免疫力等作用。

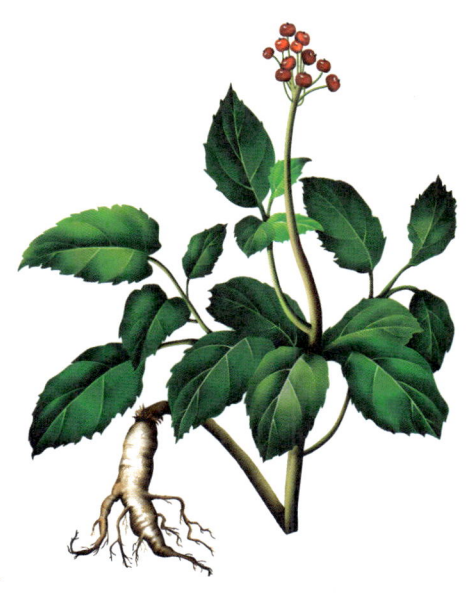

📖 聽故事記中藥

1697年，一篇關於中國人參的報告在法國科學院被宣讀，引起了高度重視，西方人方知人參之珍貴。1914年，一位在華傳教士撰寫了《關於遠東植物人參》的論文，發表在英國皇家協會的刊物上。有人仔細研究其標本和圖形，並根據當地森林與遠東人參產地自然條件相近，歷時兩年尋找，終於找到了類似人參的植物，即西洋參。自清代吳儀洛的《本草從新》和趙學敏的《本草綱目拾遺》先後收載，中國醫藥界逐漸開始使用。據說光緒二十一年前後，慈禧有脾虛挾濕之患，太醫常將西洋參、黨參同用。

	家庭簡單用法
泡茶	胃黏膜脫垂症：西洋參2克，三七1克。將西洋參、三七研成細粉，裝入棉紙袋中，放入茶杯中，用沸水沖泡，加蓋悶10分鐘即可飲用。代茶頻飲，一般每袋可沖泡3～5次。可補氣養陰，活血化瘀。
水煎	少氣懶言、乾咳少痰、神疲乏力、口渴多飲：西洋參、白朮、茯苓各10克。同入砂鍋，加水適量，先浸泡30分鐘，再煎煮30分鐘，取汁。每日1劑，早晚分服。可補氣養陰，健脾滲濕。
煮粥	乾咳少痰、自汗盜汗、內熱消渴、口燥咽乾：西洋參3克，粳米100克，冰糖5克。砂鍋加水煮沸，放入西洋參、淘淨的粳米，蓋上蓋子，武火煮沸後改文火煮成稠粥，加入冰糖，攪勻即可。早晚分食。可益氣養陰。 心悸失眠、口乾微熱、五心煩熱、盜汗：西洋參10克，麥冬12克，粳米50克。加適量水，共煮粥。
燉湯	失眠：西洋參10克，烏骨雞1隻（去毛和內臟），香菇6朵，陳皮5克，大棗3枚，鹽適量。洗淨後共同煲湯，1～2小時後加入鹽調味即可，喝湯食肉。常服可改善睡眠。

山藥

降糖補脾生津

山藥自古便是治療糖尿病的藥食兩用佳品。山藥滋陰又能補氣，滑潤又能收澀，補肺益腎兼養脾胃，在滋補藥中為上品。藥理研究證實山藥含有多種氨基酸，能有效降低血糖，改善血液迴圈。

性	平	歸經	肺、脾、腎
味	甘	毒性	無

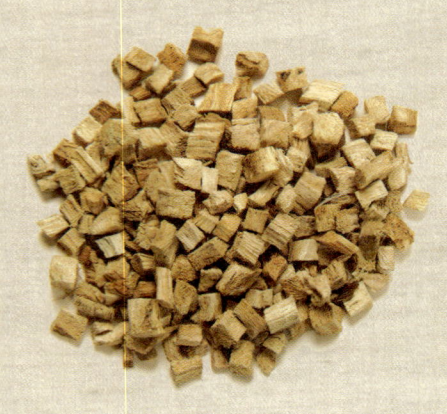

使用禁忌

一般禁忌：有實邪、濕熱及大便燥結者不宜食用。

服用禁忌：不宜與鹼性食物或藥物混用。

▶別名
薯蕷、山芋、薯藥、山薯、野白薯等。

▶道地藥材
主產於河南、湖北、湖南、山西等地。

▶挑選儲存
以質堅實、粉性足、色潔白者為佳。乾品置於乾燥、陰涼、通風處；鮮品則放冰箱冷藏。

▶用法用量
煎服：取乾品15～30克用適量水煎2次，2次煎取的藥汁混合，代茶飲，每日1劑。

外用：搗敷。

研末：將山藥飲片研末，用開水沖服，每次10克，每日2次，一般用藥3日可明顯改善便秘症狀。

泡茶：每天10～20克，沸水沖泡，加蓋悶數分鐘趁熱溫服。

藥膳：可與其他食材如雞、鴨等一同燉服，或者研末與麵粉混合製成糕點，還可以將鮮山藥單獨煮爛代主食。

▶本草成分
山藥含有多種氨基酸、皂苷等成分，能預防心血管系統的脂肪沉積，保持血管的彈性，防止動脈硬化過早發生，減少皮下脂肪沉積，避免出現肥胖。還含有消化酶，能促進蛋白質和澱粉的分解。

降糖用法

鮮山藥150克，雞（或鴨或豬排骨）、鹽、薑片適量，將山藥去皮洗淨，與雞（或鴨或豬排骨）等一同煨湯，食肉飲湯，可補充氣力，緩解「三多一少」症狀。

鮮山藥150克，豆腐乾100克，鹽、香油各適量。將鮮山藥去皮洗淨，切絲，放沸水鍋中焯一下，撈出瀝水；豆腐乾用溫水洗過，切絲。將山藥絲、豆腐乾絲放入大碗內，加鹽、香油，拌勻即成。每天1次，適量服食。糖尿病患者宜常服，也可用於脾腎兩虛，小便頻多，遺精早洩，婦女帶下。

功效延伸

補脾益胃 用於脾胃氣陰兩虛引起的食少便溏、久瀉不止等病症。鮮山藥100克搗爛後與50毫升甘蔗汁混勻，燉熱即成。代茶

傳世名方

【主治】噤口痢（患痢疾而見飲食不進，食入即吐，或嘔不能食）。

【配方】乾山藥適量。

【制法】一半炒黃色，一半生用，研為細末。

【用法】用米湯送服。

——出自《百一選方》

飲，每日1劑。可滋陰生津，潤肺止咳，健脾養胃。

補肺生津 用於肺虛津傷所致的乾咳少痰、動則氣喘、口乾不適、口渴尿多等。乾山藥20克，冰糖30克，同入砂鍋，加水適量，武火煮沸後改文火煮30分鐘，煎2次，2次藥汁混合即成。代茶飲，每日1劑。可健脾養胃，潤肺生津。

補腎益精 用於腎虛所致的腰酸腿軟、遺精滑泄、尿頻遺尿、帶下清稀等。乾山藥30克，枸杞子20克，韭菜子10克，羊肉100克，調料適量。羊肉洗淨切小塊，和幾味藥同煮1小時，加調料即可。

治療神經衰弱 如果中老年人有神經衰弱，失眠多夢，心悸健忘等症，可用山藥50克，枸杞子、龍眼肉各10克，大棗10枚，豬腦100克，調料適量共煮。有補虛健腦、養血安神的功效。

清熱利尿，健脾和胃 用於脾胃不和導致的遺精、白濁帶下、子宮下垂、小便頻數等症。鮮山藥200克，豆腐400克，蒜蓉、鹽、醬油、蔥花、香油各適量。將鮮山藥去皮切丁，豆腐用沸水燙後切丁。油鍋燒熱，爆香蒜蓉，然後倒入山藥丁煸炒。加水適量，煮沸後下豆腐丁。加鹽、醬油燒至入味，撒上蔥花，淋上香油，出鍋即成。此湯可佐餐食用，有清熱利尿、健脾和胃的功效。

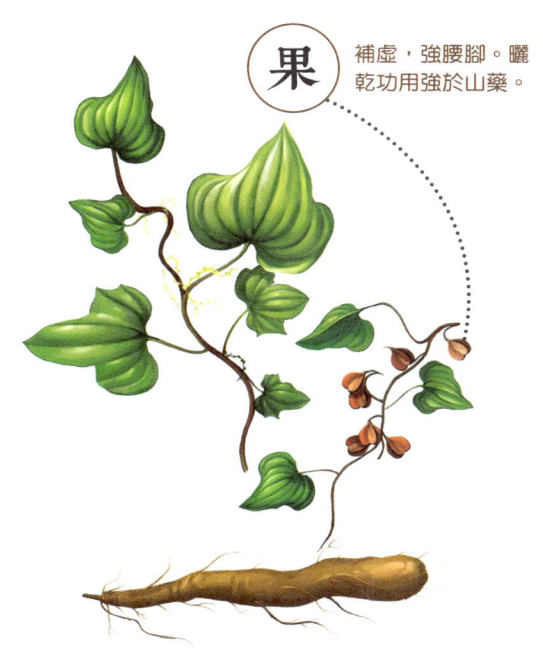

果 補虛，強腰腳。曬乾功用強於山藥。

家庭簡單用法

製丸	驚悸怔忡、失眠多夢：乾山藥200克，白參50克，當歸150克，酸棗仁250克。諸藥焙乾研末，煉蜜為丸如梧桐子大小。每次50丸，米湯送服。可以補氣養血，健脾養心。
泡酒	慢性支氣管炎（脾肺兩虛型）：鮮山藥350克，黃酒2000毫升，蜂蜜適量。鮮山藥去皮洗淨。將黃酒600毫升倒入砂鍋中煮沸，放入山藥，煮沸後將餘酒慢慢添入，山藥熟後取出，酒汁中加入蜂蜜即成。隨量飲用，可滋陰潤肺，健脾益氣。
燉湯	氣血不足：鮮山藥、豬肝各100克，當歸10克，大棗10枚，調料適量。將鮮山藥洗淨去皮，切塊，豬肝洗淨切片，加入當歸、大棗和適量水，燉煮1小時，加調料適量，吃豬肝和山藥，喝湯。
煮粥	畏寒肢冷、食慾缺乏、經行泄瀉：羊肉250克，鮮山藥150克，糯米100克。羊肉洗淨切碎，鮮山藥洗淨去皮搗碎，一同加水煮爛，加入淘洗乾淨的糯米，再加生薑片、水適量，一同煮粥，粥成加鹽調味即成。日服1劑，分數次食用。可補脾止瀉，補氣暖胃。

何首烏 降糖補血解毒

現代研究發現，何首烏可調節血清膽固醇，降低血糖，提高肝細胞轉化和代謝膽固醇的能力，並能夠提高機體免疫能力和耐寒力，增強造血功能。

| 性 | 微溫 | 歸經 | 肝、腎 |
| 味 | 苦、甘、澀 | 毒性 | 無 |

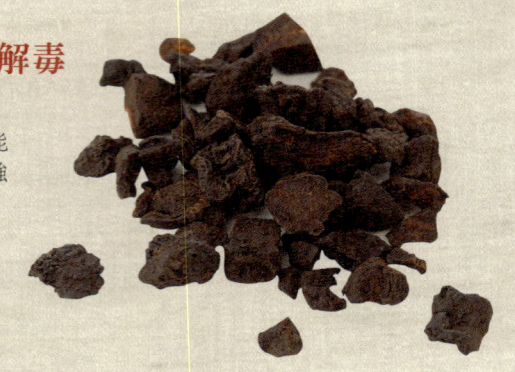

使用禁忌

一般禁忌：大便溏瀉及有濕痰者慎服。
服用禁忌：忌使用鐵器煎煮；忌與蔥、蒜同食。

降糖用法

制何首烏、熟地黃各30克，當歸15克，同浸於白酒1000毫升中，密封，浸泡10～15日。每日15～30毫升（1～2盅），連續飲至見效。

功效延伸

補益精血 用於血虛所致的頭暈目眩、心悸、失眠、健忘，肝腎精血虧虛所致的眩暈耳鳴、腰膝酸軟、遺精、崩帶、鬚髮早白等症。制何首烏20克，龍眼肉15克，大棗10枚，紅糖適量。將制何首烏、龍眼肉和大棗煎煮2次，每次40分鐘，合併藥汁後加紅糖，分早、中、晚服用。能補血養顏。

解毒治瘰疾 用於體虛久瘧、急性化膿性毒瘡、頸淋巴結結核等病症。將何首烏洗淨，切片，曬乾或烘乾，研成粗末，放入綿紙袋中，封口掛線，與綠茶同放入杯中，用沸水沖泡，加蓋，悶15分鐘即可飲用。當茶頻頻飲服，一般可連續沖泡3～5次。

潤腸通便 用於久病體虛之血虛腸燥便秘，症見大便排出無力、大便乾結，伴有面色萎黃、心悸、失眠、健忘等。何首烏15克，甘草2克（小兒酌減）同入砂鍋，加水1000毫升，武火煮沸後改文火煎取汁150毫升。每日1劑，分3次飯前服用，連用7日。

治氣管炎 何首烏15克，靈芝、黨參各10克，大棗10枚。水煎2次，早晚服用，有益氣固本、補腎止咳的功效。

鑒別用藥

何首烏、白首烏

何首烏性微溫，味苦、甘、澀，歸肝、腎經，主治血虛、頭昏目眩、心悸、失眠、肝腎陰虛等症。可養血滋陰、潤腸通便、截瘧解毒。

白首烏性微溫，味甘、微苦，歸肝、腎、脾、胃經，主治腰膝酸軟、陽痿遺精、頭暈耳鳴、心悸失眠、食慾不振、小兒疳積、產後乳汁稀少、瘡癰腫痛、毒蛇咬傷等。可補肝腎、強筋骨、益精血、健脾消食、解毒療瘡。二者臨床應用要注意區分。

傳世名方

【主治】破傷血出。
【配方】何首烏適量。
【制法】研末。
【用法】敷之，即止，神效。
——出自《雜興方》

> **別名**

首烏、赤首烏、地精、山首烏等。

> **道地藥材**

主產於陝西、甘肅、山西、四川、雲南及貴州等地。

> **挑選儲存**

以質堅體重、粉性足者為佳。保持乾燥，儲存於密封容器中，置於陰涼通風處。

> **用法用量**

煎服：配伍其他藥一同煎服，一般用量為10～30克。

外用：煎水洗或研末塗於患處，可預防傷口感染。

> **本草成分**

何首烏主要含蒽醌類化合物，其主要成分為大黃酚和大黃素，有降血糖、降血脂、抗衰老、保肝、抗腫瘤、抗動脈粥樣硬化、提高機體免疫能力以及強心抗菌等廣泛的藥理作用。

首烏藤治療失眠最有效

首烏藤為何首烏的藤莖，也稱「夜交藤」。其性平、味甘，入心、肝二經，能補血養陰，養心安神，適用於陰虛血少之失眠多夢，心神不寧，頭暈目眩等症，常與合歡皮、酸棗仁、柏子仁等養心安神藥同用，若失眠而陰虛陽亢者，可與珍珠母、龍骨、牡蠣等潛陽安神藥配伍。

除此之外，首烏藤還有祛風濕、止癢之功效，可治療風疹疥癬等皮膚瘙癢症。

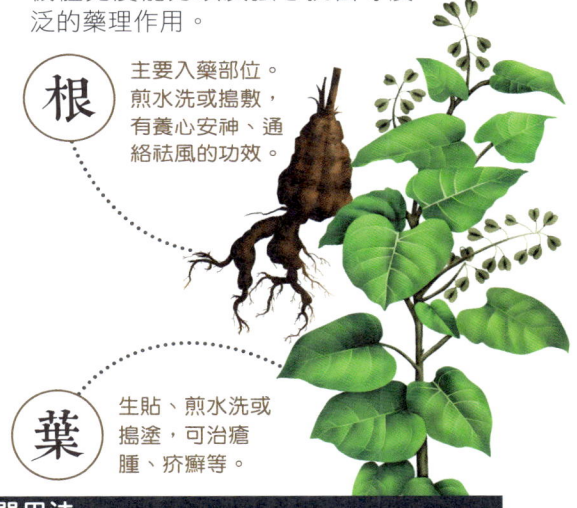

根 主要入藥部位。煎水洗或搗敷，有養心安神、通絡祛風的功效。

葉 生貼、煎水洗或搗塗，可治瘡腫、疥癬等。

家庭簡單用法

隔水蒸	高血壓、血管硬化：何首烏15克。隔水蒸熟，每日分2次服。
泡酒	鬚髮早白：制何首烏50克，浸入適量優質白酒中，浸泡數月後飲酒。可補益精血，使頭髮烏黑。
調糊	脾腎虧虛型貧血：制何首烏、山藥、炒黑芝麻各250克。制何首烏、山藥分別焙乾，與炒黑芝麻共研為粉，裝瓶備用。每次取25克，用溫開水調成稀糊狀，置於火上燉熟食用，每日2次。
煮粥	倦怠乏力、頭暈目眩、失眠健忘、面色少華：制何首烏粉25克，大棗5枚，冰糖15克，粳米50克。將淘洗乾淨的粳米、大棗一同入砂鍋，加水適量，用武火燒開後轉用文火熬粥，待粥半熟時加入制何首烏粉，邊煮邊攪勻，至粥黏稠時加入冰糖調味。日服1劑，早晚分服。可補氣養血，滋補肝腎。
燉湯	倦怠乏力、頭暈目眩、腰膝酸軟：豬瘦肉500克，海參150克，制何首烏100克，龍眼肉25克，大棗5枚，鹽適量。海參用水浸發，除雜物，切絲。豬瘦肉洗淨，放入開水中略煮，取出放入冷水中浸泡。制何首烏、龍眼肉、大棗洗淨放入砂鍋中，加海參、豬瘦肉，加水適量，武火煮開後，改文火煮2小時，加鹽調味即成。當湯佐餐，隨意食用。

降血壓

杜仲

降壓補腎安胎

杜仲含有木脂素類化合物，對血壓有雙向調節的功能。近年來單用或配入複方治高血壓病有較好效果，以肝腎不足者最為合適，多與夏枯草、桑寄生、菊花等同用。

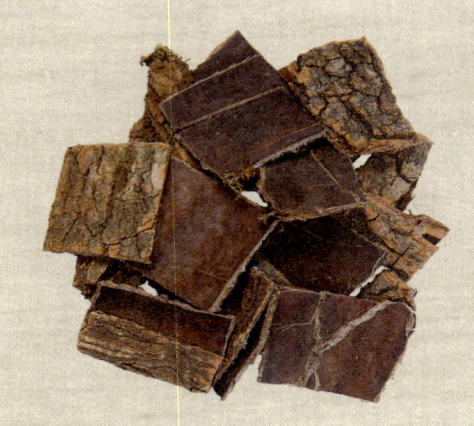

性	溫	歸經	肝、腎
味	甘、微辛	毒性	無

使用禁忌

一般禁忌：陰虛火旺者慎服。

降壓用法

杜仲芽5～15克，用85℃左右熱水沖泡，以500毫升水為宜，加蓋悶泡5分鐘，代茶飲。反覆沖泡不宜超過3次。可降血壓，強筋骨。

杜仲、桑寄生各15克，牡蠣20克，白菊花、枸杞子各9克。同入砂鍋，加水500毫升，武火煮沸後改文火，取汁200毫升，二煎加水300毫升，取汁200毫升，2次藥汁混合。趁熱服用，每日1劑，上、下午各服1次，可治由肝腎不足所致的頭暈目眩、高血壓病。

杜仲6克研末，用綠茶水沖服。每日2次，每次3克，可補肝腎、強筋骨、降血壓。

功效延伸

補肝腎，強筋骨 用於肝腎不足所致的腰膝酸軟疼痛、陽痿、尿頻、小便餘瀝、頭暈目眩。杜仲、雞血藤各15克，懷牛膝10克，補骨脂9克，紅花6克，一起研成粗末，放入乾淨容器內，倒入500毫升白酒，密封，浸泡1周。每次服用15毫升，每日2次，早晚服用。可補肝腎，強筋骨，祛風通絡。

杜仲還可與其他食材如雞、羊肉、牛肉等一同烹調。取豬骨與杜仲燉湯，可益心脾、補氣血，有良好的滋補功效。

固沖安胎 用於肝腎不足、沖任不固所致的胎動不安、習慣性流產，對伴有腰膝酸軟、頭暈目眩、耳聾耳鳴者尤宜。取杜仲10～15克，文火煎煮，去渣飲汁。可治療習慣性流產，固沖安胎。

杜仲20克，棗肉250克。杜仲去粗皮細銼，烘乾研末，與棗肉同入砂鍋，加水適量，文火煮成糊，製成丸子如彈子大，烘乾即成。每服1丸，嚼爛，糯米湯下，可補腎安胎。

治腰痛 在很多古方中，杜仲常用來治療腰痛。取杜仲、八角茴香各15克，川木香5克。將上述藥材共入鍋，加適量水，煎煮取汁服。藥渣可以再煎。

傳世名方

【主治】破傷血出。
【配方】川木香三克，八角茴香九克，杜仲（炒去絲）九克，水一盞，酒半盞。
【制法】水煎，渣再煎。
【用法】服之。
——出自《活人心統》

> **別名**

絲楝樹皮、絲棉皮、思仙、扯絲皮等。

> **道地藥材**

主產於四川、陝西、湖北、河南、貴州等地。

> **挑選儲存**

以皮厚而大，外表皮黃棕色，內表皮黑褐色而有光，折斷時白絲多者為佳。儲存於乾燥陰涼處。

> **用法用量**

煎服：配伍其他藥味一同煎服，一般用量10～15克。研末：溫開水沖服，每日2次，每次3克。

📖 **聽故事記中藥**

古時候有個打柴人叫杜仲，他每天上山打柴，養活年老的母親。後來他不幸得了腰疼病，一日打柴時病發，他只好停下來，光著脊背靠在一棵大樹上休息。休息完起身，他感到腰部舒服極了。此後每天杜仲都要在樹皮上蹭一蹭腰部。慢慢地，他的腰病全好了。後來村裡人聽說了，都用這種樹皮治病。這種樹沒有名字，因是杜仲發現的，人們就叫它「杜仲」。

> **本草成分**

杜仲含有杜仲膠、多醣、脂肪酸、多種氨基酸、維生素及微量元素等，可雙向調節血壓，還有降血糖、降血脂、抗腫瘤、增強機體免疫、抗氧化、抗衰老、抗病毒等作用。

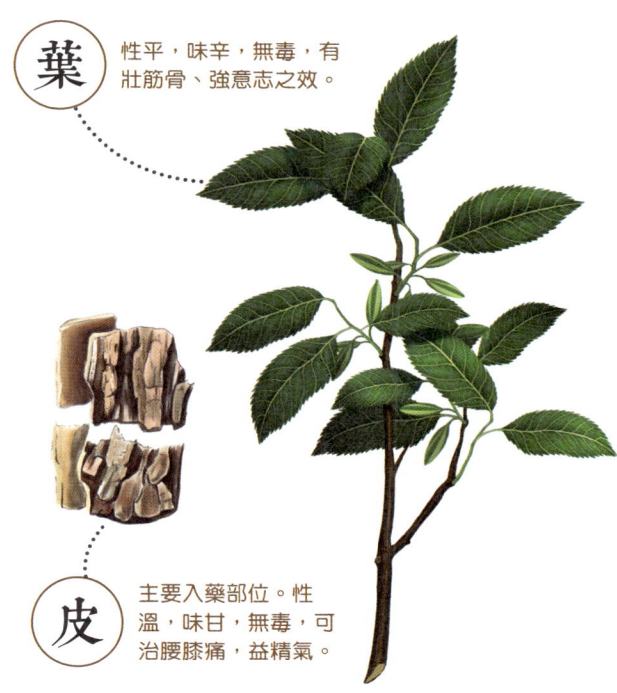

葉 性平，味辛，無毒，有壯筋骨、強意志之效。

皮 主要入藥部位。性溫，味甘，無毒，可治腰膝痛，益精氣。

	家庭簡單用法
水煎	高脂血症：杜仲葉15克，決明子、制何首烏各10克，水煎代茶飲。
	氣血不足：杜仲、黃耆各10克，當歸5克，雞蛋1個。將上述3味中藥煎煮40～50分鐘後，放入雞蛋同煮至熟，吃蛋喝湯。能益氣養血。
	腎虛眩暈：杜仲10克，熟地黃、肉蓯蓉各9克。水煎服，每日1劑，每劑藥煎2次，上、下午各服1次。
沖服	鬚髮早白：炒杜仲、炒補骨脂各30克，核桃仁100克。將上述藥研成細末，每日早、中、晚各沖服10克。能補腎烏髮。
煮粥	腰膝酸軟疼痛、陽痿、尿頻、小便餘瀝：杜仲10克，粳米100克，蜂蜜30克。杜仲洗淨放入砂鍋，加水500毫升，武火煮沸後改文火煮20分鐘，倒出汁液，再煎1次，2次藥汁混合，與粳米同煮為粥，調入蜂蜜，攪拌均勻。早晚餐食用。
燉湯	小兒麻痺後遺症、肢體痿軟無力：杜仲20克，豬蹄500克，黃酒、鹽各適量。杜仲洗淨。豬蹄洗淨，剁塊，焯水。同入砂鍋，加水、黃酒、鹽，文火熬4小時即成。飲湯吃豬蹄，佐餐食用。次日將藥渣另加豬蹄500克再行煎服，隔日1劑，共服10劑。

菊花 降壓清熱平肝

菊花含揮發油、腺嘌呤、膽鹼、水蘇鹼等，可降血壓、清熱明目、疏風解毒，也可抗病原體、殺菌、消炎，增強毛細血管抵抗力。

| 性 | 甘、苦 | 歸經 | 肺、肝 |
| 味 | 涼、微寒 | 毒性 | 無 |

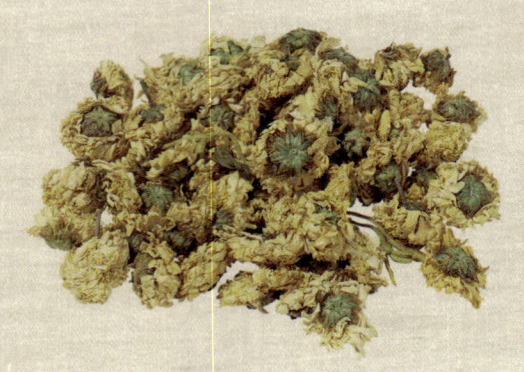

使用禁忌

一般禁忌：菊花性涼，氣虛胃寒者忌用；食少泄瀉者慎服。
服用禁忌：不宜與芹菜同食。

▶別名
甘菊、節華、金精、真菊、家菊、藥菊、甜菊花等。

▶道地藥材
主要產於浙江、安徽、河南、河北、四川等地。

▶挑選儲存
以花朵完整、顏色鮮豔、氣清香、無雜質者為佳。乾燥儲存。

▶用法用量
煎服：10～15克，鮮品可用至30～60克。
外用：適量搗敷；煎水熏洗。

▶本草成分
菊花含有菊苷、三萜類、黃酮類等成分，有降血壓、抗菌消炎、抗病毒、抗衰老、抗腫瘤、解熱等作用。

降壓用法

菊花用沸水沖泡即可，可沖泡數次，代茶飲，一般用量為5克。有清熱解毒、利咽消炎、清肝明目的功效，可治療咽喉腫痛、高血壓和冠心病，加入少量甘草則效果更佳。

白菊花10克，沸水沖泡，加蓋悶10分鐘。當茶頻飲，一般沖泡3～5次，每日1劑。可清肝熱，平肝陽，明目。主治肝火亢盛、肝陽上亢型早期高血壓病。

鑒別用藥

白菊花、黃菊花、野菊花

明目用白菊花：白菊花擅長清熱、明目、平肝，適用於肝經風熱或肝火上攻所致的目赤腫痛。電腦族可以多加飲用，飲用時再加一些枸杞子效果會更好。

疏風用黃菊花：黃菊花擅長疏散風熱，能清上焦風熱，清頭目。出現發熱、頭痛、咽痛等外感風熱證時飲用較好。

解毒用野菊花：野菊花擅長清熱解毒，其苦寒性質比前兩種菊花要強，適用於癰腫、疔毒、咽喉腫痛、牙痛等症。

傳世名方

【主治】風熱頭痛。
【配方】菊花、石膏、川芎各九克。
【制法】研磨。
【用法】每服五克，茶調下。
——出自《簡便單方》

功效延伸

疏風清熱 用於頭痛、暈眩、心胸煩熱、疔瘡、腫毒、腸胃燥熱、便秘、咳嗽、胃氣上逆等症。菊花5克，金銀花、茉莉花各3克。將所有材料用沸水泡作茶飲。即可疏風清熱，主治風熱感冒。

平肝明目 用於目赤腫痛、視物不清、迎風流淚等症。菊花可瀉火疏風，從而清肝明目。雞胸肉200克，菊花9克，料酒、澱粉、蛋清、鹽、豬油各適量。雞胸肉洗淨切片，放入碗內，打入蛋清，加鹽、料酒、澱粉，調勻拌好。菊花加水煎煮5分鐘取汁。鍋內倒入豬油燒熱，放入拌好的雞肉片，翻炒5分鐘後，加入菊花汁翻炒均勻即可。

解毒活血 用於皮膚壞死、惡風濕痹源於血熱而脈絡不潔，污穢漸漸堆積成腐、毒。菊花能理血中熱毒，熱毒消，而脈絡中的污濁散去，肌膚麻木疼痛就可以痊癒。菊花、金銀花各5克，粳米50克。先將粳米加水煮粥，等粥熟時加入金銀花、菊花，稍煮5分鐘即可。可清熱解毒。

緩解視疲勞 石斛、菊花各10克，枸杞子15克。先將石斛用水煎煮半個小時，去藥渣，沖泡菊花和枸杞子，悶10分鐘左右，即可當茶飲服。

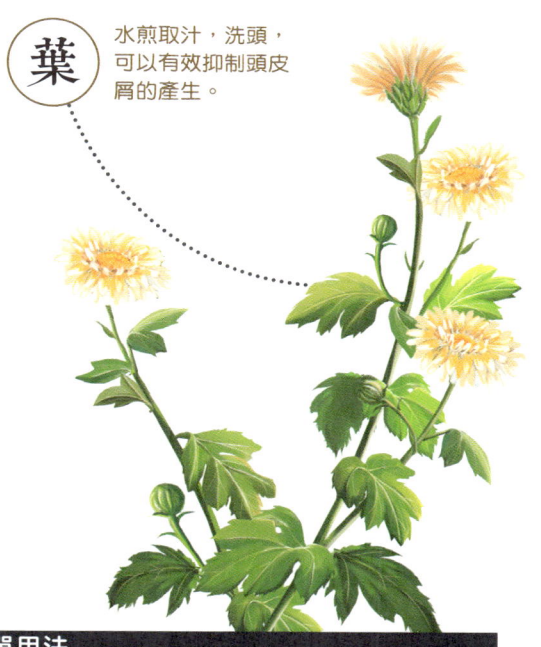

葉 水煎取汁，洗頭，可以有效抑制頭皮屑的產生。

家庭簡單用法

泡茶	生津止渴：菊花10克，蜂蜜適量。菊花洗淨，加適量水，稍煮後保溫30分鐘，過濾後加入適量蜂蜜，攪勻之後飲用。
	糖尿病（併發高血壓）：菊花、槐花、綠茶各3克。將所有材料用沸水沖泡，當茶飲用。
	咳嗽（燥火型）：菊花3克，桔梗5克，梨1個，冰糖適量。菊花、桔梗加適量水煮開，轉文火繼續煮10分鐘，取汁，加入冰糖拌勻後盛出待涼。梨洗淨削皮，梨肉切丁，加入已涼的菊花水即可。
	急性咽喉炎：菊花、麥冬各10克，金銀花、桔梗各15克，板藍根20克，甘草3克，綠茶6克，冰糖適量。將除冰糖外的所有材料研末，用紗布袋裝成3包。取1包浸泡約15分鐘，飲用時加入冰糖即可。
水煎	更年期綜合征：乾百合30克（鮮品加倍），白菊花6克。白菊花略洗拍碎，乾百合先泡發，加水同煎煮，至軟爛後可加適量冰糖服用，有養心安神的作用。
燉湯	肝腎不足引起的目赤腫痛、久視昏暗、迎風流淚：排骨500克，枸杞子、菊花、薑片、鹽各適量。鍋中加水燒開，放入排骨、薑片、枸杞子，武火煮開，改用中火煮約半小時，加入菊花、鹽即可。可解毒明目。

枸杞子 降壓補腎明目

枸杞子可以顯著降低血清膽固醇和甘油三酯的含量，減輕和防止動脈硬化，是高血壓、冠心病病人的保健養生佳品。

| 性 | 平 | 歸經 | 肝、腎、肺 |
| 味 | 甘 | 毒性 | 無 |

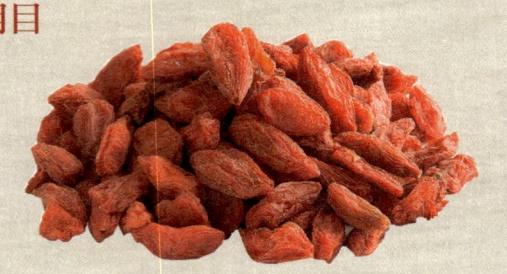

使用禁忌

一般禁忌：脾虛便溏者慎服。

▸別名
枸杞豆、枸杞果等。

▸道地藥材
寧夏中寧縣是著名的枸杞之鄉。

▸挑選儲存
以顏色紅潤、顆粒飽滿、肉厚者為佳。用高度白酒噴霧拌勻後，裝入無毒性的塑膠袋中，排出空氣，封口存放。也可放入冰箱冷藏。

▸用法用量
煎服：可單味或者配伍其他藥味一同煎服，一般用量為5～15克。

含服：洗淨後放入口中含服至無味後咀嚼咽服。

▸本草成分
枸杞子含有多種氨基酸、碳水化合物和微量元素等，對降血壓有促進作用，還有降血脂、降血糖、抗衰老、抗腫瘤等作用。

降壓用法

枸杞子、決明子、沙苑子各30克，洗淨。決明子敲碎，同沙苑子放入紗布袋中，紮口。將枸杞子與藥袋同入砂鍋，加水濃煎2次，每次30分鐘，合併2次煎汁，拌勻即成。除去藥袋，代茶頻飲，食枸杞子。可治高血壓病、血脂異常症。

枸杞子10克，綠茶2克。將枸杞子洗淨，與綠茶同入杯中，加沸水沖泡，加蓋悶10分鐘即成。代茶頻飲，可連續沖服3～5次。主治高血壓病。

功效延伸

滋補肝腎 用於肝腎精血虧虛所致的頭暈目眩、腰膝酸軟、鬚髮早白、失眠健忘等，亦用於肝腎陰虛所致的潮熱盜汗、五心煩熱，還可以用於糖尿病。枸杞子100克，溫開水洗淨，焙乾，放入口中含服至淡而無味後咀嚼咽服。每日3次，每次10粒。可滋補肝腎，治療失眠、健忘、心煩、耳鳴等。

治療慢性萎縮性胃炎 春季可單服，每天飯前空腹嚼服20克枸杞子，可治療慢性萎縮性胃炎。每晚嚼服30克枸杞子，對老年人夜間口乾症也有改善作用，可與黃耆煮水喝。

傳世名方

【主治】肝腎不足，乾澀眼痛。
【配方】熟地黃、山茱肉、茯苓、山藥、丹皮、澤瀉、枸杞子、菊花各適量。
【制法】煉蜜為丸。
【用法】服之。
——出自《醫級寶鑒》

益精明目 用於肝腎陰血虧虛所致的目昏不明、視力減退等。枸杞子30克，豬肝100克，食用油、鹽各適量。將豬肝洗淨後切片，與洗淨的枸杞子同入鍋中，煮熟後加入食用油、鹽，再沸即可。吃豬肝及枸杞子，飲湯，當天吃完。

消除眼疲勞 夏季可用枸杞子與菊花、金銀花、膨大海和冰糖一起泡水喝，常服可以消除眼疲勞。

滋陰祛燥，散寒 秋季與梨、百合、銀耳、山楂等製成羹類，可滋陰祛燥。冬季與龍眼、大棗、山藥等搭配煮粥，或與羊肉一同燉煮，散寒的同時不至於上火。

📖 **聽故事記中藥**

傳說李時珍採藥來到一座山上，遇見一位妙齡少女，身似楊柳，貌若桃花，膚若美玉。與其聊天，少女竟稱自己已有百歲。她帶李時珍來到一叢草木旁，枝條上結滿了一個個紅潤欲滴的小果子，放嘴裡一嘗，清香甘甜，美如鮮果。百歲少女說：「我看你像個採藥郎中，且心地慈悲，今天就把我們祖傳的這一味藥傳於你。這種小紅果叫枸杞子，它能滋補肝腎、生津止渴、美容養顏，久服可長生不老。」李時珍叩謝相別，後來就將這味藥用於治病了。

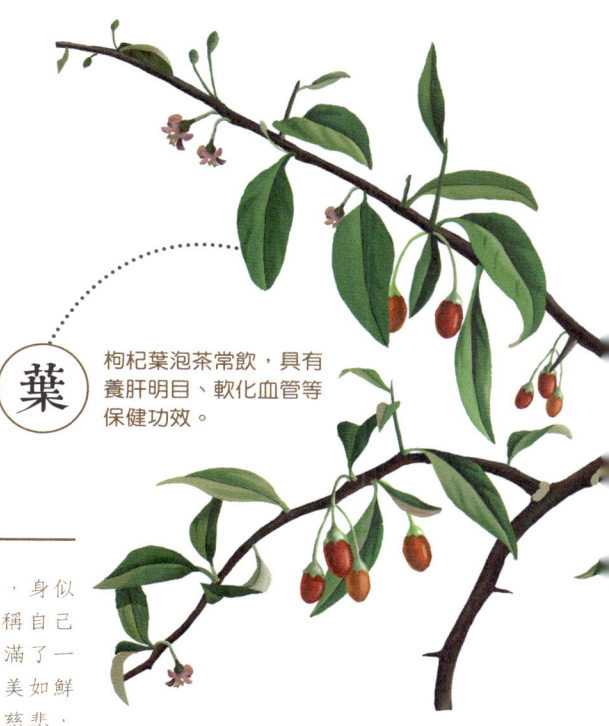

葉 枸杞葉泡茶常飲，具有養肝明目、軟化血管等保健功效。

家庭簡單用法	
水煎	老年性肝腎陰虛型白內障：枸杞子15克，龍眼肉30克。同入鍋中水煮半個小時即可飲用。此飲可滋養肝腎、益血明目。
泡茶	口舌生瘡、面部痤瘡：枸杞子10克，苦丁茶、菊花各3克，蓮心1克。將以上4味放入杯中，以沸水沖泡，加蓋悶10分鐘後即成。代茶頻飲，可連續沖泡3～5次。可滋陰降火，明目除痤。
煮粥	頭暈、耳鳴、失眠：枸杞子20克，粳米100克，冰糖10克。洗淨後同入砂鍋，加水適量煮粥，粥將熟時加入冰糖稍煮即成。早晚餐食用。可滋補肝腎，益精明目。
燉湯	頭暈目眩、腰膝酸軟、失眠健忘：羊肝150克，枸杞子10克，調料適量。將羊肝洗淨切片，放入枸杞子，燉煮1小時，加調料適量，吃肝喝湯，能養肝益腎。
調拌	視力下降，牙齒、骨骼發育不良，牙齒過早脫落：豆腐250克，鮮枸杞子30克，鹽、醬油、白糖、香油各適量。將豆腐切成小丁燙一下，用刀切碎。將燙過的豆腐同枸杞子拌勻，放入鹽、醬油、白糖、香油，拌勻即成。當菜佐餐，隨意食用。可滋補肝腎，益氣健脾。

桑寄生

降壓安胎祛風濕

中醫臨床表明，桑寄生對治療高血壓具有明顯的輔助效果。高血壓一病，中醫學屬眩暈範疇，使用桑寄生治療高血壓是取其補肝腎，調通血脈，祛風之效。

性	平	歸經	腎、肝
味	苦、甘	毒性	無

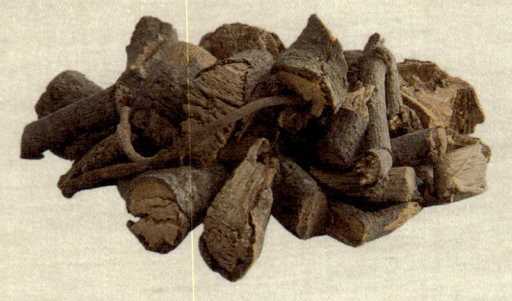

使用禁忌

一般禁忌：胃酸過多者慎服。

降壓用法

桑寄生60克，決明子50克，同入砂鍋，加水500毫升，武火煮沸後改文火煎至150毫升。早晚各服75毫升，每日1劑，30日為1個療程。可養肝明目，降壓通便，主治高血壓病。治療期間不用西藥，忌食動物脂肪、豬內臟、豬頭、豬腳，多食蔬菜，每日步行萬步。

用桑寄生煎湯代茶，也對治療高血壓具有明顯的輔助療效。桑寄生茶的製作方法是，取桑寄生乾品15克，煎煮15分鐘後飲用，每日早晚各1次。

功效延伸

補肝腎，安胎 用於肝腎虧虛所致的胎漏、胎動不安、習慣性流產、目暗昏花、視力不清、腰膝酸軟等病症。

桑寄生可入菜肴食用，與其他食材如烏骨雞、鴨等燉服。或者水煎取汁，與粳米同煮為粥。桑寄生50克，雞蛋2個，同放在砂鍋內，煲煮1.5個小時，加適量紅糖，吃雞蛋喝湯。可強壯筋骨、養血祛風、安胎。適合女性體虛者或者孕婦食用。

祛風濕，強筋骨 用於腰膝酸痛、風濕痹痛等病症。桑寄生10～15克，文火慢煎，去渣飲汁。每日1劑，可治療腰膝酸痛、風濕痹痛、胎動、習慣性流產等。

桑寄生9克，桂枝15克，冰糖適量。將以上2味中藥放入砂鍋內，加適量水，用武火煮10分鐘，轉用文火繼續煲約1小時，加適量冰糖，等冰糖溶化後熄火，代茶飲。可補肝腎，強筋骨。

補血和血 桑寄生味甘，甘能補血，血充盈則充肌膚、堅髮、堅齒、長鬚眉。用於瘀血性腎炎、月經不調、咯血、少白頭、牙齒鬆動等症。

桑寄生、何首烏各30克，雞蛋3個，白糖適量。一同放入砂鍋內，加水適量，武火煮沸後，文火煮40分鐘，撈起雞蛋去殼，再放入鍋內煮40分鐘，加白糖調味，煮沸即可。

傳世名方

【主治】膈氣（食物吞咽受阻，或食入即吐）。
【配方】生桑寄生適量。
【制法】搗汁一盞。
【用法】服之。
——出自《瀕湖集簡方》

> 別名

蔦、桑上寄生、寄屑、寄生樹、寄生草、寓木、宛童等。

> 道地藥材

主產於廣東、廣西等地。

> 挑選儲存

以條勻、枝嫩、色黃綠、帶葉、整齊不碎者為佳。曬乾儲存。

> 用法用量

煎服：單味文火慢煎，去渣飲汁，用量一般為10～15克，或者配伍其他藥味一起煎服。

泡酒：桑寄生浸入適量優質白酒中，浸泡數周後飲酒。

外用：鮮品搗爛外敷患處。

> 本草成分

桑寄生含黃酮類化合物，主要為廣寄生苷、槲皮素、槲皮苷、萹蓄苷及少量的右旋兒茶酚等成分，具有降血壓、增加冠脈流量、改善冠狀動脈迴圈、抗病原微生物、抗乙肝表面抗原、利尿等作用。

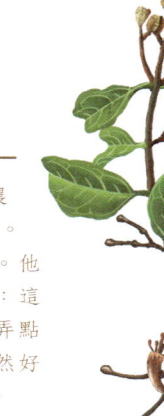

冬季至次春採割，帶葉莖枝入藥。

聽故事記中藥

從前有個財主家的兒子得了風濕病，於是派長工到遠處的藥農那裡取藥，兩天一次。可藥農一連換了好幾種草藥也不見效。這年冬天多雪，長工在取藥途中被困在冰天雪地裡寸步難行。他忽然看見在一棵老桑樹的空樹洞裡長出一些小樹枝條。他想：這不是很像財主兒子吃的藥嗎？反正吃什麼藥也不見好，給他弄點這個回去頂藥算了。每每如此，春暖雪化時，財主的兒子竟然好了。後來人們就把這種生在桑枝上的小樹枝取名「桑寄生」。

家庭簡單用法

沖服	冠心病、心絞痛：桑寄生100克，焙乾研粉。用開水沖服，每次10克，每日2次，連服2個月。可養陰通絡。
水煎	毒痢膿血（無明顯寒熱）：桑寄生100克，防風、川芎各20克，炙甘草30克。上述諸藥研成粉末。每次取20克，加水300毫升，煎至200毫升，和渣服。可解毒止痢。
	胎動不安，妊娠腰疼：桑寄生30克，微炒過的艾葉、阿膠末各20克。先水煎前2味藥，濾汁，然後加入阿膠末攪至溶化飲用。每日1次。可舒筋活絡，利關節，養血安神。
燉湯	濕熱泄瀉、陰癢、白帶、下肢關節腫痛、濕腳氣感染：桑寄生、蘆根各15克，黃鱔3條，鹽適量。黃鱔處理乾淨，與桑寄生、蘆根一同放入砂鍋中，加水熬成湯，加鹽調味。可清熱利濕。
	糖尿病：桑寄生、豬瘦肉各90克，夏枯草15克，鹽適量。桑寄生、夏枯草分別洗淨，豬瘦肉洗淨切片，一起文火煲湯，加鹽調味食用。
	風濕痹痛：豬脊骨適量，狗脊15克，桑枝75克，桑寄生、赤小豆、老薑各50克，鹽適量。一起煲湯食用。
外用	瘡癤、潰瘍：桑寄生鮮品搗爛外敷患處，可以治療瘡癤、潰瘍、凍傷等。

117味中藥對症速查

決明子 降壓清肝通便

決明子提取物有一定的降壓作用，此外，決明子中還含有大黃素、大黃酚等有機物，有通便的作用，特別適合高血壓、高血脂兼有便秘者服用。

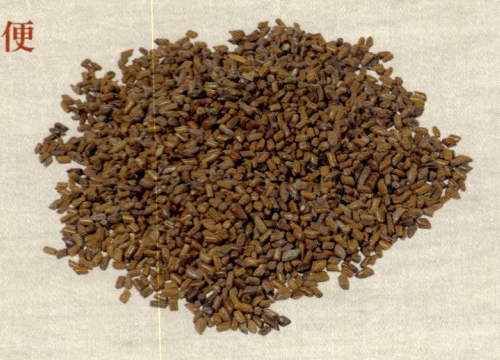

| 性 | 微寒 | 歸經 | 肝、大腸 |
| 味 | 甘、苦、鹹 | 毒性 | 無 |

使用禁忌

一般禁忌：氣虛便溏者、血壓低者不宜服用。

煎煮禁忌：決明子用於潤腸通便時不宜久煎。

▷ 別名
草決明、江南豆、假綠豆、狗屎豆等。

▷ 道地藥材
主要產於安徽、廣西、四川、浙江、廣東等地。

▷ 挑選儲存
主要藥用部位為乾燥種子，以顆粒飽滿、均勻、色綠棕者為佳品。放在陰涼乾燥處，防潮、防蟲蛀。

▷ 用法用量
煎服：5～15克，大劑量可用30克。

泡茶：15克泡茶飲用，至茶水無色。

外用：取適量，研末調敷。

▷ 本草成分
決明子含大黃素、蘆薈大黃素、大黃酚、決明內酯、維生素等，有降壓、瀉下、抑菌、收縮子宮等作用。

降壓用法

用決明子泡茶可輔助治療肝火亢盛型高血壓病、高脂血症，對兼有大便乾結者尤為適宜。決明子30克，綠茶2克。將決明子放入鍋中，用文火炒至微黃（勿焦），與綠茶同入杯中，用沸水沖泡，加蓋悶10～15分鐘。頻頻飲用，一般可沖泡3～5次，每日1劑。可清肝明目，降脂通便。

決明子50克，海帶100克。決明子洗淨；海帶泡發後洗淨，切成細條。加入適量水，煮30分鐘即可食用。可分2次，吃海帶，喝湯。可以治療高血壓眩暈耳鳴、頭痛面紅、急躁易怒。

功效延伸

清肝明目 決明子是中國歷史上使用最早的眼科藥。《神農本草經》中記載：「決明子治青盲、目淫、白膜、眼赤痛、淚出，久服益精光。」入藥用的決明子通常需要經過炒制，再與菊花、枸杞子泡茶飲用。沖入沸水，蓋上蓋悶20分鐘，是極好的清肝明目茶，可改善眼疾。

決明子15克，入鍋炒黃，研末；夏枯草9克，洗淨切碎，同放杯內，開水沖泡當茶服。可清肝明目，降壓。

傳世名方

【主治】雀盲（夜盲症）。
【配方】決明子六十克，地膚子三十克。
【制法】上藥，搗細羅為散。
【用法】每於食後，以清粥飲調下三克。
——出自《太平聖惠方》

潤腸通便 決明子有很好的通便作用，決明子、烏龍茶、荷葉各5克，用沸水沖泡15分鐘即可。

決明子15克，粳米100克。決明子洗淨，用火微炒後（或購買炒決明子），放入鍋內，加適量水，煮沸20分鐘，撈出決明子殘渣。粳米淘淨，放入鍋內，再加適量水，待水沸後，改用文火煎煮至粳米粥熟即可食用。食用時可加入適量白糖。此法也可治便秘。

抑菌 決明子30克，水煎約20分鐘，熏洗外陰及陰道，每次15～30分鐘，可以治療黴菌性陰道炎。

📖 聽故事記中藥

明代有個老秀才不到60歲就得了眼病。有一天，一位南方藥商從他門前經過，見有幾株野草，就問這草賣不賣。老秀才心想這肯定是藥草，沒有賣給藥商。秋天，這幾株野草結了菱形、灰綠色有光亮的種子。老秀才聞到味道挺香，就每天用它泡水喝，日子一長，眼病居然好了。之後老秀才一直到80多歲還眼明體健，曾作詩一首：「愚翁八十目不瞑，日數蠅頭夜點星，並非生得好眼力，只緣長年飲決明。」

失眠 決明子做的枕頭可防治失眠、落枕。

治療口腔炎症 飲用決明子茶的同時，用決明子水漱口，不但對一般的口腔炎症有效果，還可減輕放射治療後的口、咽部的痛苦。

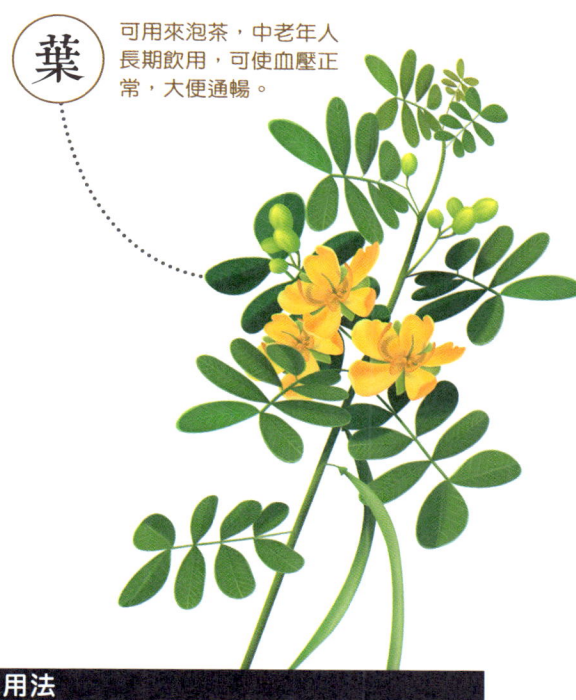

葉 可用來泡茶，中老年人長期飲用，可使血壓正常，大便通暢。

家庭簡單用法

泡茶	高血壓：決明子30克，洗淨，敲碎，放入杯中，用沸水沖泡，加蓋悶15分鐘即可飲用。代茶頻飲，一般可連續沖泡3～5次，當日吃完。每日服食，2個月為1個療程。
	糖尿病（併發視網膜病變）：菊花3克，山楂15克，決明子10克。將決明子搗碎，與其餘2味藥放入熱水瓶內，用沸水沖泡後，蓋嚴瓶蓋，浸泡半小時即可，每日1劑，當茶飲用。
水煎	前列腺增生、習慣性便秘：決明子10克，蜂蜜20克。決明子炒黃，碾碎，放入鍋內，加入適量水，煮20分鐘，趁水稍涼時，加入蜂蜜即可飲用。
煮粥	便秘：決明子15克，白菊花3克，粳米100克，冰糖適量。決明子炒至微有香氣時取出，待冷後與白菊花同煎取汁，去渣，放入粳米煮粥，粥將熟時加入冰糖，再煮5分鐘即成。每天食用1次。可潤腸通便。
燉湯	小便不暢：決明子15克，白菜子20克，豬肉100克，大棗10枚，生薑5片，鹽適量。決明子用紗布包好，將白菜子、豬肉、大棗、生薑洗淨，鍋內加水，水沸後下入全部材料文火煲約1小時至熟，加鹽調味即可。可清熱利尿。

降血脂

絞股藍
降脂健脾養心

絞股藍能降低膽固醇、甘油三酯、低密度脂蛋白，升高高密度脂蛋白，保護血管內壁細胞，阻止脂質在血管壁沉積，可抗動脈硬化，對治療高血脂有顯著療效。

性	寒	歸經	脾、肺
味	甘、苦	毒性	無

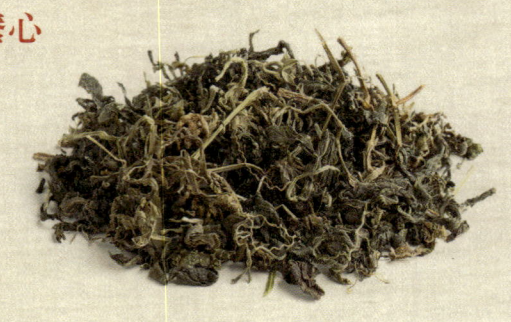

使用禁忌

一般禁忌：虛寒證忌用。

服用禁忌：不可超量使用。少數人服用本品會出現噁心嘔吐、腹脹腹瀉、頭暈眼花的症狀。

▶別名
七葉膽、甘茶蔓、五葉參等。

▶道地藥材
主產於長江南岸、神農架、星斗山等地。

▶挑選儲存
以莖纖細，顏色呈灰棕色或暗棕色，表面具縱溝紋，被稀疏毛茸，具草腥氣者為佳。放置於陰涼、乾燥處。

▶用法用量
煎服：一般用量10～20克，加適量水煎2次，2次藥汁混合，代茶飲，每日1劑。

泡茶：每天10～20克，用沸水沖泡，加蓋悶數分鐘，趁熱溫服，沖茶至味淡。

▶本草成分
絞股藍至少含有4種以上與人參皂苷完全相同的有效成分，此外，它還有一種特殊成分—甘茶蔓糖苷。它具有降血脂、抗血栓作用，可以提高機體免疫力、提高抗應激能力，還具有延緩衰老、抗潰瘍、鎮靜催眠、鎮痛、抗腫瘤作用。

降脂用法

野生絞股藍，根莖葉洗淨，曬乾，切碎製成絞股藍茶。每次3～5克，開水沖泡，以500毫升水為宜，加蓋悶泡3分鐘左右。保健量每天3～5克，治療量每天9克以上，可有效促進人體脂肪代謝並使之平衡，從而達到降血脂、逆轉脂肪肝等效果，同時對減肥、通便、排毒、促睡眠效果顯著。

絞股藍、銀杏葉各10克，分別洗淨，曬乾研末，一分為二，裝入綿紙袋中，封口掛線，備用。每日2次，每次取1袋，用沸水沖泡，加蓋悶15分鐘，代茶，頻頻飲用。一般每袋可連續沖泡3～5次。可清熱化痰、益氣降濁、降血脂。適用於各種類型的高脂血症。

功效延伸

益氣健脾 用於脾氣虛所致的體倦乏力、納食不佳、食少便溏等病症。絞股藍15克，大棗10枚。將絞股藍、大棗洗淨，瀝去水分，切碎，一同放入砂鍋，加足量水，中火煨煮30分鐘，收取汁液2000毫升即成。每日2次，每次1000毫升，頻頻飲用，當日吃完。可清熱養陰，補氣健脾，養心安神。

補肺潤燥 用於肺陰虛所致的肺中燥熱、咳嗽痰黏、乾咳無痰等病症。絞股藍能益肺

氣，清肺熱，又有化痰止咳之效。絞股藍30克，白酒500毫升。將絞股藍放入乾淨容器內，倒入白酒，密封，浸泡1周。每次服用15毫升，每日2次，早晚服用。可益氣健脾，補肺潤燥，養心安神。

養心安神 用於心脾氣虛所致的體倦乏力、動則氣喘、胸悶氣促、心慌失眠等病症。絞股藍3克，牛奶250毫升。將絞股藍研成細粉，加入煮沸的牛奶中即成。與早餐一同飲服。可補氣強身，增強免疫力。

補五臟、強身體、抗癌 絞股藍3克，用開水沖泡10分鐘，代茶頻飲，不拘時服。有補五臟、強身體、抗癌的功效。適用於虛證，尤其是體弱多病者。

改善病毒性肝炎 絞股藍15克，金錢草50克，紅糖適量。水煎服。絞股藍與具有清熱利濕、退黃功效的金錢草一同使用，對病毒性肝炎具有很好的改善效果。

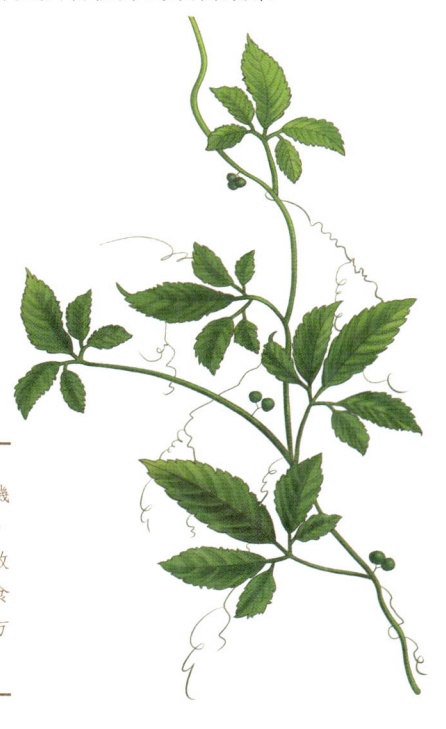

聽故事記中藥

明朝初期，庶草荒蕪，民不聊生。燕王朱棣考核可救饑饉的野生植物414種，證實其花實根幹皮葉之可食者，分草、木、穀、果、菜五部，逐一繪圖說明，取名《救荒本草》，以備荒年充饑之用。該書刊於1404年，在食療與營養學方面有著相當大的貢獻。被後人譽為「南方人參」的絞股藍，首次被收錄在此書中。

家庭簡單用法

泡茶	體倦乏力，氣短氣喘，心慌胸悶，失眠健忘：絞股藍、枸杞子各15克。將絞股藍、枸杞子分別揀雜後洗淨，曬乾，放入大號茶杯中，用沸水沖泡，加蓋，悶15分鐘即可飲用。代茶頻頻飲用，一般可連續沖泡3〜5次。可滋補肝腎，增強免疫力。
調羹	四肢困重，頭暈眼花，食慾缺乏：絞股藍15克，薏苡仁30克，赤小豆50克。絞股藍洗淨切碎後入砂鍋，加水適量，用中火煎煮30分鐘，去渣取汁。將薏苡仁、赤小豆淘淨後同入砂鍋，加水適量，武火煮沸改用文火煨煮1小時，待呈黏稠狀，加絞股藍煎汁，拌和均勻，繼續以文火煨煮成羹即成。早、晚分服。可清熱利濕，滋陰健脾。
煮粥	食少便溏、神疲乏力、易於外感：絞股藍10克，粳米100克。絞股藍煎取藥汁，與淘淨的粳米同煮成粥。當早餐，隨意食用。可補氣健脾。
水煎	神疲乏力、失眠、健忘：絞股藍10克，大棗5枚。用水煎服。絞股藍與甘潤溫和、補脾胃、益氣血的大棗配合，能發揮很好的抗疲勞、促深睡、提高記憶力作用。

荷葉 清熱解暑降血脂

荷葉色青綠，氣味芬芳，是傳統藥膳中常選用的原料。荷葉有清暑利濕、升發清陽、涼血止血等功效。現代研究證實，荷葉還有良好的降血脂、降膽固醇和減肥的作用，其食療範圍進一步擴大。

性	平	歸經	肝、脾、腎
味	苦	毒性	無

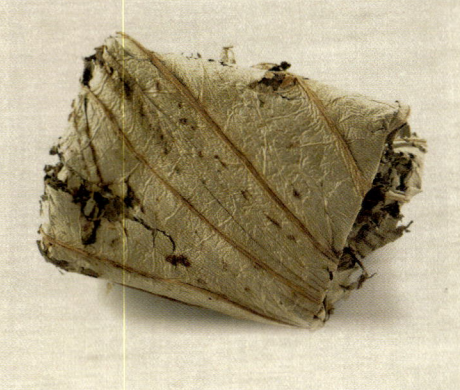

使用禁忌

一般禁忌：體瘦、氣血虛弱者忌用；孕婦忌用。

服用禁忌：《本草綱目》稱「畏桐油、茯苓、白銀」。

降脂用法

荷葉最大的功用在於降脂減肥，對下肢水腫尤其有療效。自製荷葉茶不用煮，用沸水沖泡乾荷葉10克或鮮荷葉20克，蓋上蓋子，悶5～6分鐘即可飲用，這樣泡出來的荷葉茶減肥效果最好。最好是在飯前空腹飲用，並且只喝第1次泡的茶湯，若經多次沖泡，效果就相對較差。

功效延伸

清暑化濕 可用於上焦邪盛所致的頭脹胸悶、口渴、小便短赤、暑熱等。中醫認為，荷葉清暑化濕的效果很好，而且它有一種天然的清香，能增進食慾。把一大張荷葉墊在電鍋或砂鍋裡蒸飯吃，開胃的同時能幫助身體驅趕暑濕邪氣。

清熱解暑、升清降濁 荷葉除了用於蒸飯，還可包裹其他食材，有名的叫花雞，就是用荷葉包裹，埋入泥中烤制，這樣製作的烤雞不油膩，還有荷葉的清香。荷葉除了包雞，還可包蟹。荷葉包螃蟹蒸熟食，能清熱解暑、升清降濁。

清熱利尿 荷葉10克，鮮冬瓜250克，鹽適量。將荷葉洗淨，撕成碎片。冬瓜洗淨，去皮、瓤，切成片。將荷葉片、冬瓜片一起放入鍋中，加水適量煮成湯，煮沸後揀去荷葉，加鹽調味即可。

止渴健脾 兔肉250克，荷葉20克，生薑、鹽、醬油、醋、香油各適量。將兔肉洗淨，切成大塊，放入鍋內。荷葉洗淨，切成小片，與生薑一同放入鍋內。鍋內加適量水、鹽，用武火煮開，再改成文火燜煮至兔肉熟透，撈出，切成細丁，加醬油、醋、香油拌勻即可。

治療產後心痛 荷葉還有一個鮮為人知的療效，治產後心痛。中醫認為，產後心痛是惡露沒有排乾淨的緣故，把荷葉炒乾，製成末，用開水沖服，很快即癒。

緩解心悸 荷葉8克，山楂、決明子各15克。洗淨後用小紗布袋包好放到鍋裡，加適量水，先用武火煮開，再改文火繼續熬煮半小時。將茶水倒入保溫杯中，口渴的時候隨時飲用。

> **別名**

蓮花莖、蓮莖、藕。

> **道地藥材**

中國大部分地區均產。

> **挑選儲存**

以葉大、完整、色綠、無斑點者為佳。置陰涼乾燥處，防潮。

> **用法用量**

煎服：一般用量6～10克。清熱解暑宜生用，散瘀止血宜炒炭用。

> **本草成分**

荷葉含有蓮鹼、原荷葉鹼和荷葉鹼等多種生物鹼及維生素C、多醣，有清熱解毒、涼血、止血的作用。

聽故事記中藥

荷花亦稱蓮花。民間傳說農曆六月二十四日是荷花生日，因此荷花有「六月花神」之稱。荷葉性平味苦，有清暑辟穢、化瘀止血的功用。每逢夏季，在炎熱的南方，民間多有吃荷葉粥的習慣。它的做法是選用新鮮荷葉一張，洗淨煎湯，再用荷葉湯同新粳米煮成稀薄粥，待粥將成時，加入適量冰糖，稍煮即可。荷葉粥有解暑熱、降血脂、降血壓及減肥的功效，適應於夏天治療暑熱病症及頭昏腦漲、胸悶煩渴、小便短赤等症。

傳世名方

【主治】秋時晚發之伏暑，並治濕溫初起。
【配方】連翹（去心）、瓜蔞殼、茯苓各九克，陳皮五克，制半夏、佩蘭葉各三克，甘草兩克，杏仁（去皮、尖、研）六克，加荷葉六克為引。
【制法】水煎。
【用法】服之。
——出自《時病論》

荷梗

煎服，10～15克，可通氣寬胸，和胃安胎，主治外感暑濕、胸悶不暢、妊娠嘔吐、胎動不安。

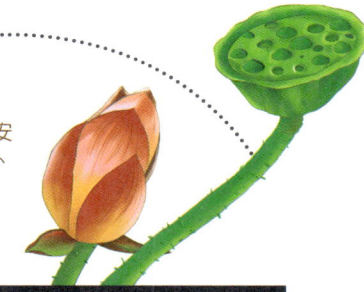

家庭簡單用法

泡茶	肥胖：山楂片15克，荷葉、決明子各10克，菊花5克。沸水沖泡飲用。
	脂肪肝：荷葉、陳皮各15克，薏苡仁、山楂各20克。將夏日採集的新鮮荷葉洗淨後切成絲，晾乾。將陳皮、山楂、薏苡仁一同研為細末，與荷葉泡茶即可。
水煎	減肥瘦身、降脂降壓：鮮荷葉12克，山楂15克，綠茶3克。將山楂、荷葉洗淨，加水一同煎煮，濾去渣，取沸湯沖泡綠茶即可。肥胖者每日飲用，可減肥瘦身、降脂降壓。
煮粥	祛暑清熱：乾荷葉10克，粳米200克，蓮子50克，枸杞子、冰糖各適量。將蓮子、枸杞子用水泡發。鍋內倒入水，放入乾荷葉，武火煮半小時左右。將荷葉撈出，放入粳米，煮至半熟時放入蓮子煮一會兒，加入枸杞子煮開後，放冰糖拌勻即可。
燉湯	牙齦炎：鮮荷葉30克，洗淨切大塊，加入藕節50克，同煮清湯飲用。本方具有涼血、止血的功效。
隔水蒸	肝病後恢復、體質過弱：荷葉1張，乳鴿1隻，鹽適量。乳鴿去毛、內臟，洗淨，加鹽，用荷葉包裹上籠蒸熟，食用。

玉竹

降脂滋陰養胃

研究表明，玉竹含有山柰酚、槲皮素，能增加冠狀動脈血流量，降低血脂，促進腎上腺素的合成，因而有降脂強心的作用。

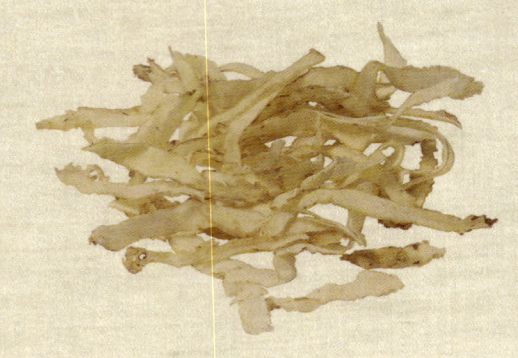

| 性 | 微寒 | 歸經 | 肺、腎 |
| 味 | 甘 | 毒性 | 無 |

使用禁忌

使用禁忌：痰濕氣滯者禁服；脾虛便溏者慎服。

降脂用法

玉竹、黨參各40克，粉碎後製成蜜丸4丸。每日2次，每次2丸。連服45日為1個療程，停10日再進行第2個療程。可滋陰降脂，主治血脂異常。也可用玉竹20克，金櫻子35克，生山楂15克。水煎濃縮成沖劑，分服，有明顯的降脂作用。

玉竹12克，綠豆芽200克，蔥花25克，薑片10克，清湯、鹽各適量。將綠豆芽、玉竹洗淨，玉竹入鍋，加清湯、薑片，燒沸10分鐘後，放綠豆芽燒沸，起鍋放鹽、蔥花即成。有降脂減肥、潤肺生津的功效。

傳世名方

【主治】發熱口乾，小便澀。
【配方】玉竹一百五十克。
【制法】煮汁。
【用法】飲之。
——出自《外台秘要方》

功效延伸

滋陰潤肺 用於肺熱乾咳、久咳聲啞、陰虛勞嗽、乾咳痰黏、咳嗽咯血，並伴有潮熱盜汗、五心煩熱等。玉竹12克，杏仁、石膏、麥冬各9克，生甘草6克。上述諸藥同入砂鍋，加水適量，先浸30分鐘，再煎煮30分鐘，取汁。上、下午分服，每日1劑。可滋陰清肺。

養胃生津 用於胃陰不足所致的食慾缺乏、倦怠乏力、咽乾口渴、大便乾結等。玉竹、蔗糖各500克。取玉竹碎斷，加水煎煮3次，取濾液濃縮至清膏。另取蔗糖製成糖漿，加入清膏，攪勻，繼續濃縮至稠膏，約製成1000克。每服1匙，口服或溫開水沖服，每日2次。可補中益氣，潤肺生津。

治療陰虛肺燥有熱 玉竹適用於陰虛肺燥有熱的乾咳少痰、咯血、聲音嘶啞等症，常與沙參、麥冬、桑葉等同用。治療陰虛上火發炎、咯血、咽乾、失音，可與麥冬、地黃、貝母等同用。玉竹與疏散風熱的薄荷、淡豆豉等同用，可促使發汗而不傷陰。

緩解皮膚衰老 玉竹富含維生素A類物質和黏液質，與富含膠原蛋白的雞腳、鴨腳搭配，可使皮膚水分充足，保持彈性，從而防止皮膚鬆弛起皺紋。玉竹30克，雞腳2對，文火煲至雞腳上的肉脫骨，加鹽調味，吃時放幾滴醋即可。

> **別名**

尾參、葳蕤、玉參、鈴鐺菜等。

> **道地藥材**

主產於河南、湖南、江蘇、浙江等地。

> **挑選儲存**

以條長、肉肥、黃白色、光澤柔潤者為佳。置於乾燥通風處，防黴蛀走油。

> **用法用量**

煎服：為6～12克，鮮品加倍。

外用：研末調敷，或煎湯塗，亦可鮮品搗汁抹。

> **本草成分**

玉竹根莖含黏液質、微量皂苷等成分，可使外周血管和冠狀動脈擴張，有降脂、耐缺氧等作用。對血壓和心肌搏動則隨劑量不同而有雙向的效果：大劑量可短暫地降壓、增強心肌搏動；小劑量則可使血壓上升，減弱心肌搏動。

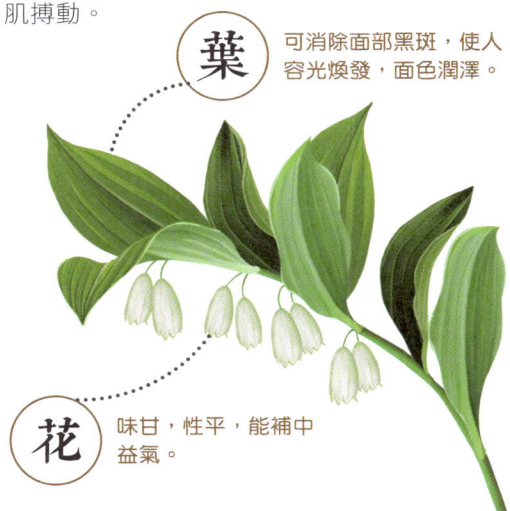

葉　可消除面部黑斑，使人容光煥發，面色潤澤。

花　味甘，性平，能補中益氣。

聽故事記中藥

相傳，唐代有一位宮女，因不堪忍受皇帝蹂躪逃出宮，躲入深山老林之中。她無食充飢便採玉竹為食，久而久之，身體輕盈如燕，皮膚光潔似玉。後來宮女與一獵人相遇，結廬深山，生兒育女，到60歲時，一家人才回到家鄉。家鄉父老見她依然是當年進宮時的青春容貌，驚嘆不已。便問是吃了什麼藥，當時也沒合適的名字，因其莖梗看起來像玉，葉如竹葉，便取名為玉竹。

家庭簡單用法

水煎	氣陰兩虛型糖尿病：玉竹、黃精各20克，洗淨，曬乾，切片，放入砂鍋，加水煎成稠汁約300毫升。代茶頻飲，當天服完。
	熱病傷陰、口乾思飲、大便乾燥：玉竹、北沙參、石斛、麥冬各15克，烏梅5枚，冰糖適量。水煎取汁，加冰糖調味，代茶時時飲之。
	小便不暢：玉竹30克，芭蕉120克，滑石粉10克。玉竹、芭蕉，水煎取汁，沖入滑石粉。分3次服用，飯前服。
隔水蒸	少氣懶言、心悸失眠、咽乾口渴、自汗盜汗、倦怠乏力：玉竹20克，白參片5克，雞腿2個，黃酒、鹽各適量。雞腿剁大塊，洗淨。玉竹洗淨，和雞塊、白參片一道放進燉鍋內，加調味料和4碗水，並以保鮮膜覆蓋住鍋口。隔水蒸約30分鐘，待雞肉熟透即可食用。可補中益氣，潤肺安神。
炒菜	肺熱乾咳、潮熱盜汗、陰虛勞嗽：玉竹20克，苦瓜300克。加調料適量炒食。能清火、養陰潤燥。
燉湯	心煩失眠、潮熱盜汗、五心煩熱：玉竹20克，豬肝200克，食物油、鹽各適量。玉竹入砂鍋，加水浸30分鐘後煎煮30分鐘，取汁。豬肝洗淨切片，放入鍋內一同煨湯，豬肝熟後加入食用油、鹽調味，再煮沸即成。當湯佐餐，隨意食用。可清熱滋陰，養血明目。

沙苑子

降脂補腎養肝

研究發現，沙苑子總黃酮具有顯著的降血脂作用，能明顯降低血清膽固醇、甘油三酯，並能增加腦血流量。

| 性 | 溫 | 歸經 | 肝、腎 |
| 味 | 甘 | 毒性 | 無 |

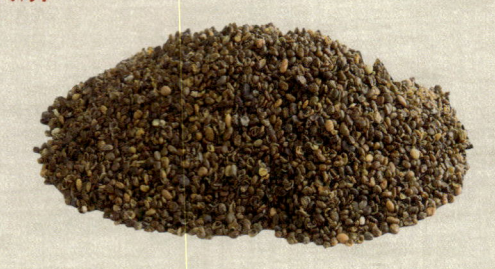

使用禁忌

一般禁忌：相火偏旺之遺精者忌服；膀胱濕熱之淋濁帶下者禁服。

▶別名

潼蒺藜、沙苑蒺藜、沙蒺藜等。

▶道地藥材

主產於內蒙古、東北、西北地方。

▶挑選儲存

以飽滿、均勻者為佳。乾燥儲存。

▶用法用量

煎服：單味文火慢煎，去渣飲汁，用量一般為10～20克，或者配伍其他藥味一起煎服。

泡酒：沙苑子浸入適量優質白酒中，浸泡數周後飲酒。

▶本草成分

沙苑子含黃酮類、蛋白質、多種氨基酸、脂肪酸及微量元素，具有降脂、降壓、增加腦血流量、抗利尿、抑制血小板聚集、抗腫瘤、鎮痛、抗疲勞、保肝及增強免疫力等作用。

降脂用法

沙苑子30克，白菊花10克。上兩味藥同入鍋，加水煎煮成300毫升。分6次，當茶飲，溫服。當日服完。此法可以降低血脂，平補肝腎，降壓明目。主治高脂血症及高血壓病引起的頭昏、目眩、腰痛、尿頻等症，辨證治療肝腎不足。

功效延伸

補腎益精 主治腎精不足所致的腰膝酸軟、耳聾耳鳴、陽痿、遺精遺尿、不孕不育、胎漏、胎動不安等。取沙苑子10～15克，用文火慢煎，去渣飲汁，早晚各1次。可治療腎虛腰疼。

取沙苑子，用鹽水拌勻，稍悶，用文火加熱，炒至棕黃色，鼓起，有香氣逸出，取出放涼。有補腎固精的作用。

養肝明目 用於肝腎兩虛所致的視物模糊、視力減退等病症。沙苑子可入菜肴食用，與其他食材如烏骨雞、鴨等燉服。或者水煎取汁，與粳米同煮為粥。可以養肝明目等。

沙苑子、菟絲子各15克，枸杞子、補骨脂、炒杜仲各9克。上述諸藥同入砂鍋，加水500毫升，武火煮沸後改文火煮20分鐘，倒出汁液，再煎1次，2次藥汁混合。每日

傳世名方

【主治】脾胃虛，飲食不消，濕熱成鼓脹。
【配方】沙苑子六十克（酒拌炒），蒼朮二百四十克（米泔水浸一日，曬乾，炒）。
【制法】共研為末。
【用法】每服九克，米湯調服。
——出自《本草匯言》

1劑，每日2次，上、下午服用。可補腎益精，養肝明目。

鑑別用藥

白蒺藜、潼蒺藜

常用的蒺藜有白蒺藜和潼蒺藜兩種。白蒺藜（又名刺蒺藜）歸屬平肝息風藥，潼蒺藜（又名沙苑蒺藜，即沙苑子）歸屬補陽藥。

雖然兩種蒺藜都有明目作用，但白蒺藜長於平肝疏風，潼蒺藜則長於補肝益腎，用於明目的機理不同。二者在形態、大小、色澤方面也相差很大，臨床應用時需注意鑑別。

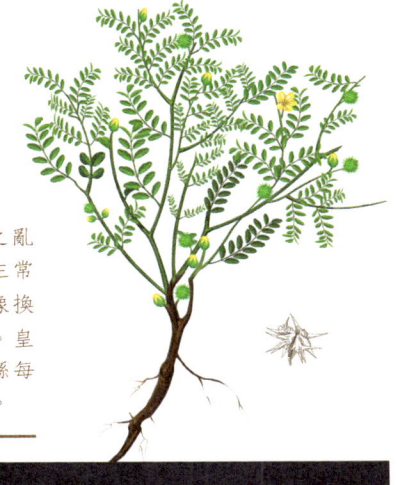

📖 聽故事記中藥

相傳，唐朝永樂公主自小就面黃髮焦，常常生病。安史之亂中，公主與皇家失散，在今日陝西沙苑一帶被人收留。公主常到沙灘上找沙苑子泡茶喝。三年後，公主神采奕奕，簡直像換了個人。後來她回到長安，向皇上詳細說了沙苑子的妙用。皇上一連試用了半月，果覺神清氣爽，耳聰目明，遂令鳳翔縣每年進貢沙苑子入宮。從此這沙灘上的野草變成了一味名藥。

家庭簡單用法

製丸	脾腎不足、眼目昏花、視物不清、腰酸氣短：沙苑子500克，黃耆、炒白朮各150克，當歸、菟絲子、山藥各100克，茯苓、白扁豆、芡實（麩炒）、陳皮各50克。以上10味，粉碎成細粉，過篩，混勻。煉蜜製成大蜜丸，每丸重6克。口服，每次2丸，每日2次。可健脾補腎，益氣明目。
泡酒	腎虛陽痿、腰痛：沙苑子30克，韭菜子10克，杜仲15克，白酒500毫升。將中藥浸於酒中，密封浸泡10日即可服用。每次飲1小杯。
水煎	老年人多尿、遺尿：沙苑子、覆盆子、金櫻子、桑螵蛸各10克。用水煎煮後代茶飲。
煮粥	腎虛腰膝酸痛、遺精早洩、夜尿頻數等：沙苑子20克，粳米100克，冰糖適量。沙苑子洗淨，用紗布包好；粳米淘淨。砂鍋置火上，加水適量，放入粳米、藥包煮粥，至米爛湯稠、表面浮有粥油時，加冰糖，再煮5分鐘。早晚溫熱食。
燉湯	肝腎不足所致的目暗昏花、視物不清、腰膝酸軟：豬肝300克，枸杞子10克，沙苑子30克，雞蛋1個，上湯2000毫升，蔥段、薑片、料酒、乾澱粉、鹽各適量。豬肝洗淨，去筋膜切片。蛋清與乾澱粉調成蛋糊，將豬肝漿好。沙苑子用水煎煮2次取濃汁。起鍋，摻料酒加上湯調味，除豬肝外全入鍋，武火燒開後放豬肝，水再沸改文火，入藥汁再煲10分鐘，加鹽調味即可。有益腎養血、養肝明目之效。
	腎精不固型遺精：魚鰾15克，沙苑子10克，菟絲子12克，五味子9克。將魚鰾洗淨，與沙苑子、菟絲子、五味子同放入砂鍋，加適量水，先用武火煮沸，再用文火煨煮1小時，加鹽，調勻即成。每日2次，取溫湯服，當日服完。可補腎固精。

薏苡仁 降脂清熱健脾

薏苡仁是禾本科植物中最滋養、易於消化的穀物，含有脂肪油、薏苡仁酯等成分，有降血脂、降血糖、解熱、鎮靜、鎮痛、抗腫瘤等作用。

| 性 | 涼 | 歸經 | 脾、肺、腎 |
| 味 | 甘、淡 | 毒性 | 無 |

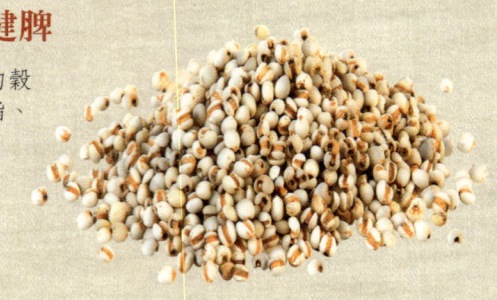

使用禁忌

一般禁忌：津液不足者忌用；孕婦慎用。

▶別名
薏米、苡米、苡仁、米仁等。

▶道地藥材
主產於四川、福建、河北、遼寧、廣東、海南等地。

▶挑選儲存
以粒大、飽滿、色白、完整者為佳。易生蟲，需經常翻曬。

▶用法用量
煎服：薏苡仁同其他藥配伍使用，一般用量為10～50克。

▶本草成分
薏苡仁含蛋白質、脂類、膳食纖維、醣類及多種維生素和微量元素，具有降血脂、降血糖、誘發排卵的作用。此外，薏苡仁還能增加激素調節、促進免疫系統和酶系統功能，對於細胞免疫、體液免疫有促進作用。

傳世名方

【主治】久風濕痹，補正氣，利腸胃，消水腫，除胸中邪氣，治筋脈拘攣。
【配方】薏苡仁、粳米各適量。
【制法】薏苡仁為末，同粳米煮粥。
【用法】日日食之。
——出自《本草匯言》

降脂用法

芹菜250克，薏苡仁100克。芹菜擇洗乾淨，切末。薏苡仁洗淨，放入砂鍋，加適量水，武火煮沸，改用文火煨煮30分鐘，調入芹菜末，拌匀，繼續用文火煨煮成黏稠粥即成。早晚分食。可平肝降壓，調脂減肥，清熱解毒。

薏苡仁、海帶各20克，雞蛋2個，食用油、鹽、胡椒粉各適量。將海帶洗淨切條，與洗淨的薏苡仁一同放入高壓鍋內，加水燉至極爛。炒鍋上武火，放油燒熱，將打勻的雞蛋炒熟，立即將海帶、薏苡仁連湯倒入，加鹽、胡椒粉，燉煮片刻，起鍋即成。可佐餐食用，降脂降壓，利濕軟堅。

功效延伸

補氣健脾 適用於神疲乏力、食慾缺乏、面色少華、少氣懶言等病症。薏苡仁50克，蜂蜜適量。將薏苡仁淘洗乾淨，加入適量水煮稀粥，再調入蜂蜜拌勻。每日1劑，分1～2次服用，連續食用3日。可補氣健脾，清化濕熱。

利水滲濕 適用於水腫腳氣、淋濁、白帶量多質稀等病症。每天取薏苡仁10～20克，用沸水沖泡，加蓋悶數分鐘，趁熱溫服，有利水滲濕的功效。

薏苡仁、車前草、赤小豆、炙甘草各10克。上述諸藥同入砂鍋，加水500毫升，文

火煎，取汁200毫升，二煎加水300毫升，取汁200毫升，2次藥汁混合。上、下午分服，每日1劑。可健脾利水，去水腫。

清熱排膿 適用於肺痿、腸癰、癰瘡破潰、膿出不暢等病症。薏苡仁30克，制附子6克，敗醬草15克。上述3味藥研成粉末，放入砂鍋，加水300毫升，文火煎取汁200毫升。一次服完，每日1劑。可清熱排膿。

祛風濕、強筋骨、健脾胃 薏苡仁還適合釀酒食用，可祛風濕、強筋骨、健脾胃。可以用薏苡仁粉，與酒麴、米一起釀酒，或用袋將薏苡仁粉裝好，放在酒中煮後飲用。

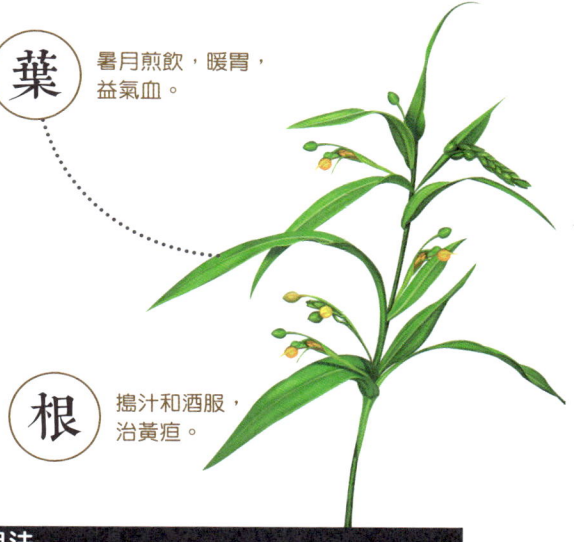

葉 暑月煎飲，暖胃，益氣血。

根 搗汁和酒服，治黃疸。

聽故事記中藥

相傳東漢時期，南方流行「腳氣病（維生素B1缺乏）」。「伏波將軍」馬援時奉命率兵遠征廣西，軍中士卒多北方人，染此病無法打仗。馬援下令：只要有人獻方治病，賞銀五百兩。不久有個乞丐求見，馬援見他從討飯罐中拿出一把珠子一樣的東西說這叫「薏苡仁」，田間都有種植，用它煎湯服用即好。馬援半信半疑，一試之下果然見效，正準備賞銀重謝乞丐，乞丐卻不知去向了。

家庭簡單用法

煮粥	血脂異常、冠心病、高血壓病、糖尿病：薏苡仁100克，冬瓜（連皮）500克，鹽適量。薏苡仁用水浸泡20分鐘，冬瓜去皮、瓤，洗淨，切成塊狀。同放砂鍋內，加水適量，煮至薏苡仁熟爛，加鹽拌勻即成。上、下午分食。可清熱解毒，健脾祛瘀。 脾腎氣虛型妊娠高血壓綜合症：山藥、薏苡仁各30克，大棗20枚，肉桂0.5克。將山藥、大棗、肉桂、薏苡仁一同放入鍋煮粥。早晚餐食用，每日1劑，連用4～5日。可健脾益腎利尿。 益氣健脾、養血和胃、增強免疫力：薏苡仁、粳米、小麥、大棗、枸杞子各適量，煮成米粥食用。有益氣健脾、養血和胃、增強免疫力的功效，久病體虛、腫瘤患者可以經常食用。粥中加入適量白扁豆、白朮，還有健脾益氣、補中和胃的功效，是脾胃虛弱、腹脹泄瀉患者的保健食品。 慢性膽囊炎：薏苡仁50克，白糖20克。先將薏苡仁加水煮爛，調入白糖即成。早晚分服。可清化濕熱。
調糊	動脈粥樣硬化、冠心病、慢性腸炎、神疲乏力、食慾缺乏：麥麩、薏苡仁各50克，蓮子20克，大棗12枚。麥麩用文火炒香研末。薏苡仁、蓮子、大棗用冷開水浸泡片刻，大棗去核後，3味同入鍋，加水適量，先用武火煮沸，改文火煮至蓮子熟爛，薏苡仁、大棗呈羹糊狀，調入麥麩末，攪拌均勻即成。早晚分食。可補氣養血，健脾養胃。
燉湯	黃褐斑：薏苡仁100克，大棗12枚。薏苡仁用清水洗淨，放入鍋中，倒入4碗水，稍煮，最後放入去核的大棗，用文火煮45分鐘即可。

靈芝　降脂益氣安神

靈芝能調節神經系統功能，增進冠狀動脈血流量，加強心肌收縮能力，降低血脂、血壓，促進血紅蛋白的合成，保護肝細胞，提高機體的免疫功能。

性	平	歸經	肺、心、肝、腎
味	甘	毒性	無

使用禁忌

一般禁忌：實證慎服；患有頑固性皮膚瘙癢者忌用。

降脂用法

靈芝、山楂、何首烏各10克。水煎頻飲。可治療痰濁阻滯型高脂血症。

靈芝、黃耆各等份，研為細末。每次10克，沸水浸泡飲。此法可補氣益脾，升白細胞，並以靈芝降血脂。適用於氣虛白細胞減少或血脂偏高者。

靈芝6克，茯苓10克，茶葉2克。將靈芝、茯苓粉碎，與茶葉混合，裝入紗布小袋，每袋6克，用開水沖泡服用。每天沖服2～3袋，能降低血脂，並能通便、預防感冒、祛除老年斑。

功效延伸

益氣健脾　用於氣虛所致的神疲乏力、食慾缺乏、少氣懶言等病症。靈芝粉5克，牛奶250毫升，白糖10克。將牛奶倒入鍋中，煮沸，加靈芝粉、白糖拌勻即成。睡前30分鐘服用，每日1劑。可補益心脾，寧心安神。主治失眠症，對伴有頭暈心慌者尤為適宜。

養血安神　用於氣血兩虛、心神失養所致的面色萎黃、心悸、失眠、健忘等。靈芝10克，洗淨，曬乾或烘乾，切成飲片，放入有蓋杯中，用開水沖泡，加蓋悶15分鐘即可飲用，一般可沖泡3～5次。亦可入鍋，加水適量，中火煎煮30分鐘，取汁。可代茶，頻頻飲用。有益氣健脾，養血安神的功效。

靈芝9克，銀耳6克，冰糖15克。用小火煮2～3小時，至銀耳成稠汁，取出靈芝殘渣，每日分3次服用。

增強免疫力　用於增強免疫力，可將靈芝剪塊後泡茶飲用，可連續沖泡5次以上。也可將靈芝剪碎，放入砂鍋內，加水煎煮，一般煎煮3～4次，把所有藥汁混合，分幾次服用。

傳世名方

【主治】積年胃病。
【配方】木靈芝二克。
【制法】切碎，用老酒浸泡。
【用法】服之。
——出自《杭州藥植志》

> **別名**

靈芝草、神芝、芝草、仙草、瑞草等。

> **道地藥材**

主產於四川、浙江、江西、湖南等地。

> **挑選儲存**

以柄短、肉厚、顏色呈淡黃或者金黃色者為佳。用密封袋包裝，放在陰涼乾燥處保存，切記要通風，防止黴變。

> **用法用量**

煎服：單味文火慢煎，或者同其他藥一同煎服，一般用量為6～12克。

研末：研成細粉狀，一般用量為1.5～3克。

> **本草成分**

靈芝含多醣、核苷類、呋喃類、甾醇類、生物鹼、三萜類、油脂類等，具有降血脂、降血糖、降血壓、免疫調節、抗氧化、抗衰老、抗腫瘤、抗心律失常等作用。

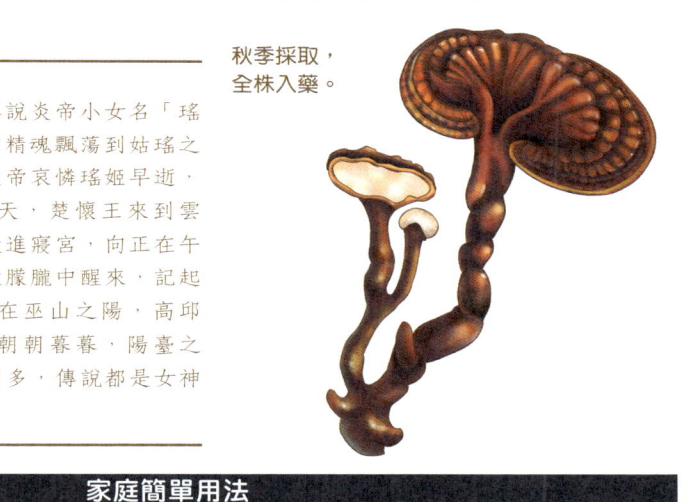

聽故事記中藥

靈芝神話起源於《山海經》。傳說炎帝小女名「瑤姬」，剛到出嫁之年即卒。她的精魂飄蕩到姑瑤之山，化為瑤草，實為靈芝。因炎帝哀憐瑤姬早逝，便封她做巫山雲雨之神。有一天，楚懷王來到雲夢，這位渴慕愛情的女神悄然走進寢宮，向正在午睡的楚懷王傾訴情愛，楚懷王從朦朧中醒來，記起她在夢中臨別時的叮囑：「妾在巫山之陽，高邱之岨，旦為朝雲，暮為行雨，朝朝暮暮，陽臺之下。」現在，巫山生長靈芝特別多，傳說都是女神灑下的相思子。

秋季採取，全株入藥。

家庭簡單用法

水煎	卵巢癌：靈芝15克，大棗50克，分別洗淨，放入鍋中，加水適量，煎煮取汁，加水適量再煎煮取汁。將2次所取藥汁倒入鍋中，再煮沸片刻，稍涼後加入蜂蜜5毫升。經常飲用，有益氣補虛、防癌抗癌的功效。
	慢性遷延性肝炎：靈芝6克，生甘草5克。同入砂鍋，加水適量，先浸30分鐘，再煎煮30分鐘，取汁。每日1劑，早晚分服。可滋陰保肝。
煮粥	面色萎黃、容顏憔悴、皮膚衰老、免疫力低下、動脈粥樣硬化：靈芝15克，花生仁50克，粳米100克，鹽適量。靈芝洗淨，切成小塊；花生仁、粳米洗淨。共入鍋，加水適量，武火燒沸，文火煮爛，表面浮現粥油時，加鹽調味即成。當主食食用，每日1劑。可補氣養血。
燉湯	失眠症：靈芝25克，蚌肉250克，冰糖適量。靈芝用溫開水浸軟，洗淨，切末。蚌肉250克放入鹽水中浸泡15分鐘，去泥沙，洗淨。砂鍋加水，放入靈芝煮1小時，去靈芝取汁。蚌肉放入靈芝汁中煮至熟爛，放入冰糖適量，溶化即成。當菜佐餐，隨意食用。可滋補強體，安神健胃。
外用	鼻炎：靈芝500克切碎，文火水煎2次，每次3～4小時，合併煎液，濃縮後用多層紗布過濾，濾液加蒸餾水至500毫升，滴鼻。每次2～6滴，每日2～4次。

冠心病

赤芍　活絡清熱止痛

赤芍味苦，性微寒，有涼血瀉熱散瘀的作用，常用治血熱、血瘀證，故稱「能瀉能散」。其苦寒涼血祛瘀，可使心率減慢，心搏出量減少，冠狀動脈血流量增加，血壓下降，抗心肌缺血。

| 性 | 微寒 | 歸經 | 肝、腎 |
| 味 | 苦 | 毒性 | 無 |

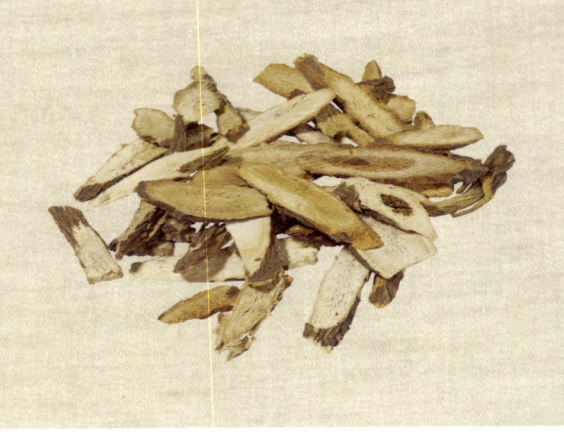

使用禁忌

一般禁忌：血虛者慎服。
服用禁忌：「十八反」中反藜蘆，不可與之同食。

▶別名
木芍藥、紅芍藥、赤芍藥等。

▶道地藥材
主產於內蒙古、四川及東北等地。

▶挑選儲存
以根條粗長，外皮易脫落，皺紋粗而深，斷面白色，粉性大者為佳。乾燥儲存。

▶用法用量
煎服：一般用量6～12克。

傳世名方
【主治】血痢腹痛。
【配方】赤芍、黃柏（去粗皮、炙）、地榆各五十克。
【制法】上三味搗篩。
【用法】每服十五克，以漿水一盞，煎至七成，去渣，不拘時溫服。
——出自《聖濟總錄》

活絡用法
單用赤芍煎湯內服，對治療冠心病效果良好。赤芍能擴張冠狀動脈、增加冠脈血流量，其水煎劑能延長體外血栓形成時間，有鎮靜、抗炎止痛的作用。

功效延伸

治赤痢多、腹痛不可忍　赤芍、黃柏、地榆各50克。將以上3味中藥研成細末，每次15克，水煎，去渣，不拘時服。

清熱涼血，散瘀止痛　可以用於治療經閉、跌打損傷、瘡癰腫毒等氣血瘀滯證。赤芍10克，大棗10枚，紅茶5克。赤芍加水適量，燒開後加入大棗再煮10分鐘，加入紅茶即成。可涼血去瘀、消腫止痛。

治療面部暗瘡　赤芍20克，綠豆50克，茯苓40克，紫花地丁15克，豬瘦肉150克，鹽適量。各材料洗淨放入砂鍋，加水適量，武火燒開，文火煮2小時，加鹽調味，喝湯，食肉。

補腎　腎虛者，可用當歸芍藥肉湯來補腎。赤芍、當歸各13克，枸杞子20克，牛肉250克，山藥10克，蔥段、薑片、鹽各適量。赤芍、當歸用布包，牛肉洗淨切塊，加水適量，放蔥段、薑片與諸藥同燉，待熟時去藥包，加鹽調味即可。每週食用2次。

紅花

活血祛瘀通經

紅花有活血、行瘀的作用，能消除因瘀血引起的發熱症狀。現代常用於冠心病、心絞痛、血栓閉塞性脈管炎等。一般適用於因瘀血不行導致的經閉、難產或產後瘀阻腹痛及跌打損傷所致瘀血作痛等症。

性	溫	歸經	心、肝
味	辛	毒性	無

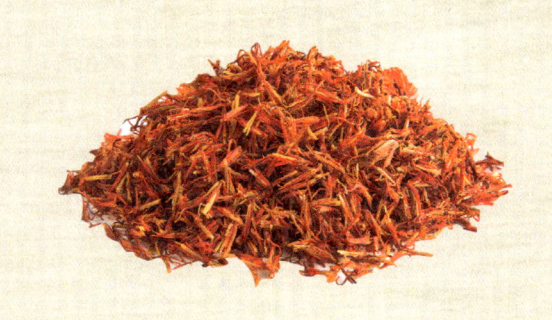

使用禁忌

一般禁忌：各種出血性疾病患者忌用；孕婦忌用；服用紅花後出現鼻出血、月經延長或提前、嗜睡、萎靡不振、口乾、尿液呈粉紅色或過敏者慎服。

▶別名
草紅花、刺紅花、杜紅花、金紅花等。

▶道地藥材
主產於河南、浙江、四川等地。

▶挑選儲存
以花片長、色鮮紅、質柔軟者為佳。乾燥儲存。

▶用法用量
煎服：3～10克。
外用：研末撒患處。

活絡用法

冠心病心絞痛等症患者可以飲用紅花茶改善。紅花5克，冰糖適量。將紅花包入紗布包中，再將紗布袋及冰糖放入壺中，用沸水沖泡3分鐘後，過濾即可飲用，可沖泡到無味為止。

功效延伸

活血通經，祛瘀止痛 紅花活血作用很強，可以用於治療經閉、痛經、跌打損傷等。桃仁10克搗泥，與紅花6克一起煎煮，取汁。再同粳米50克煮粥，加紅糖調味，每日趁熱喝2次。

消食化積 紅花6克，生山楂100克，白糖適量。將山楂洗淨、去核，鍋中加入水、山楂、紅花，用武火燒開後，改用文火煮至熟爛，調入白糖即可。

養血祛斑 用紅花煲雞肉可養血祛斑。雞肉150克，水發木耳20克，紅花5克，蔥段、薑片、鹽、醋、番茄汁各適量。雞肉、木耳切片，紅花用水浸泡後瀝乾。雞肉、蔥段、薑片、醋入鍋加水，武火煮沸後撇去浮沫，改文火煮45分鐘。再加入番茄汁、紅花、木耳，煮5分鐘，加鹽調味即可。

降血脂及血清膽固醇 紅花的果實叫白平子，富含油脂，榨出的油就是紅花子油。這種油富含亞油酸，可降低血脂及血清膽固醇，軟化和擴張動脈，是老年人極好的保健食用油。

葉 味辛，性溫，可活血潤燥、止痛散腫，通經。

傳世名方
【主治】一切腫。
【配方】紅花適量。
【制法】熟揉搗取汁。
【用法】服之。
——出自《外台秘要方》

性保健

仙茅　助陽補腎強筋骨

仙茅具有補腎助陽、益精血、強筋骨和行血消腫的作用，主要用於腎陽不足、陽痿遺精、虛勞內傷和筋骨疼痛等病症。

| 性 | 溫 | 歸經 | 腎、肝 |
| 味 | 辛 | 毒性 | 小毒 |

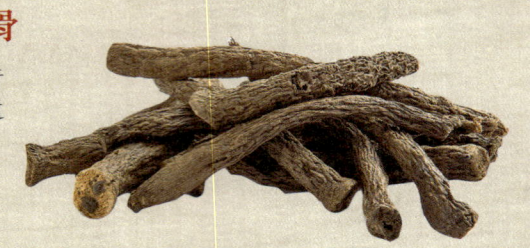

使用禁忌

一般禁忌：凡陰虛火旺者忌服；實熱者忌服。

病症禁忌：元陽虛弱所致的陽痿不宜用仙茅。

壯陽用法

仙茅、山藥各30克，益智仁20克，一起搗為粗末，放入乾淨的器皿中，倒入1000毫升酒中浸泡，密封。10日後開取，過濾去渣用。每日早晚各1次，每次15毫升。將酒溫熱空腹服用。可補腎壯陽。

仙茅5克，淫羊藿10克，龍眼肉適量。一起用紗布包好，放入鍋中，加水適量，武火煮沸後轉文火燉3小時即成。可溫腎壯陽。

功效延伸

補肝腎，治腰膝冷痛 仙茅辛散燥烈，補腎陽兼有散寒濕、強筋骨之功，常與杜仲、獨活、附子等同用。此外，仙茅培補肝腎，用治肝腎虧虛、鬚髮早白、目昏目暗，常與枸杞子、車前子、生熟地等同用。

溫腎助陽 仙茅是補陽溫腎的專藥，與巴戟天、淫羊藿功效類似，但是比它們猛烈，用於腎陽虛衰所致的腰膝酸軟、頭暈耳鳴、畏寒肢冷、帶下清稀量多、小便頻多、陽痿、宮冷不孕等。

強筋骨，祛寒濕 用於寒濕痹證見心腹冷痛、四肢拘急、行走不利、筋骨痿軟、畏寒肢冷等。仙茅有小毒，如果出現中毒症狀，含服一片大黃即可解毒。

治女性更年期綜合徵 仙茅、淫羊藿各15克，巴戟天、當歸、黃柏、知母各9克。水煎服，每日1劑。

治滑精、白濁 仙茅15克，蓮心6克，用水煎服。

治風冷牙痛 仙茅9～15克，雞蛋2個，共煮服。

治療沖任不調導致的高血壓 仙茅、淫羊藿、巴戟天、知母、黃柏、當歸各等份。煎成濃縮液。每日2次，每次25～50毫升。

傳世名方

【主治】癰疽火毒，漫腫無頭，色青黑者。
【配方】仙茅不拘多少。
【制法】連根鬚煎。
【用法】點水酒服。或以新鮮者搗爛敷之。有膿者清，無膿者消。

——出自《滇南本草》

➢ 別名

地棕、獨茅、山黨參、仙茅參、海南參。

➢ 道地藥材

主產於四川、貴州、福建、雲南、海南等地。

➢ 挑選儲存

以根條粗長、質地堅脆、表面黑褐色者為佳。宜儲存於乾燥、陰涼處。

📖 聽故事記中藥

仙茅並不是中國土生土長的藥用植物。提起它的來歷，還有一段曲折驚奇的故事。本草著作記載：中國使用仙茅的歷史始於唐代。開元元年，一位從西域來的婆羅門僧為唐明皇進獻此藥，明皇服後有效，遂將它列為宮禁秘方，據為私有，概不外傳。到了天寶安祿山之亂時，大量的方書流散，仙茅秘方才從宮中傳出。因其功效顯著，人們常把它與人參相提並論，後來索性直呼它婆羅門參。大約從這時起，人們才開始栽種和使用仙茅，也難怪漢代的本草著作《神農本草經》對這味佳品保持緘默，隻字未提。

➢ 用法用量

煎服：配伍其他藥一同煎服，一般用量10～15克。外用：新鮮仙茅搗爛外敷或者乾品煎汁外塗，用於治療癰疽火毒。

➢ 本草成分

仙茅含有苷類、黃酮類、揮發油類、β-穀甾醇、石蒜鹼、醣類及多種微量元素，具有調節免疫、抗氧化、保肝、抗高血糖、抗骨質疏鬆、抗炎、抗驚厥、鎮靜催眠和抗應激等作用。

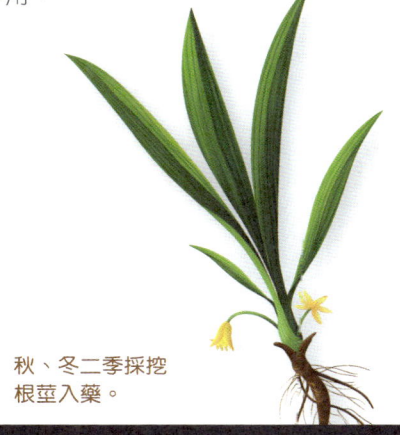

秋、冬二季採挖根莖入藥。

家庭簡單用法

沖服	氣短氣喘、心悸胸悶、失眠健忘：仙茅100克放入米泔水中浸3天，取出曬乾，文火炒至微黃。糯米粉200克文火炒至微黃，備用。仙茅、黨參各30克，阿膠200克，焙乾共研細末，與糯米粉混合備用。每次20克，空腹服，溫開水調服。可補心腎，定喘下氣。
煮粥	腰膝酸軟、頭暈耳鳴、小便頻多、陽痿、宮冷不孕：雞肉、粳米各100克，仙茅10克，金櫻子15克，蔥段、薑片、鹽各適量。雞肉切細絲，與蔥段、薑片一同放入砂鍋中，加適量水，武火煮沸後改文火燉20分鐘，撈出蔥薑。仙茅、金櫻子用紗布包好，放入鍋中同燉，待雞肉爛後，取出藥包，放入洗淨的粳米，共煮成粥，加入鹽調味即成。早晚餐分食，可溫腎健脾。
燉湯	五更泄瀉、尿頻、水腫、倦怠乏力、小便清長：仙茅、蝦仁各50克，食用油、黃酒、蔥、薑、鹽各適量。仙茅洗淨，切碎；蝦仁洗淨。將仙茅、蝦仁同入燉鍋，加入食用油、黃酒、蔥、薑，武火煮開3分鐘，改文火煲1小時，出鍋前加鹽調味即成。佐餐食用，可溫腎健脾止瀉。
水煎	遺精：仙茅、覆盆子、熟地黃、芡實、菟絲子各15克，山茱萸、龍骨、牡蠣、鎖陽各30克。水煎服，每日1劑。
泡酒	驅體寒、強筋骨：仙茅浸入適量優質白酒中，浸泡數月後飲用。可驅體寒、強筋骨，用於腰膝酸軟、尿頻、陽痿、不孕不育等症。

淫羊藿

壯陽除濕強筋骨

淫羊藿是一種常用中藥，具有很高的藥用價值，中醫學認為淫羊藿性溫，味辛、甘，有補腎壯陽、祛風除濕的功效。淫羊藿莖葉含有淫羊藿苷和揮發油，經證實，淫羊藿有增加雄性激素的作用，其功效強於蛤蚧和海馬。

性	溫	歸經	肝、腎
味	辛、甘	毒性	無

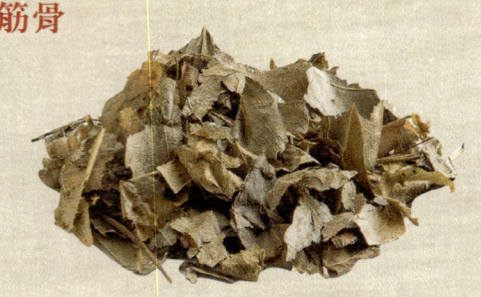

使用禁忌

一般禁忌：陰虛火旺者忌服；實熱者忌服。

▶別名
仙靈脾、羊角風、羊藿、羊藿葉。

▶道地藥材
主產於湖南、江蘇、江西、山東、吉林、遼寧等地。

▶挑選儲存
以梗少、葉多、色黃綠、不破碎者為佳。淫羊藿易碎，易受潮發黴，儲存時宜保持乾燥，不可重壓。

▶用法用量
煎服：配伍其他藥味一同煎服，一般用量10～15克。

泡酒：淫羊藿浸入適量優質白酒中，浸泡數月後飲酒。

▶本草成分
淫羊藿含有黃酮類化合物、木酯素、生物鹼、揮發油等成分。具有延緩衰老、降血壓、降血糖、降血脂、改善腦缺血缺氧、降低血液黏度、提高免疫力、抗病毒、抗腫瘤等作用，還可促進骨骼生長，預防骨質疏鬆。

壯陽用法

淫羊藿250克，優質白酒1000毫升。將淫羊藿放入乾淨的器皿中，倒入白酒浸泡，密封。3日後即可開封飲用。每日早晚各1次，每次15毫升，將酒溫熱，空腹服用。此法對腎陽不足引起的腰膝冷痛有顯著效果。

淫羊藿250克，煆牡蠣、覆盆子各150克，蜂蜜適量。上述諸藥烘乾同研成細末，調入蜂蜜，搗杵，製成丸如梧桐子大。每次10克，淡鹽水送服，每日2次。

功效延伸

強筋骨，祛風濕 用於風濕痹痛偏於寒濕者，症見四肢拘攣麻木、心腹冷痛、筋骨痿軟等。淫羊藿3～15克，加適量水，煎服。可祛風濕、強骨質。

淫羊藿、威靈仙、川芎、桂枝、蒼耳子各100克，共研細末，裝瓶備用。每次10克，每日2次，溫酒或溫開水送服。可溫腎陽，強筋骨。

散寒暖腎 對於腰膝酸軟、性欲減退的症狀，還可用食療藥膳加以改善。取淫羊藿15克，羊腎1只，粳米100克。淫羊藿用水煎煮取藥汁，羊腎洗淨自中間切開，剔去白筋後切碎，用藥汁將羊腎和粳米煮成粥，加調料調味後食用。

傳世名方

【主治】目昏生翳（白內障）。
【配方】淫羊藿、生王瓜等份。
【制法】為末。
【用法】每服三克，茶下，日二服。
——出自《聖濟總錄》

治療神經衰弱 淫羊藿15克，生曬參、合歡皮各5克。用水煎煮，分早晚服用。

益氣活血 淫羊藿10克，丹參、生曬參各5克。上述藥材用水煎煮，當茶飲，有益氣活血的功效。

花　味辛性寒，能利小便，益氣力，強志。

葉　味辛性寒，治陽痿絕傷，陰莖疼痛。

根　取30克水煎，調酒和紅糖服，治癰疽成膿不潰。

📖 聽故事記中藥

據記載，南北朝時的著名醫學家陶弘景是個業精於勤、對中醫藥具有執著追求的人。一日採藥，他忽聽一位老羊倌對旁人說：「有種生長在樹林灌木叢中的怪草，葉青，狀似杏葉，一根數莖，高達一二尺。公羊啃吃以後，陰莖極易勃起，與母羊交配次數也明顯增多，而且陽具長時間堅挺不痿。」誰知說者無心，聽者有意。陶弘景暗自思忖：這很可能就是一味還沒被發掘的補腎良藥。於是，他虛心向羊倌實地請教，又經過反覆驗證，果然證實這野草的強陽作用不同凡響。後將此藥載入藥典，得名「淫羊藿」。

家庭簡單用法	
泡茶	骨質疏鬆：淫羊藿10克。用開水浸泡，每日當茶飲，適用於骨質疏鬆者。
水煎	高脂血症：淫羊藿、山楂各10克，川芎5克。水煎，代茶飲。有補腎活血、降低血脂的功效。
	高血壓病（腎陽虛型）：淫羊藿10克，三七5克。水煎，代茶飲。或者用淫羊藿、杜仲葉各10克，泡水，代茶飲。可溫補腎陽。
	高血壓（氣滯血瘀型）：淫羊藿15克，夏枯草10克，川芎5克。水煎，代茶飲。
	高血糖：淫羊藿20克，玉竹、山藥各15克，枸杞子12克。煎水服用。每日1劑，每劑藥煎2次，上、下午各服1次。
	氣管炎：淫羊藿10克，杏仁、貝母各5克。水煎當茶飲，有鎮咳、祛痰、平喘的功效。
燉湯	男子更年期腎陽虛引起的性欲淡漠、四肢水腫、食少尿頻：淫羊藿10克，仙茅5克，羊肉片、龍眼肉、鹽各適量。用紗布包好，同放入鍋中，加水，武火煮沸後，再改文火煮3小時，加鹽即可。有溫腎壯陽的功效。
外用	牙痛：淫羊藿不拘多少，研為粗末，煎湯漱口，可降虛火、緩牙痛。

肉蓯蓉

壯陽潤腸益精

肉蓯蓉素有「沙漠人參」之美譽，具有極高的藥用價值，有補腎壯陽、填精補髓、養血潤燥、悅色延年等功效。在歷史上就被西域各國作為上貢朝廷的珍品，也是歷代補腎壯陽類處方中使用頻度最高的補益藥物之一。

| 性 | 溫 | 歸經 | 腎、大腸 |
| 味 | 甘、鹹 | 毒性 | 無 |

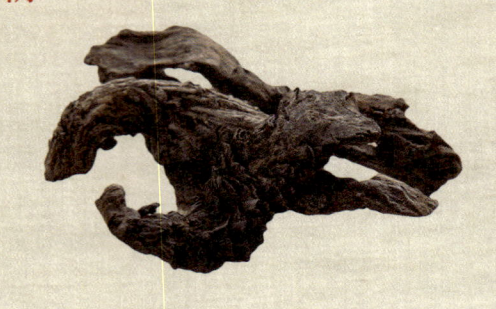

使用禁忌

一般禁忌：胃弱便溏者忌服；陰虛火旺者忌服；火盛便閉、心虛氣脹者忌服。

▶別名
肉鬆蓉、黑司令、蓯蓉等。

▶道地藥材
主產於新疆、內蒙古、甘肅、寧夏等。

▶挑選儲存
以肉質堅、條粗長、棕褐色、柔嫩滋潤者為佳。易發黴和蟲蛀，宜儲存在乾燥、低溫處，夏天最好放冰箱冷藏。

▶用法用量
煎服：單味文火慢煎，飲汁；或配伍其他藥味一同煎服，一般用量10～15克。
研末：配伍其他藥味烘乾研末，溫開水或黃酒送服。

▶本草成分
本品含有微量生物鹼及結晶性中性物質，有促進體重增長、增強體液及細胞免疫、調節內分泌、促代謝、抗衰老等作用。

傳世名方
【主治】腎虛白濁（小便混濁）。
【配方】肉蓯蓉、鹿茸、山藥、白茯苓等份。
【製法】研末，米糊丸，如梧桐子大。
【用法】每棗湯下三十丸。
——出自《聖濟總錄》

壯陽用法

肉蓯蓉、制何首烏、枸杞子各10克。用水煎煮2次，分早中晚服用，對腎陽不足所致的陽痿早洩有輔助治療效果。

將豬瘦肉250克洗淨切薄片，肉蓯蓉30克煎濃汁，大蒜、蔥洗淨切成細末。將肉蓯蓉汁加入適量澱粉和豬肉片混合勾芡。炒鍋上火，放油燒熱，加入蔥花、大蒜煸香，再倒入混合的豬肉片，加鹽調味，炒至嫩熟出鍋即成。當菜佐餐，隨意食用。可溫腎壯陽、補益氣血。

功效延伸

潤燥滑腸 主治腸燥津枯所致的大便乾結，伴有腰膝酸軟、耳鳴等尤為適宜。老年人大便乾燥或便秘，可用肉蓯蓉10克，加水煎煮2次，每次半小時，服前加入蜂蜜適量。或用肉蓯蓉、何首烏各10克，用水煎煮後服用，兩個方子都有潤腸通便的功效。

補腎益精縮尿 老年人的多尿症，可用肉蓯蓉15克，金櫻子10克，粳米50克，同煮為粥，每日傍晚食用，有補腎縮尿的作用。或用肉蓯蓉50克，小公雞1隻，黃酒適量。將公雞去毛除內臟，洗淨切塊，放入肉蓯蓉、黃酒和調料適量，燉煮1小時，吃肉喝湯，有補腎益精、縮尿的功效。

滋補精血 用於中老年腎陽不足引起的頭暈目眩、腰膝酸軟。肉蓯蓉100克，枸杞子50克，白酒500毫升。將肉蓯蓉和枸杞子洗淨後放入白酒中，浸泡1個月後飲用，每次20～30毫升，有補益肝腎、滋補精血的功效。

治療陽虛肢冷 肉蓯蓉、韭菜子、補骨脂各6克，豬肉30克，食用油、太白粉水、鹽、蔥、生薑、辣油各適量。上述藥材一起加水煎煮，然後取汁。將豬肉加油稍炒，加入藥汁，用太白粉水勾芡，再加鹽、蔥、生薑、辣油調味。可佐餐食用，此菜可治療陽虛肢冷，對男子精少所致的不育有輔助食療效果。

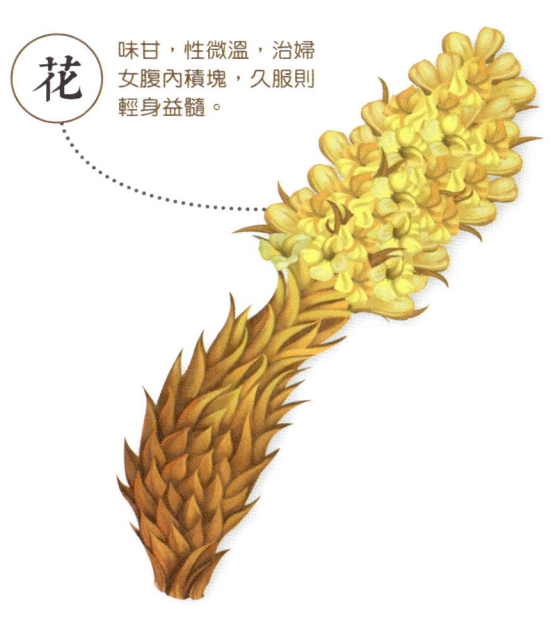

花：味甘，性微溫，治婦女腹內積塊，久服則輕身益髓。

📖 聽故事記中藥

傳說中，肉蓯蓉是天神派神馬賜給成吉思汗（鐵木真）的神物。1190年，鐵木真的結拜兄弟箚木合因嫉恨他的強大，聯合泰赤烏等部進攻他。鐵木真集結部眾迎敵，雙方大戰。鐵木真失利，被圍困於長滿梭梭林的沙山。箚木合殘忍地屠殺了俘虜，激怒了天神。天神派出神馬，神馬一躍到鐵木真面前，仰天長鳴，將精血射向梭梭樹根，然後用蹄子刨出了像神馬生殖器一樣的植物根塊，鐵木真與部將們吃了根塊，神力湧現，一舉擊潰了箚木合部落。

家庭簡單用法

水煎	前列腺增生：肉蓯蓉15克，牛膝、黃耆、通草各10克。用水煎煮2次，合併藥汁，分早、中、晚服用，有補腎、利尿的作用。
	便秘：肉蓯蓉30克，火麻仁、當歸各15克。用水煎煮服用，每日1劑，連服5劑，間隔1日之後，再每日1劑，連服5劑。
調羹	陽虛肢冷：肉蓯蓉150克，羊肉100克，山藥50克，鹽適量。肉蓯蓉用黃酒洗，與山藥、羊肉加適量水煮成羹，再加鹽調味，適用於腎陽虛和精血少引起的腰痛、肢冷等。
燉湯	腰膝酸軟、頭暈耳鳴、小便頻多、陽痿、宮冷不孕：小公雞1隻，肉蓯蓉30克，黃酒、鹽各適量。小公雞處理乾淨，洗淨切塊。肉蓯蓉洗淨濾乾，放入紗布袋內，紮緊袋口，與雞肉共入砂鍋內，加入黃酒和水適量，用武火燒開後轉用文火慢燉，至雞肉熟爛，加鹽調味即成。當菜佐餐，隨意食用。可溫腎壯陽，補益氣血。
煮粥	便秘：肉蓯蓉15克，羊肉50克，粳米100克，蔥花、薑末、鹽、胡椒粉各適量。將肉蓯蓉放鍋內煮30分鐘，濾渣取汁。將羊肉洗淨，切成薄片，粳米淘洗乾淨。一同入鍋中，加入水、藥汁、蔥花、薑末、鹽、胡椒粉煮成稠粥。早晚分食。有補腎壯陽，潤腸通便之效。

鎖陽

壯陽潤腸固腎

鎖陽有壯陽補精、養筋健骨、潤燥滑腸的作用，適用於腎虛引起的陽痿遺精、筋骨痿弱、腰膝無力及腸燥便秘等症，對改善性功能衰弱有一定的作用。

| 性 | 溫 | 歸經 | 腎、肝、大腸 |
| 味 | 甘 | 毒性 | 無 |

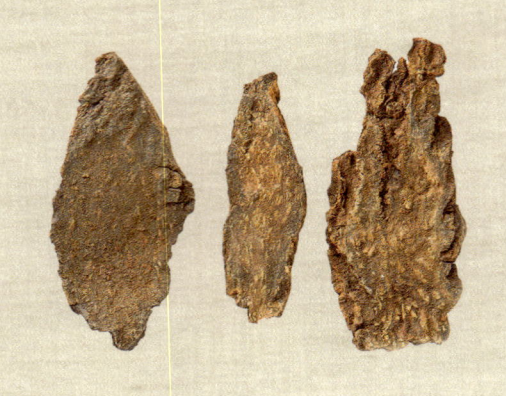

使用禁忌

一般禁忌：脾虛泄瀉者忌服；陰虛火旺者忌服；實熱便秘者忌服。

▶別名
不老藥、地毛球、鏽鐵棒、鎖嚴子。

▶道地藥材
主產於甘肅河西走廊，內蒙阿拉善盟，新疆阿勒泰、青海海西亦有產。

▶挑選儲存
以個肥大、色紅、堅實、斷面粉性、不顯筋脈者為佳。乾燥儲存。

▶用法用量
煎服：配伍其他藥一同煎服，一般用量10～15克。

壯陽用法

鎖陽有助於治療腎虛精虧所致的腰膝酸軟、耳聾耳鳴、遺尿、遺精等症。鎖陽20克洗淨，切成薄片。粳米100克淘洗乾淨。將鎖陽片煎取汁液與粳米一同放入砂鍋熬製成粥。早晚餐分食，可補腎助陽，健脾養胃。

功效延伸

潤燥滑腸 用於腸燥津枯所致的大便乾結，對伴有腰膝酸軟、耳鳴等尤為適宜。鎖陽20克，桑葚30克，同入砂鍋，加水500毫升，水煎取濃汁，調入蜂蜜。代茶飲，分2次服。可滋陰補腎，潤腸通便。

固腎縮尿 用於腎虛所致的尿頻、遺尿、遺精、滑泄、腰膝酸軟、耳聾耳鳴等病症。鎖陽150克，煅龍骨60克，覆盆子、菟絲子各90克，蜂蜜適量。上述諸藥烘乾同研成細末，調入蜂蜜，搗200～300杵，製成丸如梧桐子大。每次10克，淡鹽水送服，每日2次。

莖圓柱形，暗紫紅色，春季採挖肉質莖入藥。

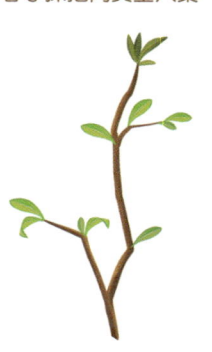

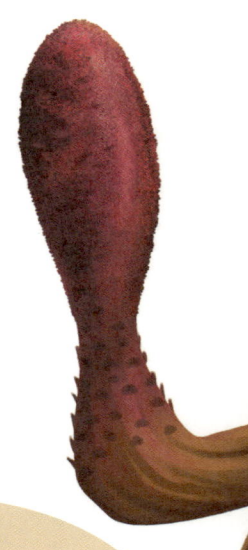

傳世名方

【主治】老年氣弱陰虛，大便燥結。
【配方】鎖陽、桑葚子各十五克，白蜂蜜三十克。
【制法】水煎取濃汁，加白蜂蜜。
【用法】分兩次服。
——出自《本草切要》

家用中藥大補帖

鹿茸　壯陽溫腎健脾

鹿茸性溫而不燥，具有振奮和提高機體功能的功效，對全身虛弱、久病之後的患者，有較好的強身作用。李時珍在《本草綱目》上稱鹿茸善於「補腎壯陽、生精益血、補髓健骨」。

性	溫	歸經	腎、肝
味	甘、鹹	毒性	無

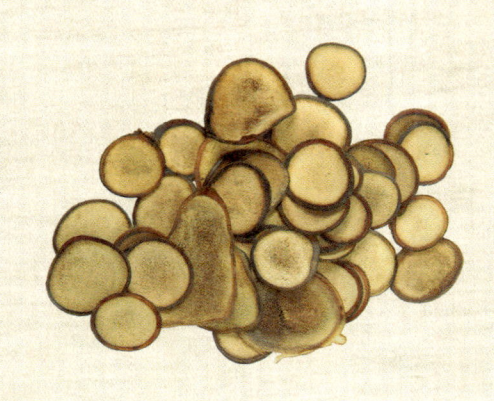

使用禁忌

一般禁忌：陰虛陽亢者、血分有熱、胃火盛或肺有痰熱以及外感熱病者均禁服。

服用禁忌：宜從小劑量開始，緩緩增加，不可驟用大劑量，以免頭暈目赤，或傷陰動血。

▶別名
斑龍珠。

▶道地藥材
主產於吉林、黑龍江、遼寧、內蒙古、新疆、青海等地。

▶挑選儲存
梅花鹿茸以粗大、挺圓、頂端豐滿、質嫩、毛細、皮紅棕色、油潤者為佳；馬鹿茸以茸體飽滿、體輕、下部不起筋、斷面蜂窩緻密、少骨質者為佳。宜放在陰涼通風的器皿中，也可與細辛、花椒等放一起保存。

▶用法用量
煎服：單味文火慢煎，飲汁食渣，或者將煎取汁液加入其他藥汁中同服。一般用量2～5克。

研末：鹿茸研末，用開水沖服，每次1～2克，日服1次。

含服：鹿茸切薄片，取2片於口中含化嚼食服用。

壯陽用法

鹿茸40克，洗淨烘乾，切成薄片，泡入50度以上的1000毫升優質白酒中，密封浸泡2周即成。每日服25～50毫升。飲完後可入白酒浸泡，複飲完後，每日嚼食鹿茸2片，可補腎壯陽。

鹿茸2克，洗淨，切成薄片，粳米50克，淘洗乾淨。將鹿茸片與粳米一同放入砂鍋熬製成粥。早、晚餐分食。可溫腎益精，健脾養胃。

功效延伸

溫補內托　用於瘡瘍久潰不斂，陰疽瘡腫內陷不起，通過補陽氣、益精血而達到溫補內托的目的。鹿茸30克，龍眼肉500克，黃耆150克，混合，文火焙乾，研成細粉，調入蜂蜜，製成梧桐子大小的蜜丸。每日上、下午各1次，每次10克，溫開水送服。可溫腎益精，補氣養血。

治療腰膝酸軟、夜尿頻多　鹿茸5克，魚肚15克，料酒、紅糖各適量。將鹿茸、魚肚、料酒、紅糖放入鍋中燉煮，燉至魚肚熟爛時，可喝湯吃魚肚，鹿茸可再燉一次後嚼食。此湯適用於腎陽虛衰引起的腰膝酸軟、夜尿頻多。

傳世名方
【主治】精血俱虛、潮熱自汗、怔忡驚悸、肢體倦乏等一切虛弱之症。
【配方】鹿茸（酒蒸）、附子（炮）各三十克。
【制法】上細切，分作四劑，水二盞，生薑十片，煎至八成，去渣。
【用法】食前溫服。
——出自《世醫得效方》

117味中藥對症速查

失眠

酸棗仁　安神養心益肝

酸棗仁為安神之最，以安定神志為主要目的，適用於失眠多夢、煩躁不安、心悸、記憶力減退等病症的治療。

| 性 | 平 | 歸經 | 心、肝、膽 |
| 味 | 酸、甘 | 毒性 | 無 |

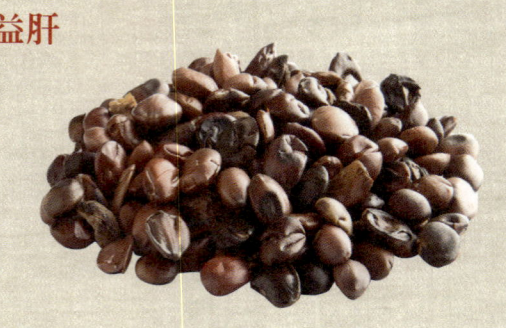

使用禁忌

一般禁忌：內有實邪鬱火者，有胃潰瘍或胃炎者慎用。

▶別名

棗仁、酸棗核。

▶道地藥材

主要生產於河北、遼寧、河南、陝西等地。

▶挑選儲存

以粒大、飽滿，有光澤，外皮紅棕色，種仁色黃白者為佳。置於陰涼乾燥處儲存。

▶用法用量

煎服：9～15克。

研末：1.5～2克。炒後質脆易碎，便於煎出有效成分，可增強療效。

▶本草成分

酸棗仁含酸棗仁皂苷、白樺脂酸、白樺脂醇、黃酮等成分，有鎮靜、催眠、鎮痛、抗驚厥、降溫、降壓等作用。

傳世名方

【主治】膽虛睡臥不安，心多驚悸。
【配方】酸棗仁三十克。
【制法】炒熟令香，搗細羅為散。
【用法】每服六克，以竹葉湯調下，不計時候。
——出自《太平聖惠方》

安神用法

用於安眠，酸棗仁粥是最簡單的食療方法。經常因為心煩而導致失眠多夢的人，可取酸棗仁10克研成細末，加粳米60克，熬成粥後，每天早晚各喝1次，睡眠品質能得以改善。在粥中加入一些熟地黃，還可補肝腎。

酸棗仁、柏子仁各9克，麥冬、黨參各12克，五味子6克。用水煎煮2次，合併藥汁服用，亦可滋陰降火，寧心安神，主治肝鬱化火型失眠。

功效延伸

治療更年期綜合徵　酸棗仁、阿膠各15克。酸棗仁水煎。阿膠在水中加熱溶化。將阿膠與酸棗仁加水拌勻，睡前服用，有養心安神之效，適用於血虛陰虧、虛煩不眠等症。

潤澤肌膚、滋養五臟　用酸棗仁泡酒，每天早餐和晚餐前溫熱後喝一小杯，除了寧心安神，還有潤澤肌膚、滋養五臟的作用，也可在泡酒的時候加入黃耆、茯苓、五味子、牛膝、防風等中藥材。

健脾益氣　酸棗仁10克，大棗5枚，粳米100克，紅糖適量。先煎酸棗仁、大棗，去渣取汁，同粳米煮粥，粥成調入紅糖，稍煮

即可。每週食用2次。貧血心悸者，可用此粥來健脾益氣、補血養心。

養心 酸棗仁、玉竹、龍眼肉各15克，茯苓9克，粳米100克，冰糖適量。酸棗仁、玉竹、龍眼肉洗淨，與茯苓一起放入鍋中，加水煎取濃汁，去渣。粳米淘淨後放入鍋內，加水適量，煮為稀粥，加入冰糖，再煮沸片刻即可。

安神補血 豬肝300克，酸棗仁30克，玉竹、川芎、陳皮各3克，大棗7枚，生薑3片，料酒、鹽各適量。豬肝切大塊用料酒醃泡後洗去血水，大棗去核。酸棗仁加1000毫升水，用文火煮40分鐘後過濾留湯，將其他材料（豬肝除外）倒入鍋中，厈文火煮1小時後，再放入豬肝煮熟，添加料酒及鹽調味即可。

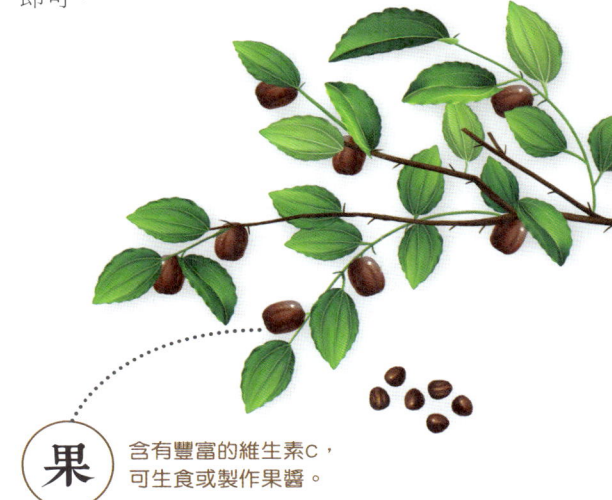

📖 聽故事記中藥

唐代永淳年間，相國寺有位允惠和尚患癲狂症，雖服過許多名醫的湯藥，仍不見好轉。允惠的哥哥與名醫孫思邈是至交，遂懇請其設法治療。孫思邈詳詢病情，細察苔脈，說道：「令弟今夜睡著，明日醒來便愈。」孫思邈取出一包藥粉，調入約250毫升白酒中，讓允惠服下，並讓其住一間僻靜的房間。不多時，允惠便昏昏入睡，孫思邈再三囑咐不要吵醒病人，待其自己醒來，直到次日半夜，允惠醒後，神志已完全清醒，癲狂痊癒。這一巧治癲狂之法，正是取酸棗仁安神之功，配伍他藥，才收到理想療效。

果 含有豐富的維生素C，可生食或製作果醬。

家庭簡單用法

飲品	風濕性心臟病（心脾兩虛型）：酸棗仁10克，茯苓、白糖各20克。酸棗仁去小殼，研末；茯苓烘乾，研末。同入鍋中，以文火煮成稠飲，飲將成時加入白糖即成。早晚分食，可補益心脾。
水煎	心律失常（陰虛火旺型）：百合45克，生地黃18克，酸棗仁20克。共入鍋中，水煎2次，去渣合併濾汁，調入冰糖適量稍煮即成。上、下午分服。可滋陰降火，寧心安神。
水煎	神經衰弱：酸棗仁30克，搗碎，用紗布包裹，加水200毫升，煎至30毫升。每晚睡前半小時服，10日為1個療程。也可取酸棗仁5克，研碎後加白糖拌勻，於睡前用溫開水沖服。
	心悸心煩，失眠多夢：玉竹30克，洗淨；酸棗仁20克，打碎。同入鍋中，加水適量，煎煮2次，每次30分鐘，合併濾汁即成。早晚分服。可滋陰降火，寧心安神
煮粥	痛風合併腦血管意外：白參3克，洗淨切薄片；遠志、酸棗仁各10克，粳米50克。三者放入砂鍋內，加水適量，用武火燒開後轉用文火煮至粥半熟，加入白參片及適量蜂蜜。分三餐食用。有補氣養血，安神之效。

遠志

安神益智袪痰濕

遠志能益智強志，故有遠志之名，藥王孫思邈將其列為益智方藥的第一味。遠志有安神益智、袪痰鎮咳、消散癰腫的功效，主治驚悸、健忘、失眠、咳嗽痰多等症。

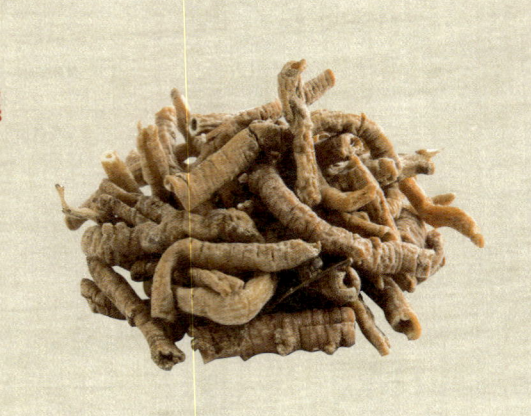

性	溫	歸經	心、腎、肺
味	苦、辛	毒性	無

使用禁忌

一般禁忌：有實火或痰熱者慎用。
病症禁忌：有潰瘍或胃炎者慎用。
食用禁忌：不可與豬血、菠菜同食，也不可與富含有機酸的水果同食。

▶ 別名
小草根皮、小雞根、細葉遠志。

▶ 道地藥材
主產於河北、山西、陝西等地。

▶ 挑選儲存
以質脆易斷，斷面黃白色、較平坦，微有青草氣為佳。宜儲存於乾燥、陰涼處。

▶ 用法用量
煎服：3～9克。

▶ 本草成分
遠志含有皂苷、黃酮等成分，有抑菌、鎮靜、袪痰、抗驚厥、增強記憶力、增加子宮收縮力等作用。

安神用法

遠志善安神益智，可用於心腎不交引起的失眠多夢、健忘驚悸、神志恍惚、咳痰不爽等症，常與茯神、龍齒、朱砂等鎮靜安神藥同用，治療健忘症。常與人參、茯苓、石菖蒲同用，若方中再加茯神，即中醫名方「不忘散」。

遠志、菖蒲各150克，茯苓60克。將上述藥物加工成細末，每日早、中、晚各1次，每次空腹用開水沖服3～5克，主治失眠、健忘。

功效延伸

開心竅、疏通氣血 遠志味辛且苦，能開心竅，善疏通氣血、消散癰腫。用於癰疽瘡毒、乳房腫痛，可治一切癰疽，不問寒熱虛實，單用研末，黃酒送服，或外用調敷患處均有療效。內服可單用，研為末，黃酒送服。

安神益智，消腫止痛 遠志10克，白酒500毫升。遠志研末，浸入白酒中，3日可飲用。每日1小盅，有安神益智，消腫止痛之功用，適用於驚悸失眠、迷惑善忘、癰疽腫毒等症。

傳世名方

【主治】久心痛。
【配方】遠志（去心）、菖蒲（細切）各三十克。
【制法】上二味，粗搗篩，水一盞，煎至七分，去渣。
【用法】每服六克，不拘時溫服。
——出自《聖濟總錄》

祛痰止咳 遠志入肺經，能祛痰止咳，故可用於痰多黏稠，咳吐不爽或外感風寒。咳嗽痰多者，常與杏仁、貝母、瓜蔞、桔梗、甘草等同用。治痰阻心竅之精神錯亂、驚癇等症，常與石菖蒲、鬱金、白礬等同用。臨床用來治癡呆有一定效果。

遠志肉、炒酸棗仁各9克，粳米50克。粳米放入鍋內，加水適量煮粥。開鍋後放入遠志、炒棗仁，煮熟即可。晚間睡前作為夜宵食之。

📖 **聽故事記中藥**

「九邊爛熟等雕蟲，遠志真看小草同。枉說健兒身在手，青燈夜雪阻山東。」詩人龔自珍是清末思想家、文學家。他借喻中藥遠志，吟詩抒懷，表達自己的思想和心境。詩的大意是說，我縱然通曉兵書，熟悉邊境的作戰地形和有抗擊敵人的具體辦法，可是卻得不到朝廷的重用。所以雖有保衛國家的遠大理想，但卻像中藥的遠志一樣，空有其名，仔細看看其長相，它和普通小草無二樣。現在雖有健身好漢的抱負、不平凡的身手，但卻像被大雪封阻在山東道上的遊子一樣，不能前進。

補血養心、益肝寧神 遠志5克，酸棗仁、茯苓各15克，豬心1個，鹽適量。把豬心洗淨切兩半，與酸棗仁、茯苓、遠志一塊入鍋，加適量水，武火燒開後撇去浮沫，改文火燉至豬心熟爛後，除去藥渣，加鹽調味即成。

葉 味苦性溫，能益精補陰氣，止虛損夢遺。

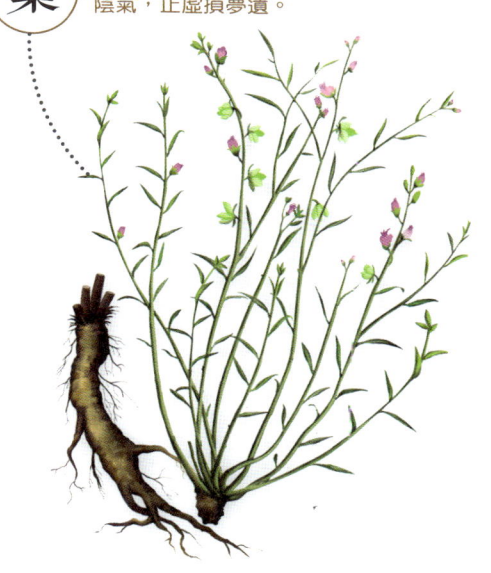

家庭簡單用法

沖服	神經衰弱、健忘：遠志5克，研末，用米湯沖服，每日2次。
煮粥	健忘、怔忡、失眠：遠志30克，蓮子15克，粳米50克。將遠志泡去心皮，與蓮子共研為末。粳米入鍋煮成粥，煮熟後加遠志和蓮子粉，再待煮沸即可。此方可隨意食用，具有補中益志、聰耳明目的作用。
製丸	胸痹心痛，逆氣膈中，飲食不下：遠志、桂心、乾薑、細辛、炒蜀椒各90克，制附子0.6克，一起搗細，加蜂蜜和成藥丸，如梧桐子大。每次服3丸，用米汁送下，每日3次。如不見效，可稍增加藥量。忌食豬肉、冷水、生蔥。
	小便赤濁：遠志250克，用甘草水煮過後，與茯神、益智仁各60克去研為末，加酒、糊做成丸子，如梧桐子大。每次服50丸，空腹服，用棗湯送下。
外用	腦風頭痛：遠志研為細末，吸入鼻中，可治腦風頭痛。
	吹乳（產後乳腺炎）腫痛：遠志焙乾，研為細末，用酒沖服6克。藥渣敷患處。
	各種癰疽：遠志放入米泔水中浸洗過，去心，研為細末。每次服9克，以溫酒一杯調澄。清汁飲下，藥渣敷患處。

感冒

生薑
止咳止嘔抗感冒

生薑特有的「薑辣素」能刺激胃腸黏膜，使胃腸道充血，消化能力增強。同時使血管擴張，血液迴圈加快，不但能把體內多餘的熱帶走，還能把病菌、寒氣一同帶出，對治療感冒有良好效果。

| 性 | 溫 | 歸經 | 心、腎、肺 |
| 味 | 辛 | 毒性 | 無 |

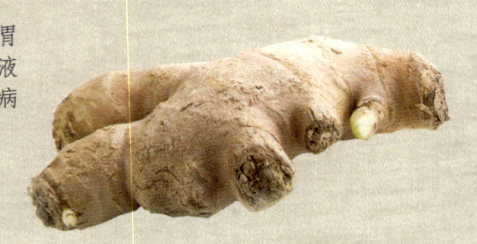

使用禁忌

一般禁忌：陰虛內熱及熱盛者、痔瘡患者忌食；高血壓患者不宜多食。
服用禁忌：不宜久服。

▶別名
薑皮、薑、薑根、百辣雲。

▶道地藥材
主產於中國中部、南部各省。

▶挑選儲存
以氣香、味辣、質堅、外皮灰黃者為佳。將生薑洗淨晾乾切片，裝進乾燥罐頭瓶中，然後倒入白酒，酒量以剛淹沒生薑片為度，最後加蓋密封，隨吃隨取，可長期保鮮。

▶用法用量
煎服：一般用量為3～9克。
外用：搗汁外敷，或炒熱敷。

▶本草成分
生薑能促進消化液分泌、保護胃黏膜，具有抗潰瘍、保肝、利膽、抗炎、解熱、抗菌、鎮痛、鎮吐作用。其醇提物能興奮血管運動中樞、呼吸中樞和心臟。

抗感冒用法

生薑具有解表散寒、溫中止嘔、溫肺止咳的功效。可用於治療風寒感冒、惡風發熱、鼻塞頭痛，以及脾胃虛寒、食慾減退、噁心嘔吐、痰飲嘔吐、胃氣不和嘔吐、風寒或寒痰咳嗽等症。生薑5片，紫蘇葉30克。水煎服，治療風寒感冒效果良好。

生薑1塊，切片，煎水，代茶飲，可治風寒感冒。也可在此法中加入紅糖調味，效果更好。

功效延伸

溫肺止咳 可用於肺寒咳嗽。生薑10克，杏仁6克，白蘿蔔100克。水煎，去渣，趁溫熱服用，每日1劑，可治風寒咳嗽。

生薑30～60克，飴糖30克。加水煎成濃湯，趁溫緩緩飲用，可治療虛寒性咳嗽。

溫中止嘔 可用於胃寒嘔吐。生薑1塊，洗淨，用草紙包裹，水中浸濕後，放入火中煨熟，食用。生薑30～60克，醋、鹽各適量。生薑洗淨，去皮，切成絲，加醋、鹽拌勻，食用，有止嘔之效。

健脾、補血、助消化 大棗5枚，生薑10克，紅茶1克，蜂蜜適量。將大棗加水煮熟晾乾，生薑切片炒乾，加入蜂蜜炒至微黃。

傳世名方

【主治】風寒感冒。
【配方】生薑五片，紫蘇葉三十克。
【制法】水煎。
【用法】內服。
——出自《本草匯言》

再將大棗、生薑和紅茶用開水沖泡5分鐘即可。每日1劑，分3次，趁溫熱時服用，吃大棗。常飲有健脾、補血、助消化的功效。

開胃和中　半夏12克，生薑適量。半夏加水煎煮，取汁。生薑用榨汁機榨汁。將半夏汁與生薑汁一同倒入鍋中，煎沸即可。分4次服用。此法有開胃和中的功效，主治胃氣不和、嘔噦不安。

鑒別用藥

生薑、乾薑、炮薑

此三者實是一物三用。生薑含有水分，氣重於味，辛散之力較強，偏於發表。其性溫，味辛。入肺、脾、胃經，有散寒解表、溫中止嘔、化痰行水、引藥歸經、解毒等功效。

乾薑是生薑風乾後所得。水分全無，氣走味存，辛散之力減弱，其性熱，味辛。入心、肺、脾、胃經，善除裡寒，以溫脾胃之陽。凡有脾胃虛寒、吐利冷痛之症，都可用它。

炮薑是用乾薑砂燙至鼓起，表面呈棕褐色。經炮製後，散烈之性已乏，藥性變為溫，味苦。入脾、肝經，有溫經止血、溫中止痛等功效。為治中焦虛寒、脾不統血、產後血虛寒凝之要藥。

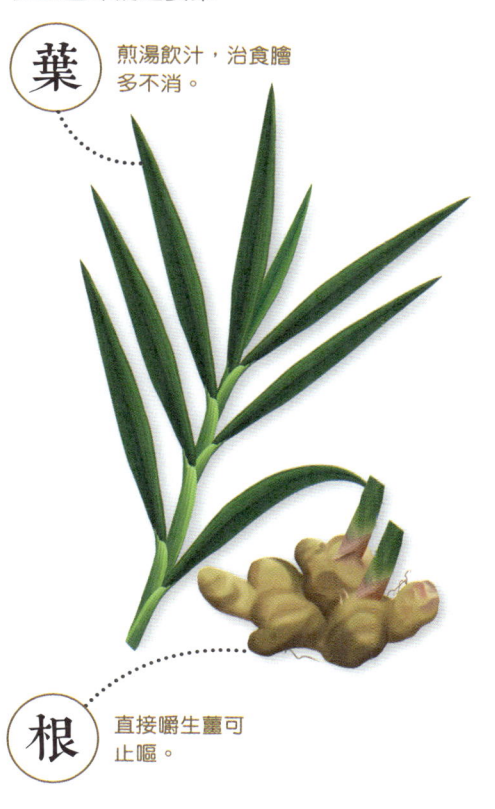

葉　煎湯飲汁，治食膾多不消。

根　直接嚼生薑可止嘔。

家庭簡單用法

水煎	咳嗽痰多、噁心嘔吐、心悸：生薑10克，烏梅1枚，半夏、化橘紅各15克，茯苓9克，炙甘草4.5克。水煎，去渣，溫服，不拘時服。
沖服	胃虛風熱、食慾不振：生薑搗汁。薑汁半杯，生地黃汁適量，蜂蜜適量，水60毫升，調和後服用。
燉湯	畏寒疼痛：生薑30克，橘皮10克，鯽魚1條（約250克），鹽、胡椒各適量。鯽魚處理乾淨，生薑洗淨，切片，與橘皮、胡椒一起用紗布包起，填入魚腹，加水適量，文火煨熟。食用前調入鹽即可。
	脾胃虛寒：茯苓、白朮各10克，羊肚250克，大棗2枚，生薑、料酒、鹽各適量。將各種藥材放入燉盅，加開水，把燉盅蓋上蓋，隔水燉至熟爛，去藥渣，加入調料即可。
外用	小兒咳嗽：生薑120克，煎湯洗浴。
	脫髮少髮：生薑1片，蹭塗頭皮。連續使用1月左右，有生髮之效。
	濕熱黃疸：用生薑隨時擦身，對治療濕熱黃疸效果較好。

薄荷

散熱利咽抗感冒

薄荷有疏散風熱、清利頭目、疏肝解鬱等功效，適用於風熱感冒、頭痛目赤、咽喉腫痛；肝氣鬱結、胸悶不舒；乳房脹痛、月經不調等。

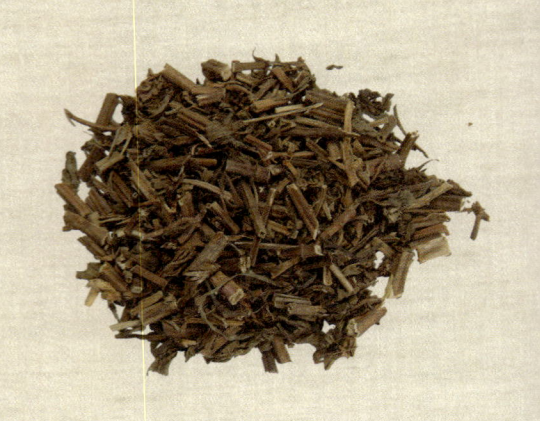

性	涼
味	辛
歸經	肺、肝
毒性	無

使用禁忌

一般禁忌：陰虛血燥、汗多表虛者忌用。
病症禁忌：脾胃虛寒、腹瀉便溏者慎用。
服用禁忌：薄荷不可與甲魚肉同食；忌食辛辣、羊肉等食物；不宜長時間咀嚼，否則會使口腔黏膜受到損害。

▶別名
蕃荷菜、南薄荷、人丹草、夜息香。

▶道地藥材
廣泛分佈於中國境內各地。

▶挑選儲存
以個大、乾燥、色綠、氣味香濃者為佳。置於陰涼、乾燥處。

▶用法用量
煎服：3～6克，宜後下。
外用：取適量，搗汁或煎汁塗。

▶本草成分
薄荷含有薄荷醇、薄荷酮、乙酸薄荷酯等成分，有消炎抗菌、刺激神經中樞、抗過敏、止癢、鎮痛、健胃、祛風等作用。

傳世名方

【主治】血痢。
【配方】薄荷葉適量。
【制法】水煎。
【用法】服之。
——出自《普濟方》

抗感冒用法

薄荷善治療風熱感冒，頭痛發熱，咽痛目赤。鮮薄荷葉30克，粳米60克，冰糖適量。水煎鮮薄荷葉5分鐘，去渣取汁。另用水煮粳米，粥成，加入薄荷汁，再稍煮片刻，加冰糖調化。分早、晚溫熱服食。

傷風感冒出現鼻塞時，可每天喝1碗薄荷豆腐湯。準備鮮薄荷葉40克，豆腐200克，蔥段、鹽各適量。將豆腐洗淨切片，薄荷葉洗淨待用。鍋中放水，將所有材料一起入鍋煮沸，至水減半，出鍋前加鹽調味即可。趁熱飲用，可緩解傷風鼻塞、流涕。

功效延伸

疏風散熱，通絡止痛 可用於外感風熱、頭痛、口瘡、牙痛。薄荷15克，荷葉30克（撕成小片），加水煎煮15分鐘，取汁，頻飲。可袪風清熱、通絡止痛。

薄荷配伍其他藥材可有效治療各種頭痛。治療肝陽上亢型頭痛，可用夏枯草、菊花各10克，生梔子、薄荷各5克，水煎當茶飲。治療腎虛型頭痛，可用黃耆10克，升麻、柴胡各5克，薄荷3克，水煎當茶飲。治療血虛型頭痛，可用當歸、元胡各10克，升麻、薄荷各5克，水煎當茶飲。

利咽透疹，止咳 可用於咽喉腫痛、瘡疥、癮疹、溫病初起、風疹瘙癢。薄荷、甘草各3克，用沸水沖泡即可，常飲此茶，可防治咽喉癢痛和風熱型咳嗽。

清熱利咽、清涼解暑 薄荷與綠茶共同浸泡，當茶飲，可以清熱利咽、清涼解暑，也可加適量西瓜汁煮成湯，效果更佳。將1根新鮮黃瓜、適量豆漿、3片薄荷一同打碎攪拌，製成清涼的薄荷黃瓜汁，解乏又美容。

消腫止痛、祛風止癢 薄荷與升麻同煎服，能消腫止痛，用於治療風熱牙痛及牙齦腫痛。鮮薄荷葉與荸薺同取汁飲用或同煮食，能清熱生津、祛風止癢，用於治療蕁麻疹屬風熱引起者。

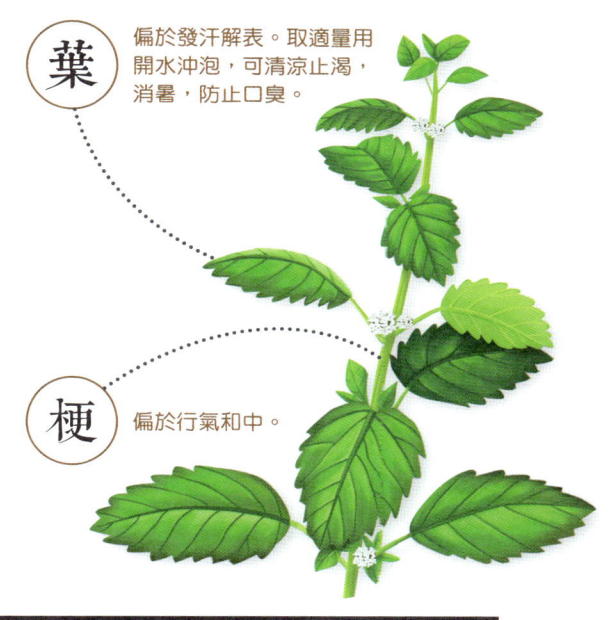

葉　偏於發汗解表。取適量用開水沖泡，可清涼止渴，消暑，防止口臭。

梗　偏於行氣和中。

📖 聽故事記中藥

關於薄荷，有一段神奇的傳說。冥王哈迪斯愛上了美麗的精靈曼茜，引起了冥王的妻子佩瑟芬妮的嫉妒。為了使冥王忘記曼茜，佩瑟芬妮將曼茜變成了一株不起眼的小草，長在路邊任人踩踏。可是內心堅強善良的曼茜變成小草後，身上卻擁有了一股令人舒服的清涼迷人的芬芳，越是被摧折踩踏香氣就越濃烈。曼茜雖然變成了小草，卻被越來越多的人喜愛。人們把這種草叫作薄荷。

家庭簡單用法

水煎	風熱型偏頭痛：荷葉30克，薄荷15克。荷葉撕成小片或切碎，與薄荷同放入砂鍋，加適量水，中火煎煮15分鐘，用潔淨紗布過濾取汁。代茶頻飲。
煮粥	補脾益胃：芋頭50克，粳米30克，鮮薄荷、白糖各適量。芋頭洗淨、去皮，切成小塊。粳米淘洗乾淨，薄荷葉洗淨。芋頭、粳米一同放入鍋中，加適量水煮粥。粥將熟時，加入薄荷葉再煮片刻。粥熟後，加入白糖稍煮片刻即可。
涼拌	開胃解乏：鮮薄荷200克，醬油、辣椒油、醋、彩椒、鹽各適量。將薄荷洗淨，備用。水煮沸，下入薄荷焯水，用涼開水沖涼，控淨水分，裝盤待用。將醬油、辣椒油、醋、彩椒拌勻，澆在薄荷上即可。
燉湯	潤膚瘦身：鴨肉250克，鮮薄荷50克，食用油、生薑、鹽、胡椒粉各適量。鴨肉洗淨，斬成小塊。薄荷洗淨，摘取嫩葉。生薑切片。鍋中加水燒沸，下入鴨塊汆去血水，撇去浮沫後撈出。油鍋燒熱，下入生薑、鴨塊、炒乾水分。加入適量水，倒入煲中煮半小時，再下入薄荷葉、鹽、胡椒粉拌勻即可。
飲品	腎虛濕盛型高脂血症：獼猴桃1個，蘋果半個，鮮薄荷葉3克。獼猴桃削皮，切成塊。蘋果削皮，去核，切塊。將薄荷葉洗淨，放入榨汁機中攪碎，再加入獼猴桃、蘋果塊，攪打成汁即可。

117味中藥對症速查

藿香

和胃祛濕抗感冒

藿香有芳香化濕、祛暑解表、和中止嘔等功效。適用於濕阻中焦（濕邪阻滯脾胃），症見心悸胸悶、食慾不振、肢體困倦、大便溏瀉、舌苔濁膩；嘔吐、暑濕感冒及濕溫初起，鼻淵（鼻流濁涕，不聞香臭）等。

| 性 | 微溫 | 歸經 | 肺、脾、胃 |
| 味 | 辛 | 毒性 | 無 |

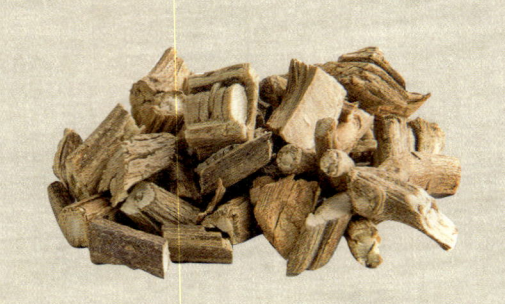

使用禁忌

一般禁忌：陰虛火旺、邪實便秘者忌用。

▶別名

土藿香、貓把、青莖薄荷、排香草、大葉薄荷、貓尾巴香、貓巴虎、雞蘇、水麻葉。

▶道地藥材

主產於廣東、四川、江蘇、浙江、湖北、雲南、遼寧等地。

▶挑選儲存

以莖粗、結實、斷面發綠、葉厚柔軟、香氣濃厚者為佳。置於陰涼、乾燥處。

▶用法用量

煎服：5～10克，鮮者加倍，不宜久煎。

外用：取適量，煎水浸泡或含漱；或研末外抹。

▶本草成分

藿香含有藿香苷、異藿香苷、藿香素、鞣質、苦味質等成分，具有抗菌、抗病毒、刺激胃黏膜、促進胃液分泌、幫助消化等作用。

傳世名方

【主治】胎氣不安，嘔吐酸水。
【配方】香附、藿香、甘草各六克。
【製法】研末，每次六克，加鹽適量。
【用法】開水調服。
——出自《太平聖惠方》

抗感冒用法

藿香、佩蘭各3～10克，冬瓜塊、粳米各20～60克，鹽適量。將藿香、佩蘭水煎取汁，入冬瓜塊、粳米煮成粥，加鹽調味即可。每日1劑，分2～3次食用。具有消暑解表、清熱利濕等功效，適用於暑濕（熱）感冒。

藿香、菊花、碎乾荷葉各適量，加入冰糖適量，以開水沖泡5～8分鐘即可，有解暑祛濕、開胃止嘔之效，適用於夏感暑熱、發寒熱、頭腦昏痛、嘔吐泄瀉等症。

功效延伸

治療胃脹、暑濕、惡寒發熱、胸悶 用於胃脹，藿香可與佩蘭、薄荷、茵陳、黃芩等同用，藿香與佩蘭搭配還常用於暑濕，不論偏寒、偏熱，都可應用。藿香、佩蘭各9克，茶葉6克。開水沖泡10～20分鐘，代茶飲，可解暑熱，治吐瀉。

用於惡寒發熱、胸悶，藿香還可配伍紫蘇、陳皮。

治療嘔吐、脾胃虛弱 用於嘔吐、泄瀉等，藿香可與蘇葉、半夏、厚樸、陳皮等同用。若胃寒嘔吐者，可配半夏同用。濕熱者，可配黃連、竹茹。脾胃虛弱者，可配黨參、甘草。妊娠嘔吐，可配砂仁同用。藿香

豆蔻茶可緩解脾虛濕阻型胃炎。藿香、白豆蔻、訶子各6克。共研末，每次取3克，薑湯送服。適用於噁心吐酸症狀。

醒酒、助消化 用葛花10克和藿香6克泡水喝，既能醒酒，又助消化。脾胃虛弱、食慾不佳的人，可以泡藿香薑棗茶，將藿香、生薑、大棗分別洗淨，入生薑、大棗，加水煮20分鐘，再加入藿香葉繼續煮10分鐘，加白糖調味即可。

聽故事記中藥

深山裡有戶人家只有姑嫂二人相依為命。一年夏天，嫂子因勞累中暑，突然病倒。小姑霍香急忙把嫂子扶到床上，獨自入後山採藥為其治病。天黑時，霍香手裡提著一小筐藥草，一進門便撲倒在地。嫂子連忙下床將她扶坐在床上，發現她右腳被毒蛇咬傷。等嫂子將郎中找來，卻為時已晚。嫂子用小姑採來的藥草治好了病，為牢記這份情誼，便把這有香味的藥草稱為「霍香」，並種在房前屋後、地邊路旁以便隨時採用，治好了不少中暑的病人。久而久之，人們便將霍香寫成了「藿香」。

治療寒濕型腹瀉 藿香有溫胃和中的功效。治療寒濕型腹瀉，可取藿香、佩蘭、木香各10克，吳茱萸、甘草各5克。水煎當茶飲。

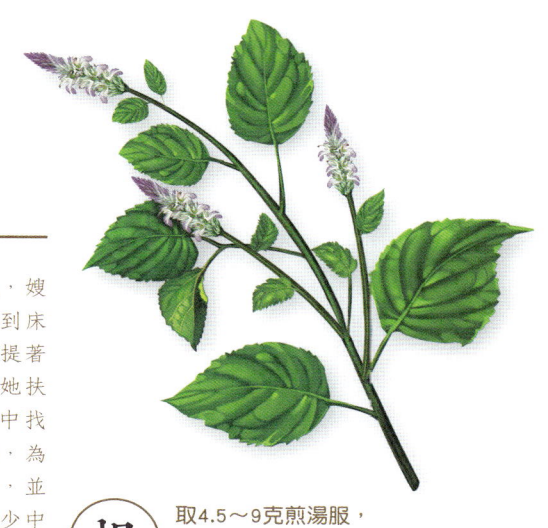

根 取4.5～9克煎湯服，可治霍亂吐瀉，血氣痛，發表。

家庭簡單用法

泡茶	口臭：藿香、佩蘭各10克，薄荷、綠茶各5克。沸水沖泡，當茶飲用。
水煎	高脂血症（脾腎陽虛型）：藿香6克，生薑4片，荷葉15克。以上材料洗淨，用水煎煮後服用，每日2～3次。
	清新口氣：藿香洗淨，煎湯，時時含漱。
	慢性腹瀉：肉豆蔻20克，藿香100克。研成粗末。每次取10克，加水300毫升，煎至100毫升，過濾去渣，不計時候溫服。可澀腸止瀉。
	神經性皮炎：蘋果1個，藿香15克，綠茶3克，蜂蜜適量。蘋果用水洗淨，去蒂、去核，切成片狀，與藿香、綠茶放入砂鍋內，加水適量，撇去浮沫，煮沸15分鐘左右，濾去茶渣，加入蜂蜜拌勻即可。
煮粥	消化不良：藿香15克，粳米100克，冰糖適量。將藿香洗淨，加水適量，煮15分鐘，去渣，留汁液，備用。將粳米淘洗乾淨，放入鍋內，加入備好的汁液，武火燒沸，再用文火煮30分鐘，加入冰糖攪勻即成，每週食用2次。消化不良嘔吐者，可用此粥來開胃止嘔。
燉湯	健脾醒胃：藿香、薄荷葉、荷葉各3克，枇杷葉、鮮蘆根、佩蘭葉各30克，冬瓜60克，白糖適量。將以上材料洗淨，先將枇杷葉、冬瓜共煎湯約500毫升，再加入其他藥同煎10分鐘，調入白糖即可。

紫蘇 潤腸止咳抗感冒

紫蘇具有解表散寒、行氣寬中、解魚蟹毒的功效。可以用於治療風寒感冒引起的噁心嘔逆、胸脘滿悶、咳喘痰多、脾胃氣滯、頭痛、魚蟹中毒等。

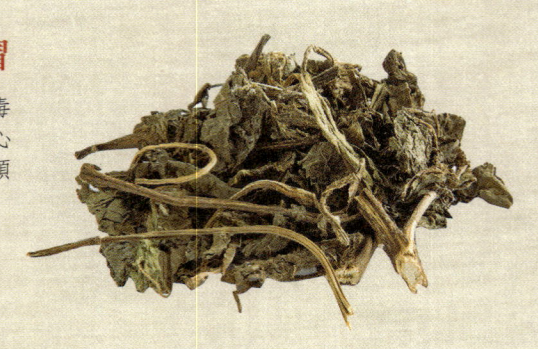

性	溫	歸經	肺、脾
味	辛	毒性	無

使用禁忌

一般禁忌：脾虛、大便稀薄、腹瀉、氣虛者忌用；陰虛喘咳者慎用。

別名
赤蘇、紅蘇、紅紫蘇、皺紫蘇。

道地藥材
主產於河南、安徽、浙江、江蘇、湖北、湖南等地。

挑選儲存
以色紫、葉大不碎、沒有枝梗、香氣濃郁者為佳。置於陰涼、乾燥處。

用法用量
煎服：5～9克，不宜久煎。潤肺止咳蜜炙後用，脾虛患者製霜後用。

本草成分
紫蘇含揮發油，其中主要為紫蘇醛、左旋檸檬烯等。紫蘇葉煎劑有緩和的解熱作用；能促進消化液分泌，增進胃腸蠕動；能減少支氣管分泌，緩解支氣管痙攣。

抗感冒用法

紫蘇能散表寒，發汗力較強，用於風寒表證，見惡寒、發熱、無汗等症。紫蘇15克，粳米50克，紅糖適量。粳米煮稀粥，粥成，入紫蘇稍煮，加入紅糖攪勻即成。可健胃解暑，適用於風寒感冒、咳嗽、胸悶不舒等病症。

功效延伸

治療風寒感冒 紫蘇嫩葉300克，鹽、醬油、香油適量。將紫蘇葉洗淨，入沸水鍋內焯透，撈出洗淨，擠乾水分。切段放盤內，加入鹽、醬油、香油，拌勻即成。此菜適用於風寒感冒、惡寒發熱、咳嗽、氣喘、胸腹脹滿等病症。健康人亦可食用。氣表虛弱者忌食。

治魚蟹中毒 腹痛、嘔吐、腹瀉，取紫蘇葉30克，生薑9克，大蒜頭10克，水煎服。

增強食慾、助消化 鮮紫蘇葉10克，白糖適量。將紫蘇葉洗淨瀝水，放入杯內用開水沖泡，放入白糖代茶飲。可增強食慾、助消化、防暑降溫，還可預防感冒、治療胸腹脹滿等病症。

治療糖尿病併發症 紫蘇子文火微炒後浸泡於黃酒中，密封7日後飲用，有降氣化痰

傳世名方

【主治】咳逆短氣。
【配方】紫蘇莖葉（銼）三十克，人參十五克。
【制法】上二味，粗搗篩，每服五克，水一盞，煎至七分，去渣。
【用法】溫服。
——出自《聖濟總錄》

之功效，適用於糖尿病併發氣管炎。紫蘇子與蘿蔔各半混合，略炒，研末，一次12克，與桑白皮一起煎湯服，對糖尿病併發腎病有一定療效。

溫肺化痰 杏仁、紫蘇子各15克，乾薑、紅糖各10克。乾薑洗淨，切細，與杏仁、紫蘇子同入砂鍋，加水同煎20分鐘，取汁。趁熱調入紅糖溶化即成。早晚分服。適用於寒痰伏肺型慢性肺源性心臟病，症見咳嗽痰多，色白而稀，短氣喘息、惡風易汗，舌質淡，脈細或脈律不齊。

鑑別用藥

紫蘇葉、紫蘇梗、蘇子

紫蘇葉子稱為紫蘇葉，梗稱為紫蘇梗，種子稱為蘇子，三味都是常用的中藥。

紫蘇葉：味辛，性溫，可解表散寒、行氣和胃。常用於治療風寒感冒、咳嗽、妊娠嘔吐等。

紫蘇梗：味辛、甘，性微溫，具有理氣寬中、安胎等功效。

紫蘇子：味辛、性溫，具有降氣化痰、止咳平喘、潤腸通便等功效。常用於治療咳嗽痰多、久咳痰喘、腸燥便秘等症。

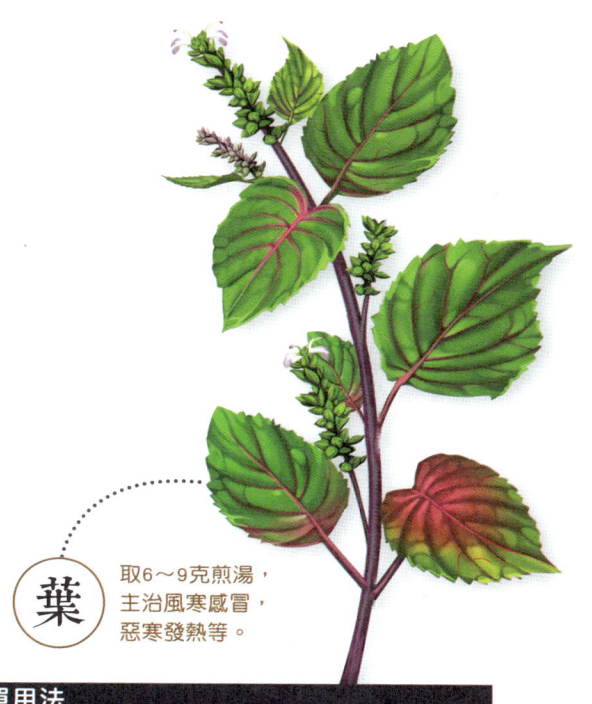

葉 取6～9克煎湯，主治風寒感冒，惡寒發熱等。

家庭簡單用法

泡酒	消化不良，嘔吐，呃逆：紫蘇子30克，清酒1000毫升。紫蘇子搗碎，以絹袋盛，納於清酒中，浸3日。適量飲服。
水煎	風寒型慢性支氣管炎：紫蘇子15克，生薑10克，大棗10枚。加適量水，先用武火煮沸，再用文火煨煮至稠飲即成。早晚分服。
	痰凝氣滯：紫蘇6克，厚樸9克，茯苓、半夏各12克，生薑15克。水煎，去渣，分溫4服。具有行氣散結、降逆化痰的功效。
	外感風寒、氣鬱不舒：紫蘇、香附子各12克，炙甘草30克，陳皮60克。水煎，去渣，熱服，每日3次。
煮粥	產婦體虛腸燥、大便乾結難解：紫蘇子10克，火麻仁15克，粳米100克。紫蘇子、火麻仁搗爛，加水研磨，濾取汁，與粳米同煮成粥。作早餐或點心食用。
	老年人急慢性支氣管炎、腸燥便秘：紫蘇子與粳米同煮粥，加紅糖適量，有降氣消痰、止咳平喘、養胃潤腸的作用，適用於中老年人急慢性支氣管炎及腸燥便秘。大便稀薄的老人忌服
	胃中虛寒，嘔吐涎水，胸悶：紫蘇子6克，伏龍肝12克，米粉30克。紫蘇子、伏龍肝水煎，去渣取汁，下米粉熬成稀粥。少量頻食。

桑葉

養肝益胃抗感冒

桑葉有疏風散熱、清熱潤肺、清肝明目等功效，適用於風熱外感或風溫初起、咳嗽咽痛；燥熱咳嗽，痰黏難咯；目赤腫痛、視物昏花。

| 性 | 寒 | 歸經 | 肺、肝 |
| 味 | 苦、甘 | 毒性 | 無 |

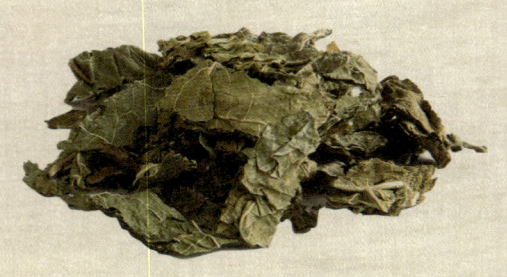

使用禁忌

一般禁忌：桑葉性寒，脾虛泄瀉者慎用。
病症禁忌：桑葉味苦，有收斂作用，熱病汗多，斑疹已透者忌用；風寒咳嗽患者忌服。

▶別名
霜桑葉、雙葉、雙桑葉、童桑葉、神仙葉、鐵扇子等。

▶道地藥材
中國各地皆有栽培，尤其以江蘇、浙江一帶為多。

▶挑選儲存
以葉大、肥厚、完整無損者為佳。置於陰涼、乾燥處。

▶用法用量
煎服：5～10克。
外用：取適量，煎水洗。

▶本草成分
桑葉含有牛膝固酮、脫皮固酮、β-保甾醇、芸香苷、桑苷等成分，有抗炎、解痙、降血糖、降血壓、降血脂、利尿作用。

抗感冒用法

桑葉有疏散風熱的功效，可用於風熱感冒，或溫病初起，發熱、咽癢、咳嗽等。桑葉、菊花各6克，白茅根、苦竹葉各30克，薄荷3克。將所有藥材放入茶壺內，用開水沖泡15分鐘即成。代茶頻飲，可防治風熱感冒、頭痛目赤。

桑葉兼有清、潤兩種功效。用乾桑葉30克泡水，每日1次，也可以與梨皮、杏仁共煮，熬湯當茶飲，既可防治感冒，又能養生。

功效延伸

養肝明目 桑葉入肝經，善養肝明目，可用於風熱及肝陽上擾所致的目赤腫痛、風痹、下肢水腫等。桑葉搓碎、去梗，加蜂蜜和開水適量，拌勻，蓋上蓋子悶一會兒之後放入鍋內，用文火炒至不黏手為度，取出放涼，每次取10克，用開水沖泡飲用。

清熱散風、益胃 用桑葉、白菊花、淡竹葉加水共煎而成的桑菊茶，具有清熱散風、益胃的作用。

桑葉炒豬肝也可疏風清熱。桑葉15克洗淨，豬肝200克洗淨切片，用鹽、醬油醃拌片刻。先把桑葉和生薑放進砂鍋中，加水適量，用武火燉至沸騰，改用文火燉約20分鐘，加入豬肝至熟，加入鹽調味即可。

傳世名方

【主治】手足麻木，不知痛癢。
【配方】霜降後桑葉適量。
【制法】用霜降後桑葉煎湯。
【用法】頻頻洗浴。
——出自《救急方》

清肺潤燥 用於燥氣傷肺引起的肺熱咳嗽、胸痛、乾咳無痰、咽乾口渴等。桑葉水煎取汁，加蜂蜜同飲，能清熱潤肺，可用於小兒肺熱咳嗽及口渴者。

止汗 用於白天動輒出汗，夜晚心神不穩的人，可以將桑葉與豆豉、小米煮粥食用。

治療糖尿病 鮮桑葉60克，鮮車前子30克，鮮枸杞果葉20克。將上述藥材洗淨後一起入鍋，加水煎煮，取汁，代茶飲。每日1劑，連服7日。

📖 聽故事記中藥

相傳宋代時，某日嚴山寺來一遊僧，身體瘦弱且胃口極差，每夜一上床入寐就渾身是汗，醒後衣衫盡濕，甚至被單、草席皆濕，20年來多方求醫皆無效。一日，嚴山寺的監寺和尚知道了遊僧的病情後，便說：「不要灰心，我有一祖傳驗方治你的病保證管用，還不花你分文，也沒什麼毒，何不試試？」翌日，天剛亮，監寺和尚就帶著遊僧來到桑樹下，趁晨露未乾時，採摘了一把桑葉帶回寺中。叮囑遊僧焙乾研末後每次服6克，空腹時用米湯沖服，每日1次。連服3日後，纏綿20年的頑疾竟然痊癒了。遊僧與寺中眾和尚無不驚奇於這一祖傳驗方藥到病除的功效。

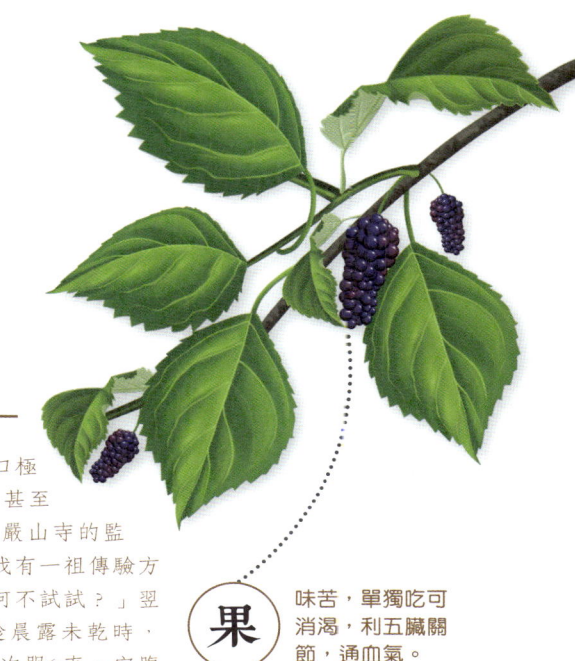

果 味苦，單獨吃可消渴，利五臟關節，通血氣。

家庭簡單用法

泡茶	風熱頭痛目赤：桑葉、菊花各10克，沸水沖泡當茶飲用。或者用水煎煮，分幾次服用，也可加適量蜂蜜或白糖調味。可清肝明目。
水煎	臍下絞痛：木瓜3片，桑葉7片，大棗3枚，加水3000毫升，煮至500毫升，一次服下。
	急性眼結膜炎、紅腫赤痛：桑葉、白菊花各15克，黃豆60克，白糖適量。將黃豆浸透洗淨，同桑葉、白菊花一起加水3碗，煎至1碗。去渣，加白糖攪勻即成。每日2次。
	燥火型咳嗽：桑葉9克，杏仁、桑白皮各10克，薄荷5克。水煎取汁，分早、中、晚服用。
煮粥	失眠、精神疲乏：黃耆、首烏藤各20克，刺五加、桑葉、當歸各10克，三七5克，小麥100克，大棗10枚，冰糖適量。將前6味藥放在砂鍋內，加水煎成藥汁，煎好後倒出約1碗。鍋內加水，放入洗淨的小麥和大棗，武火煮開，改文火煮成粥。粥將熟時，倒入煎好的藥汁，再煮一會兒，放冰糖即可。可安神助眠。
	退熱：桑葉10克，石膏、粳米各50克，豆豉、麻黃各5克，生薑3片，冰糖適量。將桑葉、石膏、豆豉、麻黃、生薑片加水煎煮，去渣取汁，加入粳米，煮成粥，加入冰糖調味，食用。

117味中藥對症速查

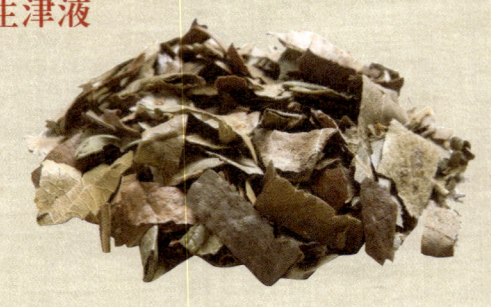

止咳

枇杷葉
止咳清肺生津液

《本草綱目》記載枇杷葉「和胃降氣，清熱解暑毒，療腳氣」。枇杷葉有清肺止咳、降逆止嘔等功效。適用於肺熱咳嗽、氣逆喘急，胃熱嘔吐、呃逆等。

| 性 | 微寒 | 歸經 | 肺、胃 |
| 味 | 苦 | 毒性 | 無 |

使用禁忌
一般禁忌：胃寒嘔吐、風寒咳嗽者忌用。
服用禁忌：不可大量服用新鮮枇杷葉，易引起不適。

▸別名
杷葉、巴葉、蘆橘葉。

▸道地藥材
主要產於廣東、江蘇、浙江、福建、湖北等地。

▸挑選儲存
以完整、色灰綠者為佳。置於陰涼、乾燥處。

▸用法用量
煎服：乾品4.5～9克，鮮品15～30克。止咳宜炙用；止嘔宜生用。

▸本草成分
枇杷葉所含的苦杏仁苷在體內水解產生的氫氰酸有止咳作用，其水煎劑或乙酸乙酯提取物有祛痰和平喘作用，其葉所含的揮發油則有輕度祛痰的作用。

傳世名方
【主治】咳嗽，喉中有痰。
【配方】枇杷葉十五克，川貝母五克，巴旦杏仁六克，廣陳皮六克。
【制法】共為末。
【用法】每服五克，開水送下。
——出自《滇南本草》

止咳用法
枇杷葉味苦，性微寒，具有降氣清肺止咳之功，用於治療肺熱咳嗽，可配黃芩等藥以清肺、化痰、止咳。枇杷葉能疏泄肺氣，故風熱咳嗽也可配伍桔梗、前胡、桑葉等，以疏風、宣肺、止咳。

桔梗、枇杷葉、杏仁各15克，大棗10枚，冰糖適量。枇杷葉、大棗、杏仁、桔梗用水洗淨。取乾淨的紗布將枇杷葉包好，與大棗、杏仁、桔梗用3碗水一起煎煮。先用武火煮開，再用文火慢煮，水煮至1碗半左右時，調入適量冰糖即可。主治風熱型咳嗽。

功效延伸
清熱和胃 用於肺熱咳嗽、氣逆喘急。清肺胃之熱，可取枇杷葉10克。沸水沖泡，當茶飲用，適用於肺胃熱的青春痘患者。也可蒸制其葉，取露而成的「枇杷葉露」，有清熱和胃等作用。

鮮枇杷葉水煎取汁，加蜂蜜同飲，能清肺和胃，可治療酒糟鼻、肺燥咳嗽等症。

生津通便 枇杷葉10克，白茅根30克，白扁豆花5朵。用水煎煮，加白糖調味，當茶飲用，每日1劑。可清熱生津，主治腸胃積熱型便秘。

降逆止嘔 用於胃熱嘔逆。枇杷葉與蘆根同煎服，能祛風清熱，止咳和胃，可用於風熱咳嗽、噁心嘔吐。枇杷葉2片，柿蒂5個，石菖蒲6克，桂竹青（桂皮刮下的第二層皮）一把。將上述藥一同入鍋，用水煎服，可降逆止嘔。

枇杷葉120克去毛，陳皮150克，炙甘草90克，生薑片適量。前3味粗搗篩。每次5克左右，加水一盞，入生薑片，同煎至七成，去渣稍熱服，不拘時。主治噦逆不止，飲食不入。

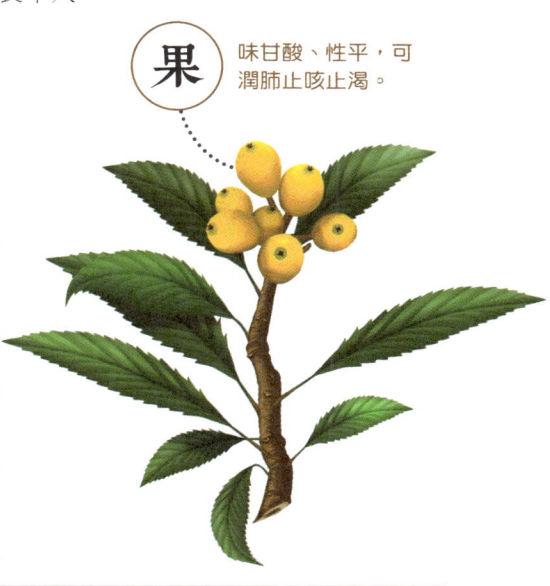

📖 聽故事記中藥

鄭板橋是清代著名文學家，「揚州八怪」之一，更有「難得糊塗」的名言。鄭板橋雖一生坎坷，卻享年73歲，逾越古稀，在當時堪屬長壽。有關鄭板橋的故事甚多，其中有一則鄭板橋與醫藥有關的故事：用枇杷葉治療咳嗽。晚年的鄭板橋，一直幽居茅舍。一次，他偶患咳嗽，卻厭服湯藥。於是，他就到自己的庭院裡隨手摘了十幾張枇杷葉，抹去細毛，然後用泉水煮茶。誰知連飲數日，咳嗽竟然痊癒。

果 味甘酸、性平，可潤肺止咳止渴。

家庭簡單用法

泡茶	肝陽上亢頭昏及血壓升高：枇杷葉、桑葉、野菊花各10克。上述中藥分別焙乾，研成碎末，用沸水沖泡，代茶飲即可。
水煎	肺炎急性期：枇杷葉30克，刷洗去枇杷葉絨毛，沖乾淨後剪碎，放入砂鍋，加適量水，濃煎30分鐘，用潔淨紗布過濾取汁即成。早晚分服。可清肺止咳、化痰。
	回乳：枇杷葉5克，去毛洗淨，土牛膝9克。將枇杷葉和土牛膝一同放入鍋內，加水300毫升煎煮，當茶飲用。適用於回乳時乳房脹痛。
煮粥	氣陰兩虛而發熱：枇杷葉15克（鮮品加倍），粳米100克。枇杷葉煎水，取汁，加粳米煮粥，食用。
	上火：枇杷葉9克，菊花6克，石膏15克，粳米60克。前3味中藥一起用紗布包好，用水煎煮、留汁。加入粳米，武火煮沸，再用文火慢煮，粥熟即成。每日1次。可清熱降火。
燉湯	口腔潰瘍（虛火型）：枇杷葉20克用紗布包好，冬瓜、豆腐各100克，三者一同放入鍋內，加水，用武火煮沸5～7分鐘，揀出枇杷葉袋，加鹽調味即成。可清熱解毒，潤燥消腫。
	青春痘（肺胃熱型）：枇杷葉15克，玫瑰花10克，綠豆、海帶各30克，紅糖適量。將枇杷葉、玫瑰花用紗布包好，與綠豆、海帶同煮15分鐘，加入紅糖，稍煮即可。喝湯，吃海帶和綠豆。可清肺胃熱。

苦杏仁 止咳平喘潤腸

苦杏仁降氣、止咳平喘、潤腸通便，主要用於咳嗽氣喘、胸滿痰多、血虛津枯、腸燥便秘等。需要注意的是，苦杏仁有小毒，少服則清熱，多服則會中毒。

| 性 | 微溫 | 歸經 | 肺、大腸 |
| 味 | 苦 | 毒性 | 小毒 |

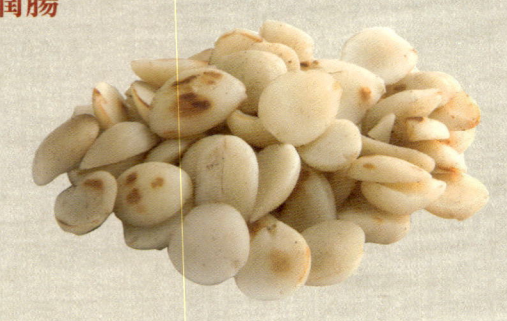

使用禁忌

一般禁忌：苦杏仁有潤腸通便的作用，大便稀薄者慎用；嬰兒慎服。

病症禁忌：陰虛咳嗽者忌服。

服用禁忌：不可與豬肉同食，否則易引起腹痛、腹瀉，有損身體元氣。不宜與小米同食，會使人嘔吐、泄瀉。

▶別名
杏子、木落子、杏梅仁。

▶道地藥材
主產於東北、內蒙古、華北。

▶挑選儲存
以表面顏色偏淺、顆粒飽滿、個大者為佳。密封儲存，置於乾燥處；也可冷藏，注意防受潮或結冰。

▶用法用量
煎服：3～10克，宜打碎入煎。

外用：搗敷。

▶本草成分
苦杏仁含有苦杏仁苷、苦杏仁酶、苦杏仁苷酶、櫻葉酶等成分，有鎮咳、平喘、鎮痛、抗腫瘤、降血糖、降血脂等作用。

功效延伸

用於肺虛咳喘、慢性支氣管炎 苦杏仁10克，冰糖適量。將苦杏仁與冰糖各研碎然後混勻，每天早上服10克，或與白蘿蔔、豬肺同燉煮。

補肺虛、止咳 苦杏仁5克，豬肺300克，薑片、蜂蜜各適量。豬肺洗淨，切小塊，用開水氽2分鐘，去血水，撈出洗淨，與苦杏仁、薑片一起放入砂鍋中，加水適量，武火煮沸轉文火煲1小時，放涼後加蜂蜜調味即可。

潤腸通便 可用於血虛津枯、腸燥便秘。若血虛便秘，常與當歸、生地黃、桃仁等同用，以補血養陰，潤腸通便。治津枯腸燥便秘，常與柏子仁、鬱李仁等同用。

瘦豬肉250克，菊花、桑葉各15克，苦杏仁、生薑各5克，鹽適量。瘦肉洗淨，切成小塊。用水4碗，瘦肉連同菊花、苦杏仁、桑葉、生薑一同放進煲內，煮2小時，出鍋前加入鹽調味即可。主治大便秘結。

治療風寒咳嗽 苦杏仁6克，生薑15克，白蘿蔔100克。水煎，去渣取汁。每日1劑，分早、晚溫服。

鑑別用藥

苦杏仁、甜杏仁

苦杏仁又名北杏仁，味苦，性微溫，有小毒。多藥用，具有止咳平喘，潤腸通便的功效。主治咳嗽氣喘、胸滿痰多、血虛津枯、

腸燥便秘等，多用於治療外感咳嗽。

甜杏仁又名南杏仁，味道微甜、細膩，多食用，還可作為原料加入蛋糕、餅乾和菜肴中，具有潤肺、止咳、滑腸等功效，對乾咳無痰、肺虛久咳等症有一定的緩解作用。

止咳用法

苦杏仁有宣肺化痰、止咳平喘之功效，可用於咳嗽氣喘、胸滿痰多、乾咳等多種咳喘病症。苦杏仁與粳米同煮粥，可起到宣肺化痰、止咳平喘的作用。服用期間，飲食不宜過飽，需清淡，忌食油膩、辛辣食物，不宜飲用濃茶、咖啡、酒、可樂等。可取苦杏仁10克，粳米、冰糖各適量。將苦杏仁與粳米同煮粥，至米熟，加冰糖調味即可。

百合100克，苦杏仁10克，蜂蜜30克。百合掰開、洗淨，與苦杏仁同入砂鍋，加水適量，用中火煨煮至酥爛，趁溫調入蜂蜜即食。可清肺化痰。

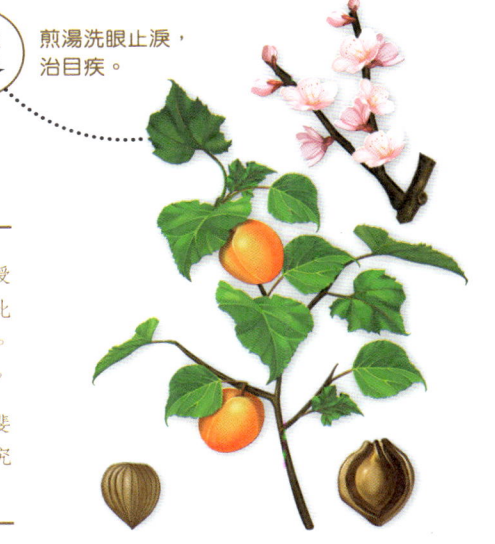

葉　煎湯洗眼止淚，治目疾。

聽故事記中藥

傳說明代翰林辛士遜夜宿青城山道院，夢見一位皇姑傳授秘方，每天早上食杏仁七枚，可延年益壽，耳聰目明。此後，這位翰林堅持服食杏仁，至老肢體輕健，頭腦敏捷。這雖是傳說，但杏仁的營養和藥用價值卻是有目共睹的。

此外，杏仁還可防癌抗癌。據資料介紹，南太平洋島國斐濟是現今世界上唯一一個沒有癌症的國家。科學家經研究後發現，斐濟人不罹癌與吃杏息息相關。

家庭簡單用法

調服	胸中氣悶，並頭痛：苦杏仁500克，加水適量，研汁，濾去渣，文火煮10～14小時，如脂膏狀時，空腹以酒調服2～5克，每日3次。
水煎	宣肺止咳：苦杏仁、紫蘇子、生薑、紅糖各10克。將苦杏仁去皮、尖，搗爛；生薑洗淨切片。將苦杏仁、生薑與紫蘇子一同放入砂鍋，加適量水煮20分鐘，去渣留汁，加入紅糖攪勻，略煮片刻即可。
	糖尿病併發肺炎：用於糖尿病併發肺炎，屬陰虛肺燥者，可取苦杏仁10克，梨1個（切塊），冰糖適量。將苦杏仁、梨塊、冰糖一起蒸煮即可。有滋陰清熱、潤燥止咳之功效。
	散寒化痰、止咳平喘：炙麻黃10克，杏仁15克，炙甘草3克。將炙麻黃、杏仁、炙甘草同入鍋中，加適量水，煎煮20分鐘，去渣取藥汁。早晚分服。適用於寒痰伏肺型支氣管哮喘，症見喘促氣逆，喉中痰鳴，胸膈滿悶，或咳嗽，痰稀薄色白有泡沫，或痰成黏沫狀，形寒怕冷，天冷或受寒易發，舌苔白。
製丸	上氣喘急：桃仁、炒苦杏仁各25克，生薑、蜂蜜各適量，麵粉適量。桃仁、苦杏仁共研為末，加麵粉和適量水，製成梧桐子大小的藥丸。生薑煎水，加入蜂蜜，沖服藥丸。每次10丸，食後臥床。

桑白皮

止咳瀉肺消腫

桑白皮具有瀉肺平喘、利水消腫的功效，可以用於治療肺熱咳喘、水飲停肺、脹滿喘急、咳喘氣短、潮熱、盜汗、面目水腫、水腫、小便不利、鼻出血、咯血、高血壓等。

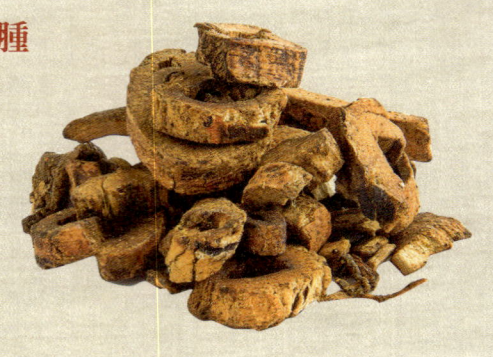

性	寒	歸經	肺、脾
味	甘	毒性	無

使用禁忌

一般禁忌：肺虛無火力、風寒咳嗽者忌服。

▶別名
桑皮、桑根白皮。

▶道地藥材
主產於安徽、河南、浙江、江蘇、湖南等地。

▶挑選儲存
以色白、皮厚、粉性足者為佳。置於陰涼、乾燥處。

▶用法用量
煎服：5～15克。

外用：取適量，搗汁塗或煎水洗。治肺虛咳嗽宜蜜炙用；瀉肺利水、清肝清火宜生用。

▶本草成分
桑白皮含多種黃酮類衍生物，還含有作用類似乙醯膽鹼的降壓成分，有輕度止咳作用，並能利尿、降壓，對神經系統有鎮靜、安定、抗驚厥、鎮痛、降溫作用。近年研究還表明，桑白皮能抗愛滋病毒。

傳世名方
【主治】水飲停肺，脹滿喘急。
【配方】桑白皮六克，麻黃、桂枝、細辛、乾薑各五克，杏仁十四粒（去皮）。
【製法】水煎。
【用法】服之。
——出自《本草匯言》

止咳用法

桑白皮味甘性寒，主入肺經，能清瀉肺火兼瀉肺中水氣而平喘。治肺熱咳喘，常配伍地骨皮同用。桑白皮、地骨皮各15克，炙甘草5克，粳米6克。將以上3味中藥和粳米研成細末。水煎，去渣，取汁，溫服。

治肺痿、咳嗽、吐痰，可取桑白皮30克，去粗皮洗淨，糯米、豬肺各60克，苦杏仁適量去皮尖，花椒、小茴香各適量。桑白皮、花椒、小茴香裝入紗袋內，加水適量，與糯米、豬肺、苦杏仁共煮成粥。早晨服食。

功效延伸

治通身水腫 桑白皮能瀉降肺氣，通調水道而利水消腫，適用於全身水腫、面目肌膚水腫、脹滿喘急、小便不利者。桑白皮250克，吳茱萸100克，炙甘草50克。將以上3味中藥研成粗末。每次15克，加適量生薑、大棗和飴糖水煎，去渣，取汁，溫服。

治肺氣喘急、坐臥不安 桑白皮、葶藶子各等份，研成粗末。每次15克，水煎，去渣，取汁，溫服。

清肺化痰 適用於痰熱伏肺型慢性肺源性心臟病，症見咳嗽氣喘，不能平臥，痰黃或黏稠不易咳出，或身熱口乾，大便乾燥，苔

黃或黃膩，脈滑數。葶藶子10克，桑白皮20克，白糖適量。將桑白皮洗淨、切片，與葶藶子同入砂鍋，加水煎煮30分鐘，去渣取汁，調入白糖即成。早晚分服。

治療糖尿病多飲、身體消瘦 桑白皮15克，地骨皮30克，麥冬10克，粳米適量。地骨皮、桑白皮、麥冬浸泡20分鐘，加適量水煎後，去渣，取汁。用藥汁和粳米一起煮粥。每日1劑。

治療久嗽兼唾血 桑白皮、桔梗各60克，白前90克，炙甘草30克。上述4味中藥，研末，加水2000毫升，煎取藥汁500毫升，空腹一次服完。忌與豬肉、海藻、白菜同食。

📖 聽故事記中藥

桑白皮藥用歷史悠久。話說很久以前，華佗上山採藥，見有位砍柴的婦女失手把腿削破了皮，鮮血直冒。他連忙拿出止血藥要給她敷，婦女卻拒絕了。只見她削了片桑樹皮，朝傷口一貼，用雞屎藤綁紮過，又去幹活了。第三天，華佗又遇見那婦女，她解了雞屎藤，揭下桑樹皮，華佗一看，傷口竟然真的癒合了！從此，醫治皮破血流，華佗就用這個方法，傷口癒合得又快又好。後來，有人把這方法寫進書裡，桑白皮因此為世人所熟知。

治療急性胃炎 桑白皮15克，陳皮10克，白糖適量。將桑白皮、陳皮洗淨，加水適量，武火煮沸，改文火煎30分鐘，取汁調入白糖即成。早晚分服。

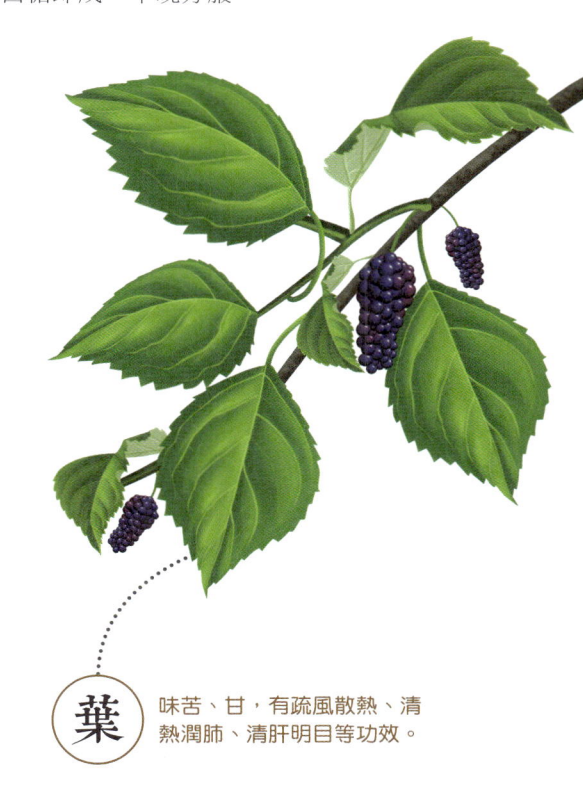

葉 味苦、甘，有疏風散熱、清熱潤肺、清肝明目等功效。

家庭簡單用法	
沖服	咳嗽吐血：桑白皮500克，糯米120克。桑白皮用米泔水浸3天後，刮去黃皮，銼細，入糯米，焙乾後共研為末。每次3克，米湯送服。
水煎	急性支氣管炎（風熱型）：魚腥草20克，桑白皮、枇杷葉、蜂蜜各30克。魚腥草去雜洗淨，放入砂鍋，加水浸泡30分鐘。桑白皮、枇杷葉切碎，裝入紗布袋中，紮緊袋口，一併放入砂鍋，加適量水，武火煮沸後改用中火煎煮30分鐘，取出藥袋，調入蜂蜜，拌勻即成。早晚分服。可疏風散寒，宣肺止咳。
	肺燥咳嗽：桑白皮、麥冬各15克，同入砂鍋，加水500毫升，先浸30分鐘，再煎煮30分鐘，取汁；藥渣加水300毫升，再煎煮30分鐘，去渣取汁，合併2次藥汁即成。每日2～3次分服，每日1劑。可滋陰潤肺。
煮粥	咳嗽：桑白皮15克，糯米50克。桑白皮用水煎煮，去渣，取汁。用藥汁和糯米一起煮粥。每日1劑。

甘草
止咳止痛健心脾

甘草有補益心脾、潤肺止咳、瀉火解毒、緩急止痛、緩和藥性等功效。適用於心氣不足所致的心悸、咳嗽氣喘、熱毒瘡瘍、咽喉腫痛、藥食中毒，也適用於減輕其他藥的不良反應，調和藥味。

| 性 | 平 | 歸經 | 肺、脾、胃 |
| 味 | 甘 | 毒性 | 無 |

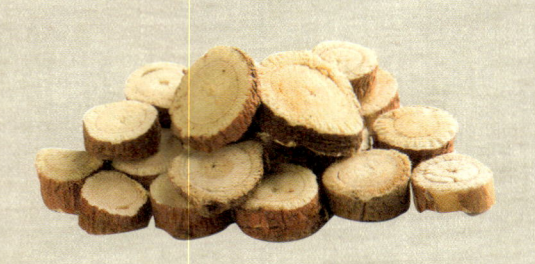

使用禁忌

一般禁忌：濕邪內盛致胸腹脹滿、嘔吐、水腫者忌服。

服用禁忌：不宜大劑量久服；不可與鯉魚同食；反甘遂、芫花、大戟、海藻。

▶別名
甜草根、紅甘草、粉草。

▶道地藥材
主產於內蒙古、寧夏、新疆、甘肅等地。

▶挑選儲存
以外皮細緊、色紅棕、質堅實、斷面黃白色、味甜者為佳。置於陰涼、乾燥處。

▶用法用量
煎服：1.5～9克。調和諸藥用量宜小；作為主藥用量宜稍大，可用至10克；用於中毒搶救，可用至30～60克。生用清熱解毒，蜜炙用補益心脾、潤肺止咳。

▶本草成分
甘草主要含甘草甜素、甘草素及異黃酮類等，有鎮咳、抗炎、抗潰瘍、解毒、解痙、降低血膽固醇、增加膽汁分泌等藥理作用。

止咳用法

甘草具有清熱解毒、祛痰止咳的功效。炙甘草10克，洗淨，曬乾或烘乾，切片，放入有蓋杯中，用開水沖泡，加蓋悶15分鐘即可飲用，一般可沖泡3～5次。亦可入鍋，加水適量，中火煎煮30分鐘，取汁。代茶，頻頻飲用。可補益心脾，潤肺止咳。

甘草6克，大棗8枚，同入砂鍋，加水500毫升，武火煮沸後改文火煮至汁液減半，吃棗飲汁。可補益心脾，潤肺止咳，潤腸通便。主治脾胃虛弱、咳嗽氣喘、腸燥便秘等病症。

功效延伸

健脾養胃，養心安神 用於心氣虛所致的心胸隱痛、胸悶氣短。亦常用於婦人臟躁，症見急躁易怒、情緒起伏大，不能自控。甘

傳世名方

【主治】脾虛、食慾不振。
【配方】炙甘草、人參、白朮、茯苓各九克。
【制法】共研為細末。
【用法】每次取十五克，水煎服。
——出自《本草匯言》

草10克，小麥20克，大棗10枚，同入砂鍋，加水500毫升，武火煮沸後改文火煎，取汁200毫升。上、下午分服，每日1劑。有益氣養血、潤肺止咳的功效。

甘草補脾和胃的功效更強，主治脾胃功能減退、大便稀溏、乏力發熱、心悸等。甘草20克，加水適量煎汁，去渣取汁，倒入淘淨的粳米50克，同煮成粥。早晚分食。可健脾養胃，養心安神。主治食慾缺乏、食不知味、面色少華、心煩失眠等病症。

緩急止痛 用於脘腹隱痛、四肢拘攣等病症。白芍30克，炙甘草10克，同入砂鍋，加水500毫升，武火煮沸後改文火煎，取汁200毫升。上、下午分服，每日1劑。可緩急止痛。主治腿腳攣急或腹中疼痛。

緩和藥性 甘草具有調和諸藥的功效，用於緩解藥性、烈性，減輕其他藥味的毒副作用。

鑒別用藥

生甘草、炙甘草

生甘草可補脾益氣，清熱解毒，祛痰止咳，緩急止痛，調和諸藥。主治咽喉腫痛，痛疽瘡瘍，胃腸道潰瘍、食物中毒、四肢攣急疼痛，緩解藥物毒性、烈性等。

炙甘草可補脾和胃，益氣復脈。主治脾胃功能減退，大便溏薄，乏力發熱以及咳嗽、心悸、脈結代，可解附子毒等。

📖 **聽故事記中藥**

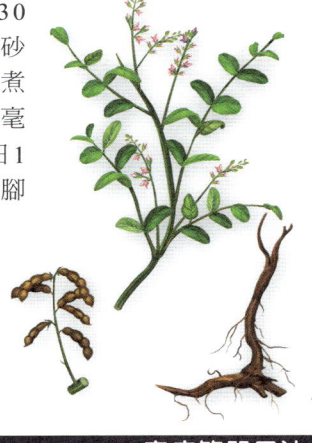

相傳從前有一位老醫生醫術精湛。一次，他應邀到外地赴診，臨行前給徒弟留了幾包事先開好的藥，囑託他以此藥可應付一般的諸如感冒咳嗽、頭痛腦熱等小毛病患者。不料老醫生一去多日未歸，徒弟眼看那幾包草藥快用完了，情急之下便將師傅常泡水喝的一些乾柴樣的藥物切碎，混進藥包充數。誰知很多患有咳嗽痰多、咽喉腫痛、氣短乏力的病人吃了這些甜絲絲的草藥，很快就痊癒了。這種藥物就是今天我們所熟知的最甜的中藥—甘草。

家庭簡單用法

沖服	慢性咽炎：每天取甘草10克，用沸水沖泡，加蓋悶數分鐘，趁熱溫服，可治療慢性咽炎。輕症服藥1～2個月，重症服藥3～5個月。
水煎	腸燥便秘、乾咳：甘草60克，蜂蜜250毫升。將甘草加水適量濃煎，去渣取汁。將蜂蜜放入砂鍋中，攪拌使其起泡，攪至泡濃密時，邊攪邊將甘草汁緩緩地滲入蜂蜜中，文火煎煮，攪至甘草汁和蜂蜜完全混合即成。日服2次，每次10毫升。可潤燥通便，清熱解毒。
	風寒外襲所致的面目水腫：麻黃20克，炙甘草10克。將麻黃以1000毫升水煮沸，去上沫，放入炙甘草，文火煮，取汁200毫升。一次服完，捂使汗出。汗出勿復服，不汗乃復服。可解表散寒。
	肺痿：炙甘草12克，乾薑6克，同入砂鍋，加水500毫升，武火煮沸後改文火煎，取汁200毫升。上、下午分服，每日1劑。可健脾補肺。
煮粥	消食化痰、清心明目：甘草、紅花、玫瑰花、金銀花各適量。水煎取汁，與粳米一起煮粥，能消食化痰、清心明目。
外用	緩解燙傷疼痛：甘草、蜂蜜各適量。甘草和蜂蜜煎煮後塗抹於燙傷部位，可以減輕疼痛。

胃痛

陳皮
和中開胃清熱

陳皮所含揮發油，對胃腸道有溫和的刺激作用，可促進消化液的分泌，排除腸管內積氣，有芳香健胃和祛風下氣的效用，對治療胃病有很好的功效。

性	溫	歸經	肝、脾、胃、肺
味	辛、苦	毒性	無

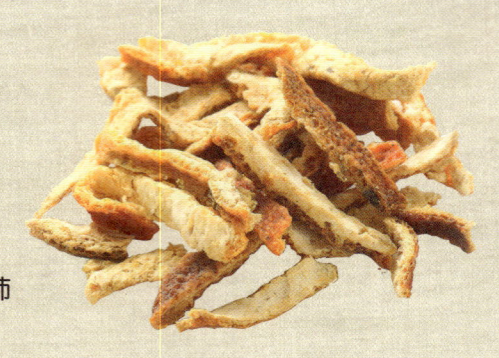

使用禁忌

一般禁忌：陰虛燥咳、內有實熱者、吐血者慎服。

食用禁忌：陳皮忌與生冷食物同食。生冷食物性寒，易生濕氣，與陳皮辛溫之性相反，同時服用影響藥效。

➢ 別名
橘皮、紅皮、柑皮。

➢ 道地藥材
主要產於廣東、江西、貴州、浙江、四川等地。

➢ 挑選儲存
以皮薄而大、色紅、香氣濃郁者為佳。置於陰涼、乾燥處。

➢ 用法用量
煎服：3～9克。

➢ 本草成分
陳皮含有橙皮苷、川陳素、揮發油、B族維生素等成分，有促進消化、排除腸管內積氣、增加食慾等作用。陳皮研成粉末，所含橙皮苷和類胡蘿蔔素可抑制幽門螺桿菌，果膠多醣可附著在胃黏膜，起到保護作用。

止痛用法

陳皮6克，菊花、綠茶各3克，紅糖適量。陳皮洗淨切碎，與菊花、綠茶同放入大杯中，用開水沖泡，加蓋悶5分鐘，調入紅糖即成。有行氣消脹、和中開胃之效。

陳皮10克，桑白皮15克，白糖適量。將桑白皮、陳皮洗淨，加水適量，武火煮沸，改文火煎30分鐘，取汁調入白糖即成。早晚分服。主治急性胃炎。

鴨子半隻，洗淨切塊，焯水之後備用。薑、蒜、米酒、醬油、白糖、鹽各適量。陳皮半塊，泡軟切絲。用武火爆炒薑、蒜，再放入鴨肉塊、陳皮、米酒，依次加入醬油、白糖和鹽。將鴨肉塊等一起放入砂鍋內，加水適量，燉熟即可。

功效延伸

行氣消脹，和中開胃 用於肺氣壅滯、胸膈痞滿及脾胃氣滯、脘腹脹滿等症。胡蘿蔔150克，陳皮10克，瘦豬肉100克，黃酒、鹽、蔥、薑、蒜各適量。胡蘿蔔切絲，豬肉切絲後加鹽、黃酒拌勻，陳皮泡軟切絲，將胡蘿蔔絲、肉絲、陳皮放入鍋中翻炒，加入蔥、薑、蒜等炒熟，加鹽調味即可。可寬胸理氣。

傳世名方

【主治】醉酒後昏悶煩滿。
【配方】陳皮六十克。
【制法】陳皮洗淨，焙乾為末。
【用法】用茶沖服。
——出自《經驗後方》

健胃止嘔 用於脾虛飲食減少、消化不良，以及噁心嘔吐等症。陳皮、竹茹各12克，大棗5枚，生薑9克，甘草6克，人參3克。水煎服，每日1劑。

清熱化痰 豬瘦肉200克，陳皮、熟杏仁各10克，百合30克，鹽、醬油、薑、蔥各適量。陳皮、百合洗淨，豬瘦肉切絲。將肉絲、陳皮、百合與熟杏仁放入鍋內，加適量水、薑、蔥，用文火煮至肉爛，加入鹽、醬油調味即可。

治療慢性支氣管炎 鮮陳皮30克，洗淨，水煎取汁。藥汁中再加適量水，用武火煮沸後轉用文火煨煮成稠飲即成。早晚分服。

治療便秘、痢疾 陳皮與蘿蔔同煮食，可治療便秘。陳皮與蘋果皮、生薑用清水煎煮，可治濕濁中阻所致的痢疾。

鑒別用藥

橘核、橘絡、橘葉

橘核為橘的種子，性平味苦，可理氣散結，止痛，適用於疝氣疼痛、睾丸腫痛及乳房結塊等。橘絡為橘的中果皮及內果皮之間的纖維素群，性平味甘苦，可行氣通絡，化痰止咳，適用於痰滯經絡所致的胸痛、咳嗽、痰多。橘葉為橘樹的葉，性平味辛苦，可疏肝行氣，散結消腫。適用於脅肋作痛、乳房結塊等。

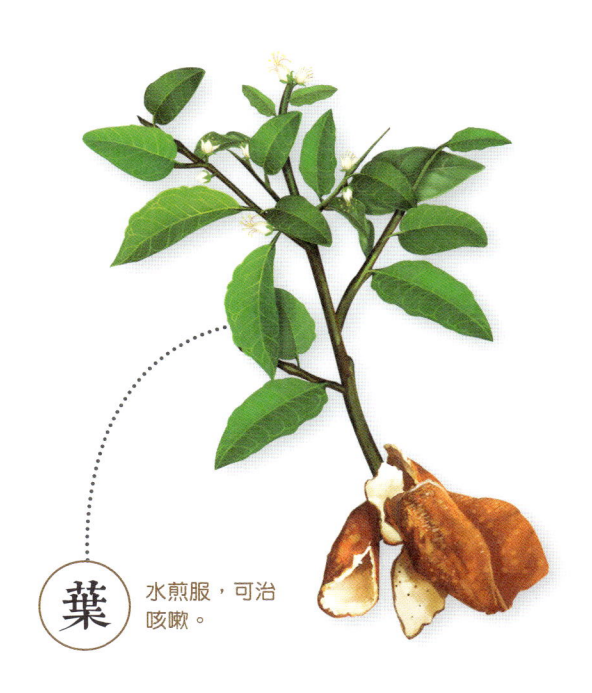

葉 水煎服，可治咳嗽。

家庭簡單用法

泡茶	脂肪肝：陳皮、荷葉各6克，薏苡仁粉20克，山楂10克。先將陳皮、山楂一同研為細末，與薏苡仁粉、荷葉泡茶即可。
水煎	傷寒嘔吐，手足逆冷：陳皮120克，生薑30克。加水2000毫升，煎煮至1000毫升，小口慢慢飲服。
水煎	高脂血症：陳皮15克，鮮山楂30克，紅糖20克。將鮮山楂揀雜，洗淨，切碎；陳皮洗淨，切碎。同放入紗布袋中，紮口，加足量水，中火煎煮40分鐘，取出藥袋，調入紅糖，拌和均勻即成。早晚分服。
	高脂血症：陳皮15克，鮮山楂30克，紅糖20克。將鮮山楂揀雜，洗淨，切碎；陳皮洗淨，切碎。同放入紗布袋中，紮口，加足量水，中火煎煮40分鐘，取出藥袋，調入紅糖，拌和均勻即成。早晚分服。
煮粥	益氣養顏：陳皮6克，黃耆30克，粳米50克，紅糖適量。將黃耆洗淨切片，放入鍋中，加水適量，煎煮取汁。將粳米洗淨，與陳皮、紅糖放入鍋中，倒入黃耆汁，加適量水，煮至米爛熟即可。

佛手

和胃疏肝潤肺

佛手具有疏肝解鬱、和胃止痛、理氣和中、燥濕化痰的功效。可以用於治療肝鬱氣滯引起的胸脅脹痛；脾胃氣滯引起的脘腹脹痛、嘔逆少食等。

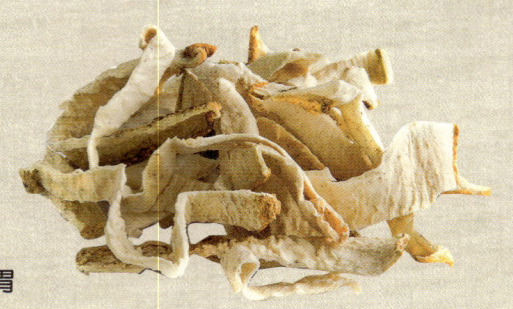

性	溫	歸經	肝、脾、肺、胃
味	辛、苦	毒性	無

使用禁忌

一般禁忌：陰虛有火、無氣滯症狀者慎服。

▶別名

九爪木、五指橘、佛手柑等。

▶道地藥材

主產於廣東、福建、雲南、浙江、四川等地。

▶挑選儲存

以片狀均勻、平整、不破碎、肉白、香味濃者為佳。置於陰涼、乾燥處，防黴、防蛀。

▶用法用量

煎服：3～9克，使用鮮品或乾製後使用皆可。

▶本草成分

佛手主要含有香豆素類、黃酮類、三萜類、揮發油等成分，有解痙攣、抑制中樞、增加冠狀動脈血流量、抗心律失常、降血壓、抗過敏、抗炎、抗病毒等作用。臨床證明，佛手能明顯緩解老年人氣管炎、哮喘病，對一般人消化不良、胸腹脹悶也有顯著療效。

止痛用法

佛手與粳米煮粥食，能疏肝、行氣、和胃，可作為肝失疏泄所致的疝氣患者的食療方。佛手、香附煎汁，與米酒配飲，可用於治療肝氣犯胃引起的胃痛。

佛手、麥芽各30克，山藥、白扁豆各50克，粳米、白糖各適量。同煮粥，熟時加入白糖調味即可。適用於肝病消化不良、食慾不振、胃脹、腹瀉等症。

佛手8～10克，陳皮、甘草各8克，小茴香、枳殼各12克，烏藥10～12克，厚樸8～12克。所有藥材加水，煎成300毫升，每日分2次，趁溫服用。主治肝胃不和型胃痛。

功效延伸

理氣化痰、潤肺止咳 用於理氣化痰、潤肺止咳，可製作佛手蜜。佛手100克，蜂蜜250克，白酒10毫升，共浸7天即可，每次2湯匙，含服，或沸水沖服。適用於慢性氣管炎、咽喉炎、肺氣腫、肺心病、慢性胃炎等。

行氣止痛 佛手20克，韭菜200克，料酒、鹽各適量。韭菜切段，佛手切片，加料酒同炒，熟時加鹽調味即可。適用於關節脫位復位中期，關節仍腫脹，活動不便者。

傳世名方

【主治】婦女白帶。
【配方】佛手十五至三十克，豬小腸一尺。
【製法】水煎。
【用法】服之。
——出自《閩南民間草藥》

治療鬱結型神經衰弱 肝氣鬱結型神經衰弱者，可在平時製作佛香梨，當零食吃。取佛手、香附各20克混合打粉，鴨梨挖孔後放入粉，蒸10分鐘即可。

治療支氣管炎 佛手30克，丹參、杏仁、神曲各15克，麻黃5克，五味子、細辛、炙甘草各3克。水煎服，時時飲之。

治療中暑、食慾不振 佛手15克，陳皮6克，大棗10枚。用沸水沖泡，每日當茶飲。此茶可用來消暑，具有理氣、健胃、抗抑鬱的功效。

治療氣滯型便秘 《本草綱目》記載佛手「煮酒飲，治痰氣咳嗽。煎湯，治心下氣痛」。可將30克佛手浸泡於1000毫升白酒中，適量飲用。或取佛手10克，泡茶喝，可治療氣滯型便秘。

治療痰濕型咳嗽 鮮佛手10克，生薑6克。用水煎煮後去渣，加白糖趁溫飲服，每日1次。

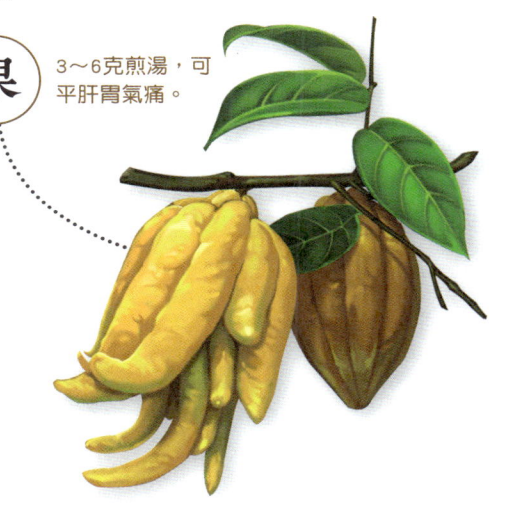

果 3～6克煎湯，可平肝胃氣痛。

聽故事記中藥

從前，有位母親年老久病，終日胸腹脹悶不舒，兒子四處求醫無果。一夜，他夢見一位仙女給他一個果子，母親一聞果子病就好了。醒來後他下決心尋找那種果子。他翻山越嶺爬上金華山山頂的山門，看到金花遍地，金果滿枝。夢中那位仙女飄然出現，並為他孝心所感，贈他天橘一隻。兒子回來後，將天橘給母親服用，很快，母親胸腹脹悶的症狀就消失了。他們以為這位仙女就是救世觀音，天橘像觀音的玉手，因此便稱為佛手。

家庭簡單用法

泡茶	甲狀腺功能亢進症：佛手、竹茹、茯苓各5克，山楂1枚。開水沖泡，蓋上蓋子悶30分鐘，當茶飲用，可重複沖泡。
	肝氣鬱結型老年神經官能症：佛手10克，切薄片，曬乾。放入杯中，用開水沖泡，加蓋悶10分鐘。代茶飲，可沖泡3～5次。
	胃熱熾盛之急性胃炎：佛手花、代代花各5克，金銀花10克。放入杯中，加開水沖泡，加蓋悶10分鐘。代茶飲。
水煎	嘔吐：佛手、生薑各10克，白糖適量。加水適量煎煮，去渣，取汁，加入白糖調味，頻頻飲服。
	氣虛血瘀型冠心病：佛手、山楂各10克。水煎，去渣，取汁，頻頻飲服。
	月經不調（氣滯血瘀型）：佛手、川芎、香附各15克。水煎服，時時飲之。
燉湯	理氣扶正：豬排骨300克，佛手30克，杏仁20克，薑、蔥、料酒、鹽各適量。豬排骨洗淨切塊，沸水汆燙去血水。佛手洗淨切塊。杏仁用溫水泡軟備用。鍋內加水適量，將處理好的豬排骨、杏仁入鍋，加生薑、蔥、料酒，武火煮開後再改用文火慢煮。1小時後放入佛手，煮熟後用鹽調味即可。

砂仁 健脾胃消積食

砂仁具有化濕開胃、溫脾止瀉、理氣安胎等功效。適用於濕阻中焦、脘腹脹痛、脾胃虛寒、嘔吐泄瀉、妊娠惡阻、胎動不安等症。

性	溫	歸經	脾、胃
味	辛	毒性	無

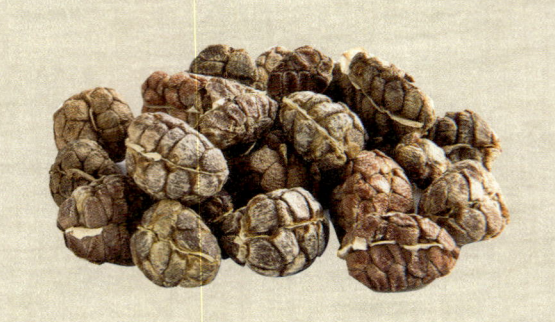

使用禁忌

一般禁忌：陰虛血燥、火熱內熾者慎服。

▶別名
縮砂蜜、縮砂仁、陽春砂、春砂仁、蜜砂仁。

▶道地藥材
主產於福建、廣東、廣西、雲南等地。

▶挑選儲存
以個大、堅實、仁飽滿、氣香濃者為佳。宜置陰涼乾燥處，忌日曬，防止散粒、走失香氣及走油。炮製品貯於密閉容器內。

▶用法用量
煎服：3～6克，入湯劑宜後下。

▶本草成分
砂仁含揮發油，油中的主要成分為龍腦、右旋樟腦、乙酸龍腦醋、芳樟醇、橙花叔醇等，能溫暖脾腎，下氣止痛，寬胸脯，疏氣滯，化宿食，除嘔逆，並治虛勞冷瀉。

傳世名方
【主治】一切食毒。
【配方】砂仁適量。
【制法】研末。
【用法】每次三至六克，水送服。
——出自《事林廣記》

止痛用法

砂仁神曲蜜茶可有效緩解胃痛，主治肝胃不和型胃痛。取砂仁5克，神曲7.5克，雞蛋殼5個。將雞蛋殼炒黃，與神曲、砂仁同碾成粉，蜂蜜拌勻，溫水沖服即可。

砂仁2克，陳皮3克，雞內金6克，粳米50克。雞內金、陳皮、砂仁研末。粳米淘淨，煮粥，粥成後撒入藥末即成。可消積和胃。

功效延伸

治脾胃虛寒吐瀉 砂仁能溫中暖胃以達止嘔止瀉之功，但其重在溫脾。生薑汁20克，砂仁4克。將砂仁加水煎煮4分鐘，取汁，調入生薑汁即成。每日服1劑，分數次食用。可醒脾、通滯氣、散寒飲、溫肝腎，適用於急性胃炎。也可單用研末吞服，或與乾薑、附子等藥同用。

治小兒疳積、噁心嘔吐、消化不良 砂仁3克，雞內金、陳皮各5克，粳米50克，白糖適量。將以上中藥研成細末。粳米煮成粥，至粥熟爛，加入藥末和白糖。每日1劑，連用7～10日。

治慢性膽囊炎 砂仁、黃連、木香各6克，柴胡、枳實、白芥子、大黃各10克，虎杖12克，金銀花、白芍各15克，吳茱

荵、甘遂、京大戟各3克。水煎，去渣，溫服，每日1劑。

治胃下垂 沉香曲5克，砂仁2克，共研細末，裝入綿紙袋中，放入杯中，用沸水沖泡，加蓋悶10分鐘即成。代茶頻飲，一般可沖泡3～5次。可疏肝和胃。適用於氣滯型胃下垂症。

溫中和胃 砂仁、乾薑各6克，肉桂、陳皮各3克，豬肚1個，胡椒4克，料酒、鹽各適量。將藥材包入紗布中，豬肚洗淨，與藥包一同放入鍋中，加入料酒燉煮，煮至豬肚熟爛，取出藥包，加入鹽調味即可。食豬肚飲湯，有溫中和胃之效。

殼 燒灰存性，研末，用水調服，可治咽喉疼痛；煆研擦患處，可治口唇生瘡。

📖 聽故事記中藥

從前，廣東陽春縣發生了一次牛瘟，全縣耕牛幾乎全部病死。唯有蟠龍金花坑一帶的耕牛無事且頭頭強健力壯。其他地方的老農們感到十分驚奇，一同到金花坑，看見那裡漫山遍野生長著一種草，便將其連根拔起，摘下幾粒果實，放口中嚼之，一股帶有香、甜、酸、苦、辣的氣味沖入了脾胃，十分舒暢。大家覺得這種草既然可防治牛瘟，或許也能治人病。於是採挖了這種草帶回村中，一些因受了風寒引起胃脘脹痛、不思飲食、連連呃逆的人吃了後，效果較好。後來人們又將這種草移植到房前屋後，進行栽培，久而久之便成為一味常用的中藥—砂仁。

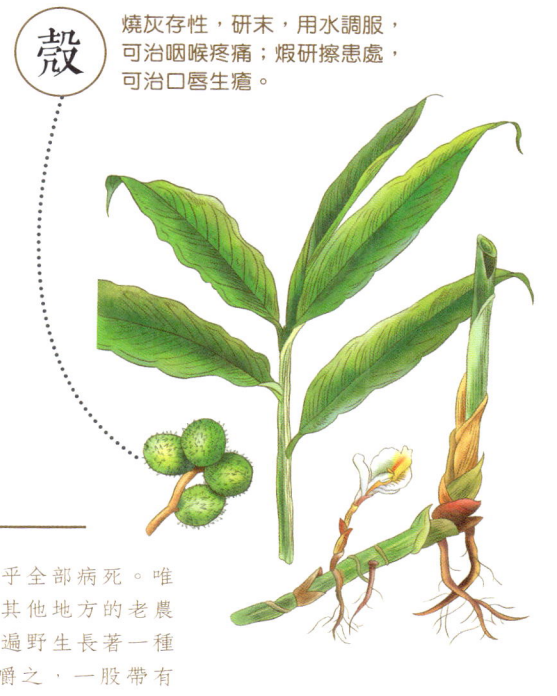

家庭簡單用法

生嚼	牙齒疼痛：砂仁適量，常嚼。
沖服	痰氣膈脹：砂仁適量，搗碎，以白蘿蔔汁浸透，焙乾、研末。每次3～6克，飯後半小時用開水送服。
泡茶	妊娠合併腹痛：砂仁2克，玫瑰花、合歡花各5克。合歡花文火烘乾備用。砂仁打碎。將玫瑰花、合歡花、砂仁一同放入有蓋杯中，用沸水沖泡，加蓋悶3分鐘。代茶頻飲。具有疏肝理氣、和胃消食的功效。
泡酒	月經不調：砂仁、佛手、山楂各30克，米酒500毫升。砂仁、佛手、山楂共浸入米酒中，7日後可服用。每日早、晚各1次，每次15毫升。適用於氣鬱月經後期，伴經期延後、量少色暗有塊、乳房脹悶不舒等。
	消食和中，下氣止心腹痛：砂仁炒熟、研末，裝於袋中浸酒，酒煮溫飲服。
燉湯	寒性腹痛、虛性腹痛：鯽魚1條，砂仁、陳皮、蓽撥各10克，大蒜、胡椒、辣椒、蔥、鹽各適量。鯽魚處理洗淨，腹內裝入中藥和調料。油鍋燒熱，將鯽魚入油中煎3分鐘，加入醬油和水適量，燉熟即成。棄藥，吃魚肉喝湯。

木香

和胃行氣止痛

木香辛行苦泄溫通，芳香氣烈而味厚，能醒脾開胃，善通行脾胃之滯氣，既是行氣止痛之要藥，又為健脾消食的佳品。不僅能治脾胃氣滯、脘腹脹痛、食少便溏，也可治脾虛食少，兼食積氣滯，可配砂仁、枳實、白朮等同用。

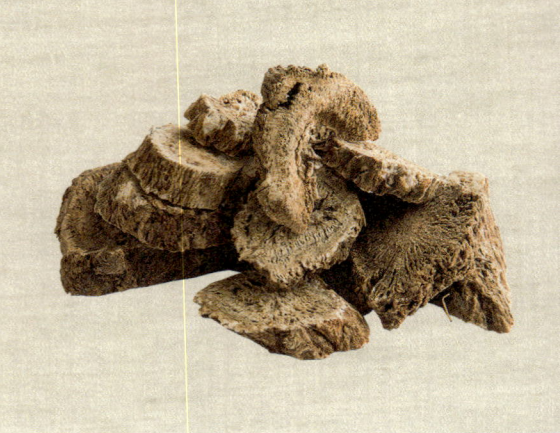

性	溫	歸經	肺、肝、脾
味	辛、苦	毒性	無

使用禁忌

一般禁忌：陰虛津液不足者慎服。

▶別名

蜜香、五香、五木香、雲木香、川木香。

▶道地藥材

主產於雲南的為雲木香，主產於四川的為川木香。

▶挑選儲存

雲木香以色黃白，質堅實，香濃者為佳；川木香以枝條粗大，堅實，香濃者為佳。置陰涼乾燥處、防潮，炮製品貯於乾燥容器內。

▶用法用量

煎服：1.5～4.5克。

外用：研末調敷或磨汁塗。生用行氣力強，煨用行氣力緩而實腸止瀉，可用於泄瀉腹痛。

止痛用法

木香善通行脾胃之滯氣，為行氣止痛之要藥。木香6克，麥冬、烏梅各10克。將3味藥洗淨，共入砂鍋，加適量水，用中火煮沸15分鐘，用乾淨紗布過濾，棄渣取汁即成。每日1次，熱服，連服6日為1個療程。可養胃生津、行氣止痛，主治胃酸缺乏的萎縮性胃炎。

此外，木香氣味芳香，能醒脾開胃，在補益方劑中用，能減輕補益藥滋膩礙胃和滯氣之弊，有助於消化吸收。

功效延伸

健脾養胃，養心安神 人參、木香各6克，白朮、茯神、黃耆、龍眼肉、酸棗仁各15克，炙甘草3克，生薑5克，大棗2枚。上述諸藥同入砂鍋，加水500毫升，武火煮沸後改文火，取汁200毫升，二煎加水300毫升，取汁200毫升，2次藥汁混合。上下午分服，每日1劑，趁熱溫服。主治思慮過度、勞傷心脾所致的健忘、怔忡、倦怠乏力、食慾缺乏、面色少華等病症。

瀉痢裡急後重 木香善行大腸之滯氣，為治濕熱瀉痢裡急後重之要藥，常與黃連配伍。

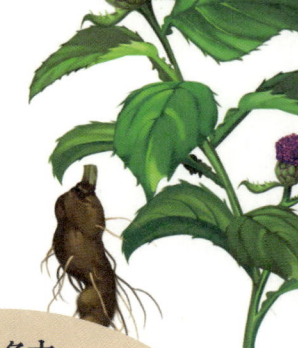

傳世名方

【主治】腸胃虛弱，冷熱不調。
【配方】黃連六百克，木香一百五十克。
【制法】上細為末，醋糊為丸，如梧桐子大。
【用法】每服二十丸，濃煎米飲下，空腹，日三服。
——出自《本草匯言》

小茴香　散寒止痛和脾胃

小茴香味辛，性溫。辛散而溫通，具有理氣和胃的功效，可以用於治療寒傷脾胃引起的胃脘寒痛、得熱則緩、受寒則重，腎陽不足引起的遺尿、腰膝酸軟等，並有暖肝溫腎、散寒理氣、止痛的作用，能消除疝氣疼痛和少腹寒痛、腰痛。

性	溫	歸經	腎、膀胱、胃
味	辛	毒性	無

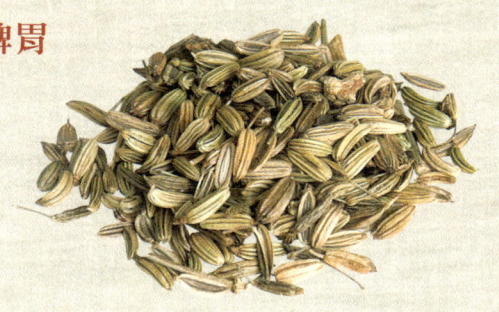

使用禁忌

一般禁忌：熱證及陰虛火旺者忌用。

服用禁忌：不宜短期內多服，每日食用不宜超過10克，否則有損視力。

▶別名
懷香、穀香、茴香。

▶道地藥材
主產於內蒙古、山西、黑龍江等地。

▶挑選儲存
以粒大而長，質地飽滿，色澤黃綠，無雜質為佳。宜置陰涼乾燥處。

▶用法用量
煎服：3～9克。
外用：研末調服或炒熱溫熨。

止痛用法

小茴香善理脾胃之氣，有開胃、止嘔的作用，用於胃寒氣滯之胃脹痛，可與高良薑、香附、烏藥等同用。用於脾胃虛寒的胃脹痛、嘔吐食少，可與白朮、陳皮、生薑等同用。

　　治療肝胃不和型胃痛，可用小茴香、石菖蒲、枳殼各12克，烏藥10克，佛手9克，川厚樸11克，陳皮、甘草各8克。加水煎2次，合併藥液，每日分2次，趁溫服用。

功效延伸

治療小腹冷痛、痛經　小茴香常與烏藥、青皮、高良薑等配伍，用於小腹和陰部牽引痛，也可將小茴香炒熱，用布包裹放於腹部。用於肝經受寒之小腹冷痛和痛經。可與當歸、川芎、肉桂等同用。

開胃消食　粳米50克，小茴香適量。小茴香煎水，去渣取汁，放入粳米，煮成粥，食用。可開胃消食。

治療疝氣腹痛　小茴香10～15克，炒焦，研成細粉，分3次用開水沖服即可。

葉　搗汁和酒服，可理小腸氣。

傳世名方

【主治】疝氣，小腹冷痛、脹滿。
【配方】小茴香十六克，胡椒十克。
【制法】研末，酒糊為丸。
【用法】每次服三至六克，溫酒送下。
——出自《三因方》

117味中藥對症速查

助消化

山楂

消食化積益脾胃

山楂有消食健胃、行氣散瘀等功效，適用於食積不化、泄瀉、痢疾、小兒疳積，血瘀經閉、痛經及產後瘀滯腹痛、惡露不盡，胸痹心痛、胸痛短氣、心悸怔忡等。

| 性 | 微溫 | 歸經 | 脾、胃、肝 |
| 味 | 甘、酸 | 毒性 | 無 |

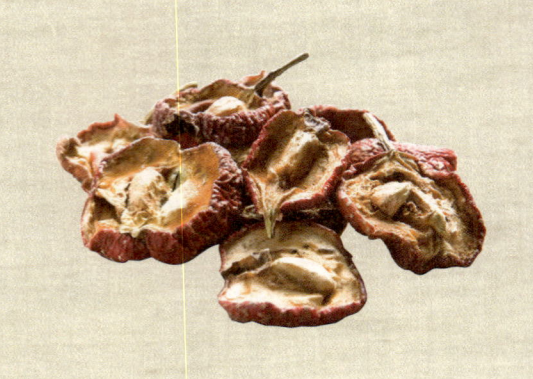

使用禁忌

一般禁忌：山楂能加強子宮平滑肌的收縮，孕婦慎用；山楂多食耗氣，體虛者少吃；胃酸過多者慎用。

病症禁忌：消化性潰瘍、齲齒、氣虛便溏、脾虛無積滯者忌用。

食用禁忌：山楂忌用鐵鍋熬煮；吃人參時不宜吃山楂；大蒜與山楂不宜同食。

▶別名
酸棗、棠梨子、山里紅果。

▶道地藥材
主要產於山東、河南、山西、河北、遼寧等地。

▶挑選儲存
以個圓、色潤、無蟲蛀者為佳。宜置乾燥陰涼處貯存。

▶用法用量
煎服：6～12克，大劑量可用至30克。山楂生用散瘀，炒用消食，炒炭用治瀉痢和血積。

▶本草成分
山楂含多種有機酸以及黃酮類、解脂酶成分，具有促進消化、擴張冠狀動脈、降血壓、抗動脈粥樣硬化、抗心律失常、降血脂、增強免疫等作用。

助消化用法

山楂是消食開胃的能手，食慾不佳或是食積胃脹，都可以嚼食幾個山楂，或吃山楂片、山楂糕都很有效果。

山楂加糯米製成山楂粥，能開胃消食、化滯消積、活血化瘀、收斂止痢，適於食積腹脹、消化不良、腹痛泄瀉患者食用。

山楂、甘草各100克，曬乾研成細末。每次服2克，每日早、晚飯後各服1次。此法可消食、開胃、健脾，主治消化性潰瘍。

功效延伸

行氣散瘀，止痛 用於痛經、瘀滯胸脅痛、產後瘀阻疼痛、瀉痢腹痛。山楂能除瘀血而不傷新血，民間常用山楂切片煮汁，加一些紅糖給產婦吃，用於治療產後惡露不盡，伴有小腹疼痛。用紅糖煮山楂，還可以治療血瘀實證的閉經、痛經、行經不暢。

活血調經 山楂30克，青皮10克，分別洗淨、切碎，同放入砂鍋，加適量水，濃煎40分鐘，用潔淨紗布過濾，取汁待用。鍋內留汁加入紅糖30克拌勻，繼續熅煮至沸即成。早晚分服，可行氣、活血、調經，主治氣血瘀滯型月經不調。

減肥瘦身 山楂與荷葉搭配泡茶喝，減肥瘦身效果顯著。山楂與白菊花同泡服，能擴張冠狀動脈，改善心臟功能。加少量枸杞子，補益肝腎效果更佳。

平肝降壓，潤腸通便 決明子15克，打粗顆粒，與菊花10克、山楂片15克同水煎。當飲料飲用，可酌加白糖。適用於冠心病兼有高血壓患者，對大便秘結者效佳。

鑑別用藥

生山楂、焦山楂

生山楂就是指山楂，有消積開胃、活血散瘀、防暑、降壓等藥用價值。但生山楂中所含的鞣酸與胃酸結合容易形成胃石，很難消化。因此，應儘量少吃生山楂，尤其是胃腸功能弱的人。醫生建議，最好將山楂煮熟後再吃。

焦山楂是山楂的製品，主治秋季腹瀉。取淨山楂，置炒製容器內，用中火加熱，炒至外表焦褐色，內部焦黃色，取出放涼即得。這種焦山楂，除了有消食導滯的作用，還善於治療伴有積食的瀉利，這也就是很多兒科專家在治療孩子食積伴瀉利時，多選用焦山楂的原因。

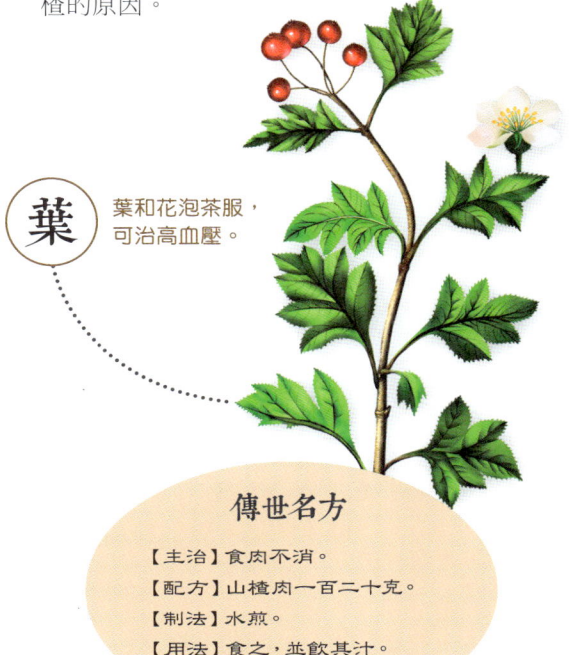

葉和花泡茶服，可治高血壓。

傳世名方

【主治】食肉不消。
【配方】山楂肉一百二十克。
【制法】水煎。
【用法】食之，並飲其汁。
——出自《簡便單方》

家庭簡單用法

水煎	食慾不振、月經不調：焦山楂10克，紅茶3克，紅糖適量。同入砂鍋，水煎取汁。分3次飯前代茶飲，每日1劑，連服3～4天。可加生薑1～2片同用。可消食和中。
	急性胃炎：焦山楂15克，白朮、竹茹各10克，佩蘭6克。同入鍋中，煎煮30分鐘，去渣取汁即成。每日1劑，分2次服。可健脾和胃、止嘔。
	單純性肥胖症：山楂、決明子、麥芽各30克，茶葉5克、荷葉6克。前3味洗淨，置於鍋內，加水煎30分鐘，再加入茶葉、荷葉，煮10分鐘，倒出藥汁備用。復加水煎取汁液，將2次汁液混勻即成。代茶頻飲。可減肥降脂，化瘀平肝。
隔水蒸	脂肪肝：山楂100克，桃仁10克，蜂蜜250克。將山楂洗淨後用刀拍碎，桃仁洗淨後研細。將山楂、桃仁一同放入鍋中，加入適量水浸泡半小時，煎取藥汁，再加等量的水煎取1次，2次藥汁合併後裝入瓶中，兌入蜂蜜拌勻，蓋上蓋子，隔水蒸1小時，冷卻即可。
煮粥	補血養顏：山楂30克，大棗10枚，粳米適量。大棗掰開，與山楂、粳米放入鍋中，加適量水同煮，至米熟即可。

白朮

健脾胃助消化

白朮有益胃健脾、補氣、燥濕利水、止汗、安胎的功效，可用於脾虛食少、腹脹泄瀉、痰飲眩悸、水腫、自汗、胎動不安等。

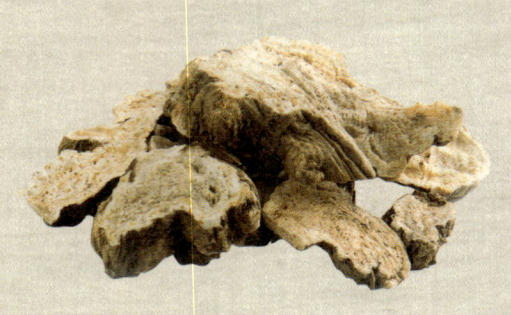

性	溫	歸經	脾、胃
味	甘、苦	毒性	無

使用禁忌

一般禁忌：陰虛內熱或津液不足者不宜用。
病症禁忌：氣滯脹悶者忌服。
服用禁忌：白朮不得與寒性食物同用，也不可與過於燥熱的食物同食。

▶別名
朮、於朮、冬朮、冬白朮、雲燭、山精、山連、平朮等。

▶道地藥材
主產於浙江、安徽。

▶挑選儲存
以個大、肥壯而分支少、質堅實不空泡、斷面黃白色、香氣濃者為佳。不宜久存，儲存時需保持乾燥。

▶用法用量
煎服：6～12克。炒用可增強補氣健脾止瀉的作用。

▶本草成分
白朮含有揮發油、維生素A和豐富的微量元素，有雙向調節腸胃功能、提高機體免疫力、促進造血功能、降血糖、抗腫瘤等作用。

助消化用法

豬肚半隻，洗淨切塊，備用。白朮20克，生薑片10克，放入砂鍋煎取藥汁，去渣取汁後加豬肚、粳米100克一同煮粥，粥稠後調入鹽即成。早晚分食。可補益脾胃，增強免疫力。主治由脾胃虛弱引起的不欲飲食，倦怠乏力。

將白朮100克浸泡在1000毫升溫水中2小時，取汁，用其汁浸泡500克白粱米，待其吸進白朮汁後，用文火炒到外焦裡黃，放涼，研成細粉，每次服20克，每日4次。

功效延伸

健脾益氣、燥濕利水 用於脾胃虛弱所致的面色少華、體倦乏力、食少便溏、久瀉久痢等病症。白朮烘乾研末，開水沖服，每次10克，每日2～3次，一般用藥3日可明顯改善症狀。

祛寒除濕 白朮15克，乾薑6克，八角2粒，花椒1小勺同裝在紗布包裡，與粳米60克一起煮粥，可祛寒除濕，且不傷胃。主治腹瀉。也可用炒白朮、炒白芍各6克，防風3克，炒陳皮4.5克，用水煎服。

治療脂肪肝 如有大便乾結、頭暈耳鳴、兩顴紅赤、心煩少眠、潮熱盜汗、腰膝酸軟

傳世名方

【主治】濕瀉暑瀉。
【配方】白朮、車前子等份。
【制法】炒為末。
【用法】白湯（白開水）下十至十五克。
——出自《本草匯言》

等症狀，可用炒枳實15克，炒白朮30克，生地黃30～40克，按此比例加大劑量，研成粗粉，每次取藥50～60克，用紗布包好，放在保溫瓶中，用沸水適量沖泡，蓋好蓋悶15分鐘即可。當茶飲用。此方也可用於治療脂肪肝伴大便秘結、腹脹、不思飲食。

增強免疫力 將白朮研磨成粉，用白開水送服，每天3～15克，可增強免疫力。

治療老人自汗、氣短、頭暈 可用白朮20克，參鬚10克，浮小麥15克。煎水服用，每日1劑。

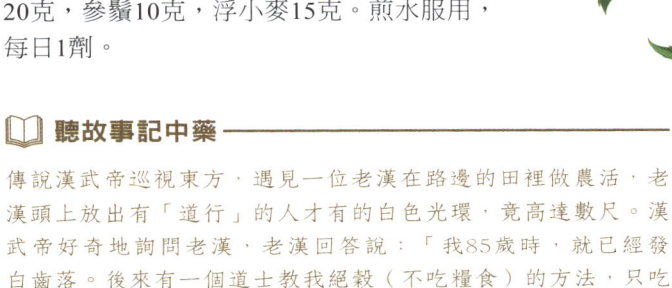

苗葉（朮苗），冬季採取，煎湯代茶飲，可止汗。

聽故事記中藥

傳說漢武帝巡視東方，遇見一位老漢在路邊的田裡做農活，老漢頭上放出有「道行」的人才有的白色光環，竟高達數尺。漢武帝好奇地詢問老漢，老漢回答說：「我85歲時，就已經發白齒落。後來有一個道士教我絕穀（不吃糧食）的方法，只吃白朮飲水。沒有多少日子我就返老還童，長出烏黑的頭髮，生出新的牙齒，能日行三百里，如今我已經180歲。」漢武帝聽後，感謝老漢傳授了長壽秘方，連忙賜他玉帛等物品。

家庭簡單用法

沖服	妊娠劇吐及妊娠水腫：白朮、白茯苓各100克，豬苓、木瓜各150克，共研為末。每服10克，食前溫開水送服，每日3次。可利水消腫，主治妊娠期後兩腳腫甚。
	便秘：將白朮烘乾研末，用開水沖服，每次10克，每日2～3次，一般用藥3日可明顯改善症狀。
泡酒	中老年人脾胃素虛、女性習慣性流產或先兆性流產：白朮60克，黃酒適量。白朮焙乾，研細末，過篩，裝瓶備用。用時取白朮末放入裝有黃酒的器皿中，加熱至沸，3～5沸後，飲酒液。建議每次用白朮3～6克（保健宜用小量），黃酒50毫升，每日可飲1～2次。
水煎	便秘：白朮40克，生地黃30克，升麻3克，同入砂鍋，加水500毫升，浸泡半小時，武火煮沸後改文火煮20分鐘，取汁200毫升。二煎加水300毫升，取汁200毫升，2次藥汁混合。上、下午分服，每日1劑。一般服1～4劑，可補氣通便。
燉湯	小便不利：鱸魚1條，處理乾淨，切塊。白朮60克，橘皮10克，洗淨，與鱸魚一同放入鍋中，加適量水煮沸後轉文火煲2小時，加鹽、胡椒粉調味即成。當菜佐餐，隨意食用。

枳實 消積行氣止痛

枳實具有破氣消積、化痰除痞的功效。可以用於治療積滯內停、痞滿脹痛、大便秘結、瀉痢後重、胃下垂、子宮脫垂、脫肛等。

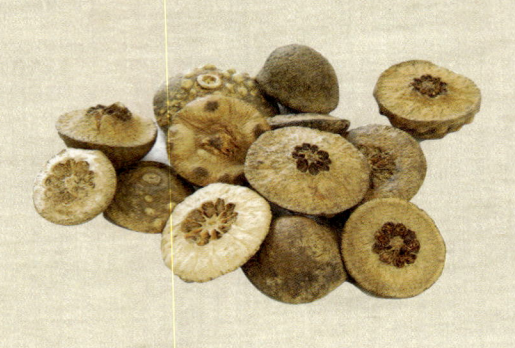

性	寒	歸經	脾、胃
味	苦	毒性	無

使用禁忌

一般禁忌：孕婦慎用，以免流產。
病症禁忌：枳實破氣，脾胃虛弱、體虛久病等需要補氣者慎用。

▶別名
鵝眼枳實。

▶道地藥材
主產於江蘇、浙江、廣東、貴州、四川、江西等地。

▶挑選儲存
以氣香、汁胞味微酸苦為佳。置陰涼乾燥處，防熱，防蛀。

▶用法用量
煎服：3～9克。
外用：適量，研末調塗；或炒熱熨。

▶本草成分
枳實含揮發油、黃酮苷、脂肪、蛋白質、碳水化合物、胡蘿蔔素、核黃素、鈣、磷、鐵等，有緩解小腸痙攣、抑制血栓形成、抗潰瘍、強心、升高血壓的作用。

助消化用法

枳實善破氣除脹、消積導滯，可治飲食積滯，常與山楂、麥芽、神曲等同用。若胃腸積滯，熱結便秘，腹滿脹痛，則與大黃、芒硝、厚樸等同用。

枳實、升麻各15克，兔肉250克，黃耆30克，蔥、生薑、料酒、鹽各適量。兔肉洗淨切塊。將枳實、升麻、黃耆裝入紗布袋中，放於鍋內，加水適量，煮沸後用文火煮20分鐘，去除藥渣。將兔肉放於鍋中，加蔥、生薑、料酒、鹽燜酥即可。可健胃益氣。

功效延伸

行氣化痰、破氣止痛 枳實能行氣化痰，破氣止痛。治痰阻胸中所致的滿悶、疼痛，多與薤白、桂枝、瓜蔞等同用。治痰熱結胸，可與黃連、瓜蔞、半夏同用。治療胸脅疼痛，可與川芎、桂枝配伍。用於產後瘀滯腹痛、煩躁，可與芍藥同用，或與當歸、益母草同用。

枳實10克，粳米50克。將枳實擇淨，放入鍋中，加水適量，浸泡5～10分鐘後，用水煎煮，取汁，加粳米煮成稀粥即可。可行氣消痰。

傳世名方

【主治】胸陽不振、胸中滿悶、胸痛徹背。
【配方】枳實、瓜蔞、厚樸各十二克，薤白九克，桂枝六克。
【制法】水煎，去渣，取汁。
【用法】分三次溫服。
——出自《金匱要略》

治療胃下垂、子宮脫垂、脫肛等 枳實用於胃下垂、子宮脫垂、脫肛等臟器下垂病症，可單用本品，或配伍補中益氣之品如黃耆、白朮等，以增強療效。

治療氣滯血瘀型胃炎 炒枳實10克，炒黨參12克，煨木香7克，蒲公英15克。研粗粉，每次取20克，用紗布包好，放入杯中，用沸水適量沖泡，當茶飲用，每日1～2劑。胃陰不足，舌紅無苔者忌用。

治療失眠、抑鬱 炙枳實、白芍、炙甘草、柴胡各9克。共研成細末，白開水調服。每天1劑，分3次服用。

治療青春痘 可用枳實大黃茶來治療青春痘。具體做法是，取枳實、黃芩、防風各6克，大黃、茯苓、連翹、赤芍、川芎各9克，白朮4克，山楂15克。將上述所有藥材一起入鍋，加水適量煎煮，每天分為早晚2次服用，連用10日為1個療程。

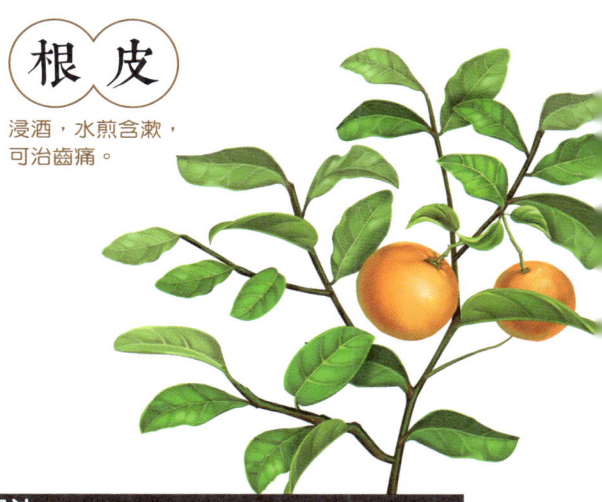

📖 聽故事記中藥

《紅樓夢》第五十一回：寶玉的丫環晴雯得了風寒，有些鼻塞聲重，懶得動彈。請來胡庸醫開了藥方，有紫蘇、桔梗、防風、荊芥，又有枳實、麻黃。賈寶玉自作聰明，認定胡庸醫給晴雯開的是「虎狼藥」。後又請王太醫重開一方，方上沒有枳實、麻黃等藥，倒有當歸、陳皮、白芍，分量也減了些。其實胡庸醫摸脈準確，用紫蘇、桔梗、防風、荊芥散發，用枳實、麻黃消滯，立方有據。王太醫的方子雖然受到寶玉肯定，但是用藥後晴雯依舊高熱、咳嗽，終於死在小傷寒的病根上。該投「虎狼藥」而不投，故而誤事，寶玉、王太醫是有責任的。

根皮
浸酒，水煎含漱，可治齒痛。

家庭簡單用法

沖服	大便乾結、形體消瘦、頭暈耳鳴：炒枳實15克，炒白朮30克，生地黃40克。研成粗粉，用紗布包好，放在保溫瓶中，用開水沖泡，代茶。 嘔吐：炒枳實30克，炒白朮60克，炒神曲50克。研粗粉，每次取20克，用紗布包好，放入杯中，用沸水適量沖泡，蓋上蓋子悶15分鐘，當茶飲用，每日1～2劑。
燉湯	順氣通便：枳實10克，白蘿蔔、蝦米、豬油、蔥、生薑、鹽各適量。用水煎煮枳實，取汁備用。將白蘿蔔切塊，用豬油煸炒，加蝦米，倒入適量藥液，煨至極爛，加蔥、生薑、鹽調味即可。 健脾補氣：枳實12克，牛肚250克，砂仁2克，鹽適量。牛肚洗淨，切條備用。鍋中加入適量水，放入砂仁、枳實和牛肚條後武火煮沸，然後轉文火繼續煮約2小時。食用時加入適量鹽調味即可。
蒸糕	順氣清熱：枳實10克，決明子5克，大黃2克，玉米麵400克，白糖適量。枳實、決明子、大黃共研為末，加入玉米麵中拌勻，再加白糖，用水和麵，做成蒸糕劑子，蒸熟即可。

麥芽　消食回乳疏肝

麥芽味甘，性微溫，長於健胃消食、回乳，可用於脾虛食少、消化不良、產婦斷乳、乳房脹痛等症。能消化停留在胃腸中的食物，特別是促進澱粉性食物的消化，適用於麵食積滯和小兒乳積引起的胸腹脹滿，同時還有行血和疏肝散滯的作用。

性	微溫	歸經	脾、胃、肝
味	甘	毒性	無

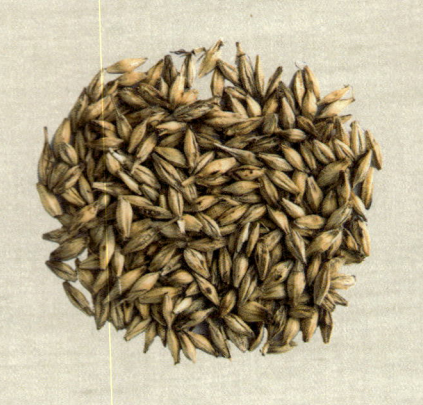

使用禁忌

一般禁忌：孕婦禁用；哺乳期女性慎用。

▶別名
麥櫱、大麥櫱、大麥芽、大麥毛、擴麥櫱、草大麥等。

▶道地藥材
中國大部分地區均有生產。

▶挑選儲存
以色淡黃、有胚芽者為佳。置乾燥陰涼處保存，不宜久貯，易老化。

▶用法用量
煎服：10～15克，大劑量30～120克。炒麥芽功偏消食健胃，生用多用於回乳消脹。

助消化用法

麥芽能消食健胃，主要用於米麵薯芋類積滯不化、腹滿泄瀉、噁心嘔吐、食慾不振等。麥芽30克，穀芽20克，神曲15克，同入鍋中，加水適量，武火煮沸，改用文火煎煮30分鐘，去渣，取汁即成。每日早晚分飲。可健脾開胃、消食和中，主治慢性胃炎。

麥芽10克，揀去雜質，洗淨，曬乾或烘乾，入鍋，文火炒至微黃，加適量水煮沸，加入調成稀黏液狀的藕粉50克，邊加入邊攪拌，成羹糊即可。早晚分服，亦可健脾消食。

功效延伸

回乳消脹　用於回乳、乳汁鬱積、乳房脹痛。炒麥芽60～90克，水煎代茶飲，每日1劑，連服7日左右。

疏肝解鬱　用於肝氣鬱滯或肝胃不和引起的脅痛、脘腹脹痛。麥芽50克，山楂、金橘葉各15克，水煎服，每次適量。每日1劑，10日為1個療程。可疏肝解鬱，主治乳腺增生。

莖杆
浸酒，水煎含漱，可治齒痛。

傳世名方

【主治】快膈進食。
【配方】麥芽一百二十克，神曲六十克，白术、陳皮各三十克。
【制法】共研為末，蒸餅丸如梧桐子大。
【用法】每人參湯下三十至五十丸。

——出自《本草綱目》

萊菔子

消食降氣化痰

萊菔子能消食除脹，降氣化痰，用於飲食停滯，脘腹脹痛，大便秘結，積滯瀉痢，痰壅喘咳，有「沖牆倒壁」之稱。臨床慣用於治療實證。對虛證用之，獲效亦佳。

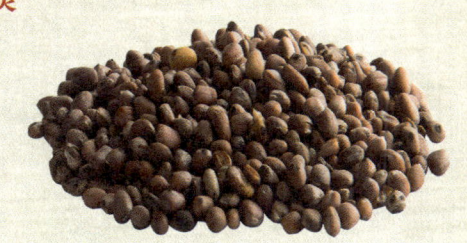

性	平	歸經	肺、胃
味	辛、甘	毒性	無

使用禁忌

一般禁忌：氣虛者慎服。
服用禁忌：不宜與人參一同食用。

▶別名
蘿蔔子、蘆菔子。

▶道地藥材
中國各地均產。

▶挑選儲存
以粒大、飽滿、堅實、色紅棕、無雜質者為佳。貯乾燥容器內密閉，置通風乾燥處，防蛀。

▶用法用量
煎服：一般用量4.5～9克。生用吐風痰，炒用消食下氣化痰。

助消化用法

萊菔子擅長消食化積、除脹行滯。常配伍山楂、神曲、半夏、陳皮等同用。小兒便秘，用炒萊菔子研極細末，每次取5～9克，加白糖適量沖泡後飲用，較小的嬰幼兒可減量拌奶粉或稀飯食用，發揮潤下通便的作用，易為小兒接受。

功效延伸

治腹瀉 萊菔子20克，雞內金、山楂、炒麥芽各10克，甘草5克。水煎當茶飲。

降氣化痰 炒萊菔子10克，粳米50克。萊菔子煎水，取汁，加粳米，煮為稀粥，每日2次，溫熱服食。主治咳嗽痰多兼消化不良。

治療支氣管哮喘
萊菔子15克，白芥子、紫蘇子、杏仁各10克。水煎30分鐘，去渣取汁即成。早晚分服。

降眼壓
萊菔子10克，胡蘿蔔適量。先將萊菔子裝入小紗布袋中，與切成碎末的胡蘿蔔同煮，待胡蘿蔔熟後，取出萊菔子，連湯食用。每日1次。

味辛苦，性平，鮮者不拘多少，搗汁服，可治婦女乳汁不通。

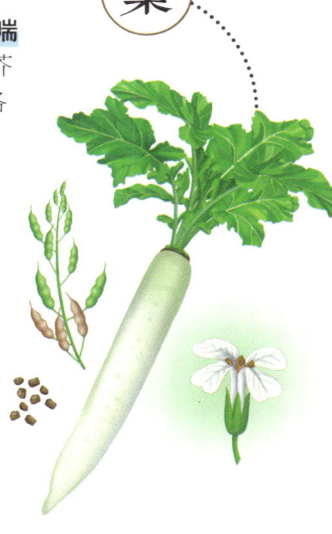

（葉）

傳世名方
【主治】痢疾有積，肛門重墜。
【配方】萊菔子、白芍各十五克，大黃三克，木香二克。
【製法】水煎。
【用法】服之。
——出自《方脈正宗》

便祕

蜂蜜 潤腸滋陰養顏

蜂蜜能潤腸通便，常用於體虛津虧所致的便祕，也可緩急止痛、潤肺止咳等。用於脾胃虛弱所致的倦怠食少、脘腹作痛，以及肺虛久咳、肺燥乾咳、咽乾等。

性	平	歸經	脾、肺、大腸
味	甘	毒性	無

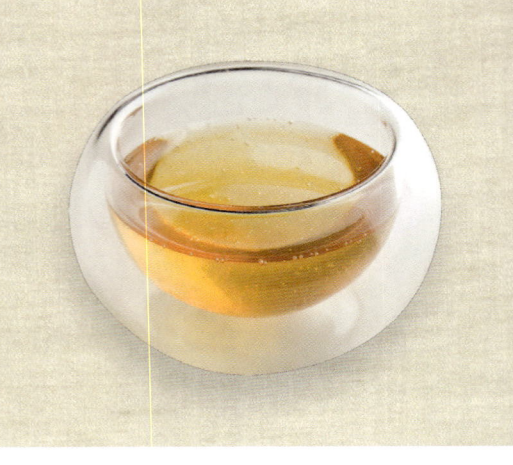

使用禁忌

一般禁忌：濕熱痰滯、胸悶不寬、便溏或泄瀉者忌服；糖尿病患者少服；1歲內兒童忌服。

服用禁忌：忌煮沸，忌用沸水沖泡，以免破壞其中的營養成分。

▶別名
石蜜、石飴、白沙蜜等。

▶道地藥材
中國大部分地區均產。

▶挑選儲存
以色澤白或黃，透明或凝固如脂，無雜質，甜味純正者為佳。宜置低溫避光處。

▶用法用量
沖調：一般早晚各服1次，每次15～30克。
外用：塗於燙傷部位。

傳世名方

【主治】癜疹瘙癢。
【配方】蜂窠適量。
【製法】好酒調下。
【用法】服之。
——出自《太平聖惠方》

通便用法

蜂蜜可潤燥通便，用於津傷所致的久咳、咽燥少痰、大便乾結難解等病症。蜂蜜60克，香油30克。用溫開水將蜂蜜和香油調和，溫服，早晚各1次。適宜大便祕結者食用。

蜂蜜55克，黑芝麻45克。將黑芝麻蒸熟搗如泥，攪入蜂蜜，用溫水沖化，每日2次。

功效延伸

養顏潤膚 用於手足皸裂等。豬油30克，煎湯待冷，加蜂蜜70克調勻，裝瓶待用。先將患處用熱水洗淨，然後敷上藥膏，每日2次。

滋陰潤肺 用於慢性咽炎等。鮮木瓜1個，削去外皮，切成薄片，加蜂蜜500克浸泡，裝瓶密封10日後用。每次嚼含化數片，每日3次。

解毒 服烏頭類藥物中毒者，大劑量服用蜂蜜，有一定解毒作用。蜂蜜對潰瘍、燒燙傷也有解毒生肌之效。

支氣管炎 蜂蜜20克，梨1個，貝母3克。將梨洗淨，去核，切塊，和貝母同放入碗中蒸1小時，加蜂蜜調和服用，喝湯吃梨。

黑芝麻 潤腸養肝補腎

黑芝麻含有多種人體必需氨基酸，在維生素E和維生素B1的作用下，能加速人體的代謝功能。黑芝麻還能有效預防貧血、活化腦細胞、消除血管膽固醇，有延年益壽的作用。

| 性 | 平 | 歸經 | 肝、腎 |
| 味 | 甘 | 毒性 | 無 |

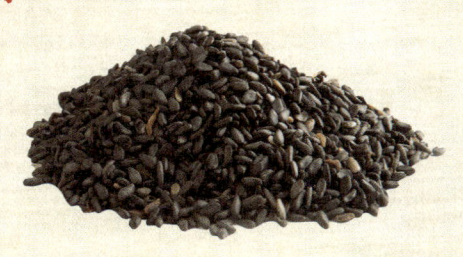

使用禁忌

一般禁忌：慢性腸炎、便溏腹瀉者，男子陽痿、遺精者禁用。

通便用法

黑芝麻6克炒出香味，研末。粳米30克煮成粥，將熟時加入黑芝麻末、蜂蜜適量即成。早晚餐食用。可補血潤腸，主治胃癌出血、便秘。

黃豆40克淘洗乾淨，用500毫升水浸泡1夜，然後研磨成漿，用多層潔淨紗布濾去豆渣。把豆漿燒至沸騰後，改文火煮20分鐘，加白糖30克、黑芝麻末15克，攪勻後即成。可滋補肝腎、潤燥滑腸。

功效延伸

補益肝腎 用於肝腎不足所致的頭暈目眩、鬚髮早白、失眠健忘等病症。桑葉800克，黑芝麻（炒）200克，研末，過篩，混勻，用水泛丸，乾燥即得。口服，每次6克，每日3次。可滋養肝腎。

補腎安胎 黑芝麻100克，文火炒熟，搗爛。蓮子、核桃仁各250克洗淨，一同入鍋，加水適量，武火燒開，改文火煮至熟爛，繼續煨至水將乾時，加入紅糖適量溶化後，放入黑芝麻末攪勻即成。當點心佐餐食用，主治習慣性流產、營養不良。

▶別名

黑脂麻、胡麻、油麻、烏芝麻。

▶道地藥材

主產於四川、山東、山西、河南等地。

▶挑選儲存

以籽粒大、飽滿、色黑者為佳。炒熟後，置於瓶中保存。

▶用法用量

內服：煎湯，9～15克。

外用：煎水洗浴或搗敷。

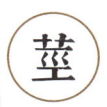

葉 味甘性寒，主五臟邪氣，風寒濕痹。

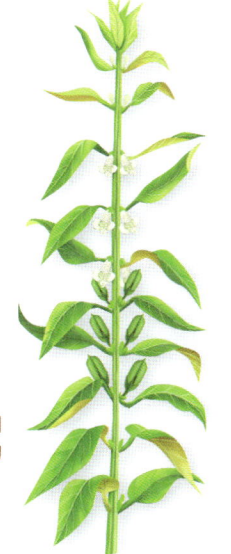

莖 麻秸燒灰，可加到點痣去惡肉的藥方中使用。

傳世名方

【主治】痔瘡風腫作痛。
【配方】黑芝麻適量。
【制法】煎湯。
【用法】洗患處。
——出自《本草綱目》

桑葚

通便滋陰潤肺

桑葚具有生津止渴、促進消化、幫助排便等作用，適量食用能促進胃液分泌，刺激腸蠕動及解除燥熱。但需注意的是，桑葚未成熟時為綠色，逐漸成長變為白色、紅色，成熟後為紫紅色或紫黑色，味酸甜。《本草新編》有「紫者為第一，紅者次之，青者不可用」的記載。

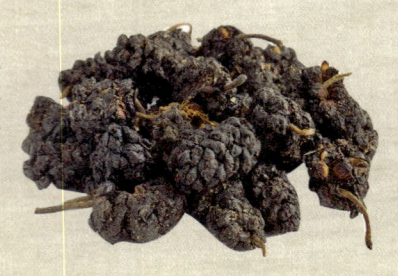

性	寒	歸經	肝、腎
味	甘、酸	毒性	無

使用禁忌

一般禁忌：脾虛便溏者、糖尿病人禁用；少年兒童不宜多吃。

➤ 別名

桑葚子、桑實、桑果。

➤ 道地藥材

主要產於江蘇、浙江、湖南、四川、河北等地。

➤ 挑選儲存

以個大、肉厚、色紫紅、糖性大者為佳。乾品需防潮、密閉保存；鮮品可冷藏。

➤ 用法用量

鮮用：每日20～30顆（30～50克）。

煎服：單味或者配伍其他藥味一同煎服，一般用量為10～15克。

泡酒：本品浸入適量優質白酒中，浸泡數周後飲酒。

通便用法

桑葚有生津潤燥的功效，可用於津傷所致的口渴、多飲、腸燥便秘等。鮮桑葚60克，用水洗淨，置溫開水中泡5分鐘即吃，可滋益肝腎，養血潤燥，主治腰膝酸軟、便秘。

用於腸燥便秘，可取桑葚50克，肉蓯蓉、黑芝麻各15克，炒枳殼10克。一起用水煎煮，取汁服用。

功效延伸

滋陰養血 用於陰血不足所致的頭暈目眩、面色萎黃等。桑葚、大棗、枸杞子、龍眼肉各15克，搗碎，放入500毫升白酒中，密封，每日振搖1次，浸泡14日後過濾即成。每日2次，每次20毫升。可滋陰補血，增強免疫力。

補肝益腎，潤肺清心 鮮桑葚、百合各30克，大棗10枚，加水煎取汁液，去渣後與淘淨的粳米100克一同煮粥，加適量冰糖即成。早晚分食。可滋補肝腎，主治咽乾口渴。

治療麻痺不仁及各種神經痛 鮮桑葚500克，米酒1升。桑葚浸於米酒中，泡1～2個月後飲用。每日2次，每次1小杯。

治療鬚髮早白 桑葚、蜂蜜各適量。桑葚水煎取汁，文火熬成膏狀，加入蜂蜜拌勻。飲服，每次10～15克，每日2～3次。

傳世名方

【主治】陰證腹痛（時痛時不痛，或饑痛而飽不痛等）。
【配方】桑葚若干。
【制法】絹包風乾過，伏天為末。
【用法】每服九克，熱酒下，取汗。

——出自《澹湖集簡方》

核桃仁 通便補腎固精

核桃仁中含有豐富的蛋白質、氨基酸及礦物元素，有很高的營養價值，並具有潤腸通便、潤肺強腎、降低血脂，預防冠心病之功效，長期食用具有益壽養顏，抗衰老等作用。

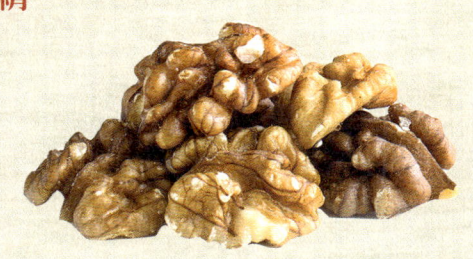

性	溫	歸經	腎、肺
味	甘	毒性	無

使用禁忌

一般禁忌：痰熱咳嗽、陰虛火旺及便溏者慎用。
服用禁忌：不可與濃茶同服。

通便用法

核桃仁可潤腸通便，用於肺腎虧虛所致的便秘，症見排便困難、大便乾結、便後疲乏等。核桃仁研末，用溫開水沖服或直接吞服，每日2～3次，每次10克。可潤燥滑腸。

治療氣血虧虛所致習慣性便秘，可取牛奶、豆漿各150毫升，混合，加入核桃仁粉30克，黑芝麻粉20克，煮沸，加入適量白糖即成。隨意飲用，可益氣養血，潤腸通便。

功效延伸

補腎固精 用於腎陽不足所致的陽痿、遺精、腰膝酸軟、畏寒肢冷、男子不育、女子宮冷不孕、尿頻等。核桃仁、黑芝麻各100克。將核桃仁炸酥，黑芝麻炒熟，加適量白糖一起研磨，使成糊狀。2天內分次服完。

治療失眠、多夢、食少 核桃仁、黑芝麻、桑葉各30克。將上述藥材一起搗成泥。每次取9克服用，每日2次。

別名
胡桃仁、胡桃肉。

道地藥材
主產於河北、山西、山東等地。

挑選儲存
以果仁豐滿、仁衣色澤黃白，體積、分量足者為好。立夏前後須冷藏；防潮防蛀；勿重壓。

用法用量
煎服：9～15克。
外用：搗敷。

葉 取10片，加雞蛋2個，煎服，可治白帶過多。

傳世名方

【主治】小便頻數。
【配方】核桃仁若干。
【制法】煨熟。
【用法】臥時嚼之，溫酒下。
——出自《本草綱目》

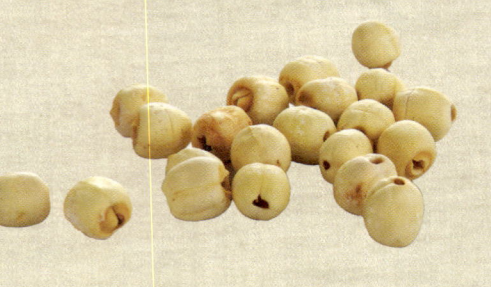

止瀉

蓮子

止瀉補脾安心神

蓮子甘可補脾，澀能止瀉，既可補益脾氣，又能澀腸止瀉。醫藥古籍中用於脾虛久瀉、食慾不振，常與黨參、茯苓、白朮等同用。

性	平	**歸經**	心、脾、腎
味	甘、澀	**毒性**	無

使用禁忌
一般禁忌：中滿痞脹及大便燥結者禁用。
病症禁忌：外邪犯肺，有熱咳時慎用。
服用禁忌：不宜多吃；不宜與牛奶同食。

▸別名
蓮蓬子、蓮實、蓮肉。

▸道地藥材
主產於湖南、福建、江蘇。

▸挑選儲存
以顆粒飽滿、身乾、肉厚、色澤鮮亮、無蟲蛀、碎粒少、刀傷少者為佳。密封，陰涼乾燥處保存。

▸用法用量
煎服：乾品10～15克。
研末：每次10克，烘乾研末，用開水沖服。

▸本草成分
蓮子含有蛋白質、脂肪、碳水化合物，以及鈣、磷、鐵等多種微量元素，能鎮靜精神，維持肌肉的伸縮性和心跳的節律。另外，對鼻咽癌也有抑制作用。

止瀉用法
用於脾虛所致的久瀉久痢、倦怠乏力、食慾缺乏。蓮子、芡實、山藥、薏苡仁各500克，炒熟，研末，裝瓶備用。用溫開水調成糊狀後服用。早晚各50克。可補益脾胃，主治各種慢性腹瀉。

新鮮蓮子、銀耳各25克，山藥15克，粳米、小米各30克，分別洗淨，一同入鍋。加水適量，共煮為粥。早晚餐食用，每日1劑。可健脾止瀉，主治脾虛泄瀉、食慾缺乏、消化不良、體弱乏力等。

功效延伸
益腎澀精 用於腎虛精虧所致的遺精、滑泄、尿頻、遺尿、婦人崩漏帶下等病症。蓮子30克，以溫水浸泡數小時。茶葉5克，以沸水泡沏濃汁。將蓮子與冰糖25克加水燉爛，和入茶汁服用。代茶飲，每日1劑。可健脾益腎。

傳世名方
【主治】久痢不止。
【配方】老蓮子六十克。
【制法】去心，為末。
【用法】每服三克，用米湯調下。
——出自《世醫得效方》

健美抗衰、烏髮明目、健身延年 蓮子和枸杞子同食，具有健美抗衰、烏髮明目、健身延年的功效。蓮子與鴨肉同食，具有補腎健脾的功效，適用於脾腎兩虛引起的食慾不振、消化不良、乏力、腰膝酸軟、小便清長等症。

養心安神 蓮子具有養心安神、清心醒脾、補脾止瀉等藥用價值，歷代醫藥典籍多有記載。現代藥理研究也證實，蓮子還有鎮靜、強心、抗衰老等多種作用。蓮子、龍眼同食，補中益氣、養心安神的功效增強，常可作為心血不足、心脾兩虛等虛證患者的食療品。蓮子15克，龍眼肉10克，大棗5枚，紅糖適量。水煎當茶飲，主治陰虛火旺型失眠。

治療多夢、失眠、記憶衰退等 將15克乾蓮子在砂盆中擦去皮，留心，研為細末。每次取5克，每日1次，用沸水沖泡，加蓋悶10分鐘，頻頻飲用，有補中強志、清心安神之效。常食可治療多夢、失眠、記憶衰退、神疲乏力等症。

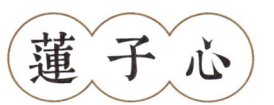

蓮子心

煎服1.5～3克，可清心安神，澀精止血，主治神昏譫語，失眠遺精，血熱吐血。

📖 聽故事記中藥

相傳徐霞客路經一村莊，時逢七月盛夏，但見一望無際、如火如荼的搖曳荷韻。有頑童跳進荷田採來新鮮蓮蓬請其品嘗，蓮子清脆香甜，食用後讓人感到暑氣全消。村民說，此地所產蓮子顆粒飽滿，清香甜潤，微甘而鮮。蓮子心嫩綠、醇厚，有安神強心之功效，可治失眠，還可降血壓。徐霞客一聽，請求村民為他備下許多，帶回孝敬母親大人。村民聽說是為孝順老人，立即為徐霞客準備，並送其歸程。

家庭簡單用法

水煎	水腫：黑豆50克，蓮子10克。將黑豆、蓮子洗淨，放入鍋中，加800毫升水，用中火煮熟，當茶飲用。 消化不良：蓮子20克，白扁豆10克，大棗10枚。水煎當茶飲。 腹瀉（腎虛型）：蓮子20克，芡實10克，茯苓5克。水煎當茶飲。
煮粥	脾虛證：蓮子、綠豆、赤小豆各50克，除去雜質，淘洗乾淨，用水浸泡2小時。粳米100克淘洗乾淨。將蓮子、赤小豆、綠豆一同放入鍋內，加水適量，煮30分鐘後，加入粳米，用文火煮熟即成。早晚餐食用，可健脾除濕，消腫解毒。
蒸煮	咳嗽（燥火型）：銀耳25克，蓮子15克，冰糖適量。銀耳用水泡發，去蒂洗淨。蓮子放入沸水中浸泡，放入蒸碗內，加入銀耳、冰糖和適量水，用武火蒸40分鐘即可。
燉湯	肝膽濕熱型慢性肝炎：蓮子50克，金銀花20克，白糖適量。金銀花洗淨，蓮子用涼水浸泡，去皮、心，洗淨放入砂鍋，用武火燒沸，再轉用文火煮至蓮子熟爛，放入金銀花，煮5分鐘後加入適量白糖，調勻即成。早晚分食，可清熱化濕。脾胃虛寒及氣虛瘡瘍膿潰者忌服。

肉豆蔻　止瀉行氣消食

肉豆蔻有健胃消食、驅風的功效，可治虛瀉冷痢、脘腹冷痛、嘔吐等，其氣味芳香，經常用作芳香劑和祛風劑以及腸胃道的局部刺激劑。

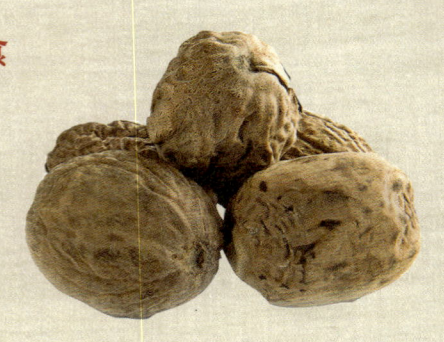

| 性 | 溫 | 歸經 | 脾、胃、大腸 |
| 味 | 辛、微苦 | 毒性 | 無 |

使用禁忌
一般禁忌：濕熱瀉痢及陰虛火旺者禁服。
服用禁忌：用量不宜過大。

▷別名
豆蔻、肉果、頂頭肉。

▷道地藥材
原產於馬來西亞、印尼，中國主產於廣東、雲南等地。

▷挑選儲存
以個大、體重、堅實，破開後香氣濃者為佳。宜置通風陰涼處，防蟲防潮。

▷用法用量
煎服：1.5～6克。

止瀉用法
肉豆蔻20克，藿香100克，共研粗末。每服取10克，以水300毫升，煎至100毫升，過濾去渣，不拘時溫服。可澀腸止瀉。主治慢性腹瀉。

肉豆蔻5～10克，搗碎研為細末，用粳米50克煮粥，待煮沸後加入肉豆蔻末及生薑2片，同煮為粥。早晚溫熱服食，3～5日為1個療程。可開胃消食，溫中下氣。主治虛冷瀉痢，宿食不化，嘔吐。

功效延伸
行氣消食　用於脾胃虛寒氣滯所致的脘腹脹痛、食少嘔吐、不思飲食等。肉豆蔻15克，研細末，麵粉1000克加水適量，加酵麵50克，發麵，揉勻成團，待發好後，適時加入鹼水適量，撒入肉豆蔻粉末，用力揉麵，直至鹼水、藥粉均勻後，做成饅頭蒸熟。可作早餐主食。

補陽止瀉　肉豆蔻15克，補骨脂30克，雞蛋3個。雞蛋入水中煮沸，撈出，剝去外殼，與補骨脂、肉豆蔻同煮15分鐘即可。

治療五更瀉　肉豆蔻、吳茱萸、大棗泥（將大棗、生薑同煮爛，挑去薑）各6克，五味子、補骨脂各9克。除棗泥外所有藥材研末，加棗泥，製成丸劑，每丸9克。每日2次，每次1丸，淡鹽水送服。

葉　味辛性溫，可調中下氣，開胃，解酒毒。

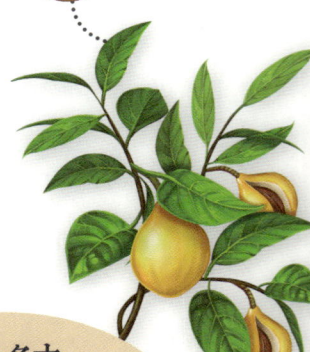

傳世名方
【主治】冷痢腹痛，不能食者。
【配方】肉豆蔻三十克去皮。
【制法】醋和麵裹煨，搗末。
【用法】每服三克，粥飲調下。
——出自《太平聖惠方》

訶子

止瀉澀腸利咽

訶子味苦酸澀，性平。苦能瀉火，酸可斂澀，善澀腸止痢，治久瀉，是治療久瀉、久痢之常用藥物。訶子所含鞣質有收斂、止瀉作用，但需注意的是，訶子除鞣質外，還含有致瀉成分，故與大黃相似，先致瀉而後收斂。

性	平	歸經	肺、胃、大腸
味	苦、酸、澀	毒性	無

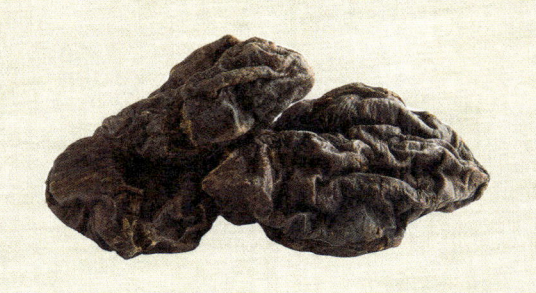

使用禁忌

一般禁忌：內有濕熱火邪者忌服。
病症禁忌：氣虛及暴嗽、初瀉慎用。

▶ 別名
訶黎勒、訶黎、訶梨、隨風子等。

▶ 道地藥材
主產於西藏、雲南、廣西、廣東等地。

▶ 挑選儲存
以黃棕色、有光澤、堅實者為佳。置於通風、乾燥處，注意防蛀。

▶ 用法用量
煎服：一般用量3～10克。澀腸止瀉宜煨用，斂肺清熱、利咽開音宜生用。

傳世名方

【主治】老人久瀉不止。
【配方】訶子一克（煨，用皮），白礬三十克（燒灰）。
【製法】上藥搗細羅為散。
【用法】每服不計時候，以粥飲調下六克。
——出自《本草綱目》

止瀉用法

治療久瀉、久痢、脫肛，可取訶子、乾薑各2克，罌粟殼、陳皮各1.5克。將以上4味中藥研成細末，水煎，去渣，取汁，熱服。

功效延伸

治失音、不能言語 用訶子15克，桔梗30克，甘草60克。將以上3味中藥研成細末。每次6克，水煎，去渣，取汁，溫服。

訶子（去核）、杏仁各30克，通草7.5克。將以上3味中藥切細。每次12克，加適量生薑水煎，去渣，取汁，飯後溫服。

治療脾虛濕阻型胃炎 訶子、藿香、白豆蔻各6克。共研末，每次取3克，薑湯送服。適用於噁心吐酸症狀。

用於胃癌 訶子、薏苡仁、藤瘤、菱角各10克，水適量，把以上藥物放入砂鍋，加水煎服。

治大葉性肺炎 訶子、瓜蔞各15克，百部9克。水煎，去渣，取汁。代茶飲。

治腸胃受濕，泄瀉不止 訶子、肉豆蔻、黃連各22克，炙甘草、白朮、乾薑、茯苓各15克，厚樸30克。將以上8味中藥研成細末。每次2克，空腹時米湯送服，每日2次。

芡實

除濕止瀉固腎精

芡實既能健脾除濕，又能收斂止瀉，可用於治脾虛濕盛。久瀉不愈，常與白朮、茯苓、扁豆等藥同用。芡實有較強的收澀作用，便秘、尿赤者不宜食用。

| 性 | 平 | 歸經 | 脾、腎 |
| 味 | 甘、澀 | 毒性 | 無 |

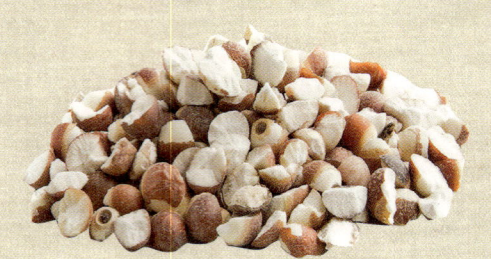

使用禁忌

一般禁忌：芡實有收斂作用，食滯不化者慎服。

病症禁忌：便秘忌用。

➢ 別名

雞頭米、水雞頭、雞頭、米雞頭子、雞頭蓮、刺蓮藕。

➢ 道地藥材

主產於江蘇、湖南、湖北、山東。

➢ 挑選儲存

以顆粒飽滿均勻、粉性足、無碎末及皮殼者為佳。置陰涼乾燥處，防潮。

➢ 用法用量

煎服：9～15克。

➢ 本草成分

芡實含有蛋白質、碳水化合物、鈣、磷、鐵、硫胺素等成分，有消除尿蛋白、治療慢性腎小球腎炎和慢性腸炎的作用。

止瀉用法

芡實甘澀收斂，能除濕止瀉，益腎固精。治療脾胃虛弱型腹瀉，可用芡實、山藥各200克，扁豆100克。共同搗碎，混合均勻。每次取30克，開水沖泡，服用。

芡實、山藥、韭菜各30克，粳米50克，鹽適量。山藥洗淨，去皮，切塊；芡實洗淨，泡2小時；韭菜洗淨，切碎；粳米淘洗乾淨。鍋中倒入適量水煮沸，放入芡實煮10分鐘，放入粳米煮20分鐘，加入山藥煮熟，放入韭菜末、鹽煮沸即可。此粥有健脾止瀉之效。

功效延伸

健脾，益腎，固精 用於風濕性關節炎、腰背膝痛、夢遺滑精、遺尿、尿頻。芡實燉老鴨，能健脾益腎、固精，可治療陰虛火旺所致的遺精。

芡實、蓮子各25克，龍眼肉10克，粳米150克，冰糖適量。蓮子洗淨，去皮、心。芡實、粳米、龍眼肉洗淨，去雜質。蓮子、芡實、龍眼肉放入鍋內，加水用文火煮爛，備用。粳米入鍋，加水用武火煮沸後，轉用文火煮成稀粥，再將蓮子、芡實、龍眼肉倒入，加入冰糖拌勻即可。

傳世名方

【主治】益精氣，強志意，利耳目。
【配方】芡實一百八十克，粳米六十克。
【制法】芡實煮熟去殼，與粳米共煮粥。
【用法】每日空腹食用。
——出自《經驗後方》

治療盜汗 芡實、蓮子、酸棗仁各10克，龍眼12個。龍眼去殼，取肉，與其他材料一同煎煮，睡前服用。

補中益氣、消腫利尿 芡實、山藥各200克，鮮荷葉2張。芡實煮熟，去殼曬乾，和山藥共研成粉末，每次取30克，與荷葉共煮為茶，趁溫飲用。有補中益氣、消腫利尿作用。

強身健體 養生有個著名的「四神湯」，取蓮子、薏苡仁、山藥、芡實煮成湯，是適合氣虛之人的養生飲食。也可在四神湯中加排骨、雞肉等，為防止營養過剩、發胖，可以去掉附著的油脂再煮。

治療帶下症 芡實為治療帶下症之佳品。治脾腎兩虛之帶下清稀，陰道分泌物色白或淡黃，常與黨參、白朮、山藥等藥同用。若治濕熱帶下，陰道分泌物色黃質黏稠，則配伍清熱利濕之黃柏、車前子等藥。

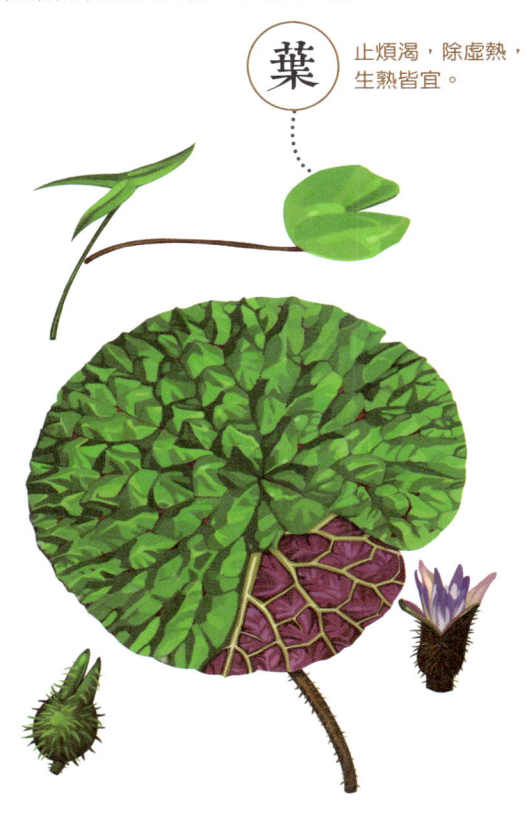

葉 止煩渴，除虛熱，生熟皆宜。

📖 聽故事記中藥

芡實又稱雞頭米，可作主食，也是很好的藥材，有收澀止瀉、健脾去濕的功效。芡實也是蘇南地區的傳統食物「水八仙」之一，蘇杭一帶特產芡實糕。相傳從前那一帶正值饑荒，有個叫倩倩的寡婦，上有婆婆，下有孩子，每天靠挖野菜、水草充饑。一天她因饑餓過度暈倒在河邊，等她醒來時看到不遠處一隻只野雞高高翹起頭，定睛一看，發現是形狀像雞頭的說不出名字的水草，於是她採了些回去蒸煮，煮好後切開發現裡面是一粒粒飽滿的果實，吃起來有股清香。以後每天倩倩都會採些這樣的雞頭果和著野菜煮給家裡人吃，就這樣倩倩一家慢慢熬過了饑荒的日子，以後人們便把這食物叫倩食（芡實）。

家庭簡單用法

泡茶	肝經濕熱型遺尿：芡實、梔子各5克，茵陳、生地黃各8克，柴胡3克，綠茶1克。除綠茶外，所有材料加水300毫升，煮沸15分鐘，沖泡綠茶。每日1劑，有清熱利濕作用。
煮粥	健脾和胃：花生仁50克，芡實15克，粳米100克，冰糖適量。將芡實泡發，花生仁沖洗乾淨後，一起放入鍋內，加水，文火煮至爛，備用。粳米淘洗乾淨，加水煮成稀粥，粥熟後摻入芡實、花生、冰糖，拌勻即可。
燉湯	腎虛腰酸痛、神經衰弱：芡實、蓮子各50克，豬瘦肉200克，鹽適量。芡實洗淨去雜，蓮子泡發後洗淨，豬瘦肉洗淨切塊。將三者一同入鍋煮沸後，改文火煲1小時，最後加鹽調味即可，每週食用2次。腎虛腰酸痛、神經衰弱者，可用此湯來補脾固腎。

膽結石

雞內金　消石健胃止遺

雞內金性平味甘，兼能清下焦、膀胱之濕熱，有通淋化石之功。《醫林集要》單用本品，治小便淋灕、痛不可忍者。現用於治療濕熱蘊結所致砂石淋證以及膽結石等。

性	平	歸經	脾、胃、膀胱
味	甘	毒性	無

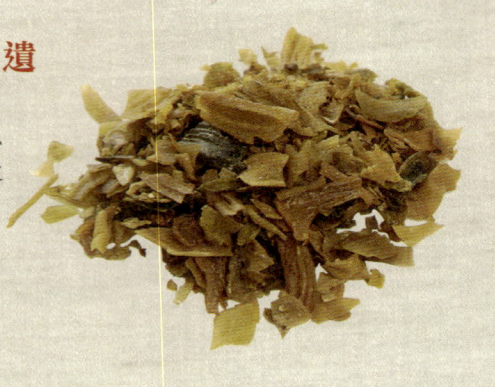

使用禁忌

一般禁忌：脾虛無食積者慎用；中氣下陷或咳嗽吐血者禁用。

服用禁忌：忌空腹服用；不可久服。

▶別名
雞肫皮、雞黃皮。

▶道地藥材
全國各地均產。

▶挑選儲存
以個大、色黃、乾燥、完整無破碎者為佳。置乾燥處密閉保存，防蟲蛀。

▶用法用量
煎服：3～10克。

研末：每次1.5～3克，效果比煎劑好。

▶本草成分
雞內金主要含胃激素、角蛋白、氨基酸等，有增加胃液分泌量和提高胃腸消化能力、加快胃的排空速度等作用。

傳世名方

【主治】反胃，食即吐出，上氣。
【配方】雞內金適量。
【制法】將雞內金燒灰。
【用法】用調酒服。
——出自《備急千金要方》

排石用法

雞內金有化堅消石之功。治濕熱蘊結所致砂石淋證，以雞內金與金錢草、滑石、海金沙、石韋、冬葵子等同用。治膽結石，常配柴胡、鬱金、茵陳、金錢草、梔子等同用。可取雞內金10克，金錢草15克，加水煎煮，每日當茶飲。

雞內金60克，魚腦石150克，廣鬱金20克，生大黃10克。研末，裝入膠囊，每粒0.4克，日服3次，每次6～8粒，飯後溫開水送服。1個月為1個療程，一般用藥2～4個療程，治療膽結石可獲顯效。

功效延伸

消食健胃 用於小兒乳食積滯、肚大筋青、神萎、面黃肌瘦、毛髮焦枯、脾胃虛弱等。殺雞後，取出雞胃，除去內容物，趁熱剝取砂囊內膜，洗淨、曬乾、生用，即雞內金。或用中火炒至表層黃色或焦黃色，即為炒雞內金。碾成粉，在飯前半小時給孩子吃上一小勺，可以起到開胃、消食、助消化的作用，也可以拌入適量白糖食用。

澀精止遺 雞內金有澀精止遺的功效，用於腎虛遺精、遺尿。雞內金18克，炒焦研末，分為6包，早晚各服1包，以黃酒30～50毫升沖服。

治療消化不良 可將雞內金粉摻入發酵的小麥麵粉中，製成雞內金發麵餅，適合消化不良患者食用。拌入適量山楂，對治療消化不良引起的腹脹、噁心、嘔吐效果較好。

緩解尿路結石 雞內金入膀胱經，與金錢草或核桃仁同用，可促使尿路結石的排出。每天早晨用雞內金6克泡茶飲用，可化堅消石，緩解尿路結石。

聽故事記中藥

奉天大東關有個人叫史仲塤，年近四十，腹中有積聚，治療了很長時間都沒有效果，於是請名醫張錫純來治療。張錫純診斷，患者的左脅下有積聚，直徑三寸，按之甚硬，經常疼痛，呃逆短氣，飲食減少，脈象沉弦。這是古代說的肝積肥氣。於是用雞內金90克，柴胡30克，研成粉末，每次4.5克，日服3次。此方因病在身體左側，屬肝氣不升導致的疾病，所以用柴胡來升肝氣，配合雞內金化積。果然十多天以後，這個患者就痊癒了。

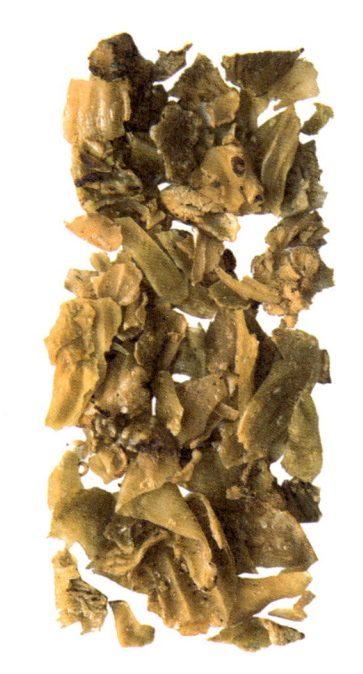

燒灰，敷患處，可治一切口瘡。

家庭簡單用法

沖服	營養不良：雞內金30克，曬乾或烘乾，研成極細末，瓶裝備用。每日3次，每次0.5克，用米湯50克調服送下，可消食助運。
泡茶	傷食泄瀉：雞內金10克，麥芽30克，綠茶3克，放入鍋內，用文火焙黃，略搗碎後，放保溫杯中，用沸水泡20分鐘即成，可消食導滯。
水煎	小兒厭食症：雞內金適合與蒼朮搭配食用，蒼朮煎汁後送服生雞內金末，對治療小兒厭食症有良好效果。雞內金與鱔魚同食，可改善小兒營養不良症狀。 腸炎：雞內金10克，赤小豆30克，用水煎煮，代茶飲。有清熱利濕、消積化瘀的作用。
煮粥	食積不化、閉經：雞內金15克，先用文火煮約1小時，再加糯米50克、山藥45克，繼續煮約1小時即成。可消食導積，活血通經。 消化不良：雞內金5克，粳米50克。雞內金焙乾，研末。粳米加水煮粥，粥熟時加雞內金粉，調勻。每日1劑，連續3～5天，可消食健胃。 脾胃失調、泄瀉：雞內金6克，橘皮、砂仁各3克，共研末。粳米30克煮粥，粥成入藥末，加白糖食用，可養胃健脾。

金錢草

消石通淋解毒

金錢草具有利濕退黃、利尿通淋、解毒消腫的功效，可以用於治療肝膽結石及尿路結石、熱淋、黃疸、瘡毒癰腫、乳癰、火丹、毒蛇咬傷、跌打損傷等。

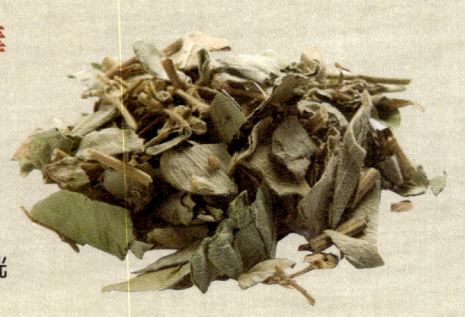

| 性 | 涼 | 歸經 | 肝、膽、腎、膀胱 |
| 味 | 甘、微苦 | 毒性 | 無 |

使用禁忌

一般禁忌：凡陰疽諸毒、脾虛泄瀉者，忌搗汁生服。

排石用法

金錢草有良好的利濕退黃及排石通淋作用，治膽結石及黃疸，可單用該品煎湯代茶飲，或配伍茵陳、鬱金、大黃等以增強清利肝膽及排石作用。

金錢草30克，粳米50克，冰糖適量。水煎金錢草，去渣，取汁，用藥汁和粳米一起煮粥，食用前加冰糖調味。

功效延伸

治石淋、熱淋 可單用取效，或與海金沙、雞內金、石韋等同用，以增強清濕熱、通淋排石之功；石淋兼有腎虛見症者，可與補腎之桑寄生、胡桃仁等配伍應用。

治療尿路結石 金錢草20～30克，雞內金12～18克，小茴香12～15克，烏藥、八月劄、虎杖各15克，甘草10克。材料放入鍋中，加水煎成500毫升，每日2次，趁溫服用。

解毒散瘀、消腫止痛 用於瘡毒癰腫、急性乳腺炎、帶狀皰疹，毒蛇咬傷及跌打損傷。可單用鮮金錢草搗汁飲，或搗敷患處。

▶別名

連錢草、大金錢草、神仙對坐草、遍地黃、銅錢草、一串錢等。

▶道地藥材

主產於四川及長江流域各省區。

▶挑選儲存

以葉大、色綠者為佳。貯乾燥容器內，置通風乾燥處。

▶用法用量

煎服：乾品9～15克，鮮品30～60克。

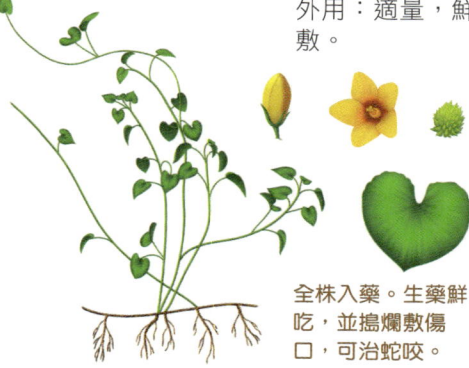

外用：適量，鮮品搗敷。

全株入藥。生藥鮮吃，並搗爛敷傷口，可治蛇咬。

傳世名方

【主治】瘡疥。
【配方】金錢草、鹽各適量。
【制法】金錢草加鹽少許搓熱。
【用法】頻擦，全化，然後洗浴。若用煎洗，反不見效。
——出自《救生苦海》

海金沙　排石利尿抗菌

海金沙其性下降，善清小腸、膀胱濕熱，尤善止尿道疼痛，具有利尿通淋、止痛的功效，為治諸淋澀痛之要藥。可以用於治療各種淋證、尿道澀痛、水腫等。

| 性 | 寒 | 歸經 | 膀胱、小腸 |
| 味 | 甘 | 毒性 | 無 |

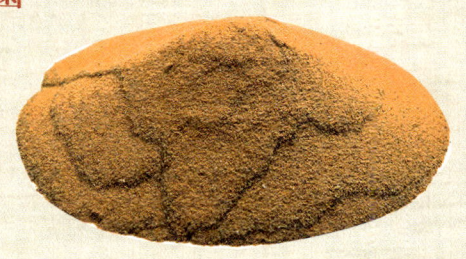

使用禁忌

一般禁忌：腎陰虧虛者慎服。

排石用法

海金沙治石淋，常同雞內金、金錢草等配伍。海金沙、滿天星各30克，大棗10枚。煎水代茶飲，日飲數次。用藥5劑症狀減輕，連服1月可癒。

功效延伸

治燙火傷　海金沙莖、海金沙葉各適量。燒灰，研成細末，用香油攪拌均勻，塗抹於患處。

治乳腺炎　可用海金沙根20～30克，黃酒、水各半煎服，暖睡取汗；另用鮮海金沙莖葉、鮮犁頭草各等份，搗爛外敷於患處。

治療小便出血　海金沙3克，研末，口服。可加紅糖調味。

治小便短數，熱赤澀痛　海金沙適量，研末。每次6克，甘草煎湯調服。

治小便混濁，尿出不暢　海金沙、滑石各30克，甘草7.5克，共研細末。每次6克，用麥冬煎湯送服，每日2次。

治帶狀皰疹　鮮海金沙莖葉30～60克，搗爛，用白酒調和，敷患處，包好，每日1次。

▶別名

鐵蜈蚣、金砂截、羅網藤、鐵線藤、蛤唤藤、左轉藤等。

▶道地藥材

主要產於廣東、浙江等地。

▶挑選儲存

以乾燥、黃棕色、質輕光滑、能浮於水、無泥沙雜質、引燃時爆響者為佳。放置於通風、乾燥處，注意防蛀。

▶用法用量

煎服：一般用量6～15克（包煎）。

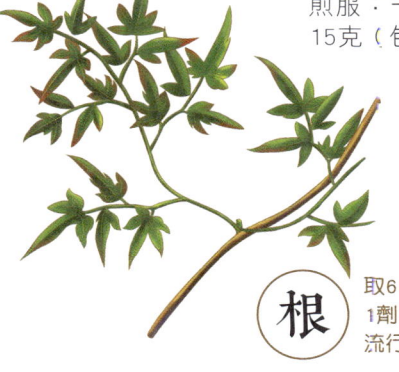

根　取60克水煎，每日1劑，分2次服，治流行性腮腺炎。

傳世名方

【主治】血淋痛澀。
【配方】海金沙末適量。
【製法】新汲水（剛打的井水）或白糖水調服。
【用法】每服三克。
——出自《普濟方》

風濕

續斷

抗風濕補腎安胎

續斷有補肝腎、強筋骨、續折傷、止崩漏的功效，可用於治療風濕痹痛、腰膝酸軟、崩漏、胎漏、跌撲損傷等病症。其中酒續斷多用於風濕痹痛、跌撲損傷，鹽續斷多用於腰膝酸軟。

| 性 | 微溫 | 歸經 | 肝、腎 |
| 味 | 苦、辛 | 毒性 | 無 |

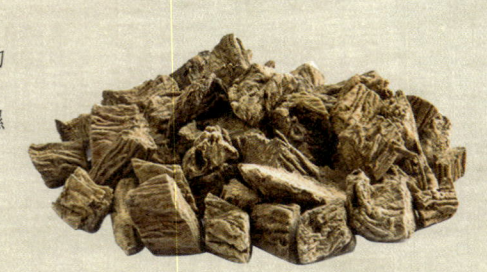

使用禁忌

一般禁忌：痢疾初起或氣鬱者忌服。

▶別名

龍豆、屬折、接骨、南草、接骨草、鼓槌草、和尚頭、川斷、川蘿蔔根、馬薊、黑老鴉頭、小續斷、山蘿蔔等。

▶道地藥材

主產於江西、湖北、湖南、廣西、四川、貴州、雲南、西藏、湖北等地。

▶挑選儲存

以粗肥、質尖、易折斷、外色黃褐、內色灰綠者為佳。置通風乾燥處，防止受潮。

▶用法用量

煎服：配伍其他藥味一同煎服，一般用量6～12克。外用：鮮品搗爛外敷或者乾品煎水外洗患處，用於治療癰疽瘡腫。

▶本草成分

本品含有三菇皂苷類、揮發油、胡蘿蔔苷、蔗糖及多種微量元素等成分，有治療維生素E缺乏症、抗氧化、抗菌、止血、鎮痛、促進組織再生等作用。

祛風濕用法

續斷20克，五加皮、雞血藤各10克，同入砂鍋，加水500毫升，武火煮沸後改文火煮20分鐘，倒出汁液，再煎1次，2次藥汁混合。每日1劑，每日2次，上下午服用。可補肝腎，強筋骨，祛風通絡。主治由肝腎不足、風寒外襲所致的腰腿痛、四肢冷痛、風濕性關節炎等病症。

功效延伸

補肝腎，強筋骨 用於肝腎不足所致的腰膝酸軟疼痛、陽痿、遺精、尿頻、小便餘瀝、頭暈目眩、鬚髮早白等。續斷、菟絲子各15克，桑寄生10克，阿膠20克。將前3味烘乾研成細末，混合。阿膠烊化，調入藥粉，製成如梧桐子大的藥丸。每服20丸，開水送下，每日2次。可補肝腎，強筋骨。

續斷20克，杜仲15克，豬尾1～2條，鹽適量。將續斷、杜仲洗淨。豬尾洗淨，切段。

傳世名方

【主治】打撲傷損，閃胸骨節。
【配方】川續斷葉適量。
【制法】搗爛。
【用法】敷之，立效。
——出自《衛生易簡方》

三者一同放砂鍋中，加適量水，燉至豬尾熟爛時，加鹽調味即成。可佐餐食用，能補肝腎，強筋骨。

安胎止血 用於婦女胎動不安、胎漏、月經過多等。續斷、杜仲各15克，棗肉250克。續斷酒浸。杜仲用薑汁炒，去絲。棗肉加適量水煮爛。將上述諸味混合，製成丸子如梧桐子大，烘乾即成。每服30丸，以米湯送服。可補腎安胎，主治婦人胎動不安、胎漏以及習慣性流產。

治腎虛水腫，腰膝酸痛等 續斷15克，豬腎1個，鹽適量。豬腎對剖，除去脂膜臊腺，洗淨，與續斷加水同燉熟，加鹽調味。食肉喝湯。

葉 取新鮮葉約30克，揉汁，兌開水一杯服，可治療烏頭鹼中毒。

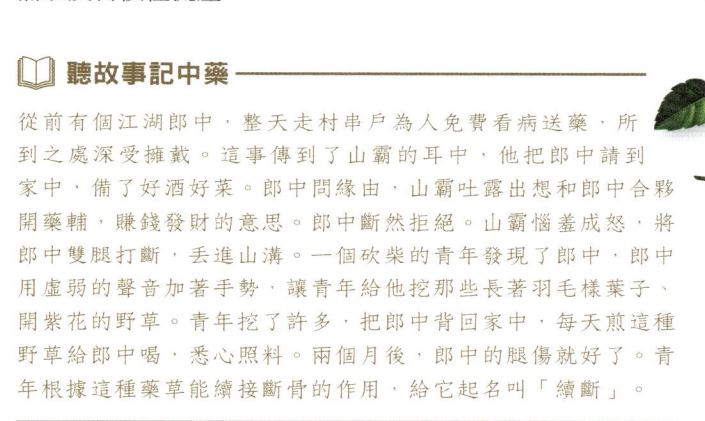

📖 聽故事記中藥

從前有個江湖郎中，整天走村串戶為人免費看病送藥，所到之處深受擁戴。這事傳到了山霸的耳中，他把郎中請到家中，備了好酒好菜。郎中問緣由，山霸吐露出想和郎中合夥開藥舖，賺錢發財的意思。郎中斷然拒絕。山霸惱羞成怒，將郎中雙腿打斷，丟進山溝。一個砍柴的青年發現了郎中，郎中用虛弱的聲音加著手勢，讓青年給他挖那些長著羽毛樣葉子、開紫花的野草。青年挖了許多，把郎中背回家中，每天煎這種野草給郎中喝，悉心照料。兩個月後，郎中的腿傷就好了。青年根據這種藥草能續接斷骨的作用，給它起名叫「續斷」。

家庭簡單用法

水煎	血熱型先兆流產（症見胎動腹痛，漏下色鮮，口乾心煩，小便赤黃，舌紅苔黃）：續斷30克，黃芩10克，白糖15克。洗淨續斷、黃芩，放入砂鍋加適量水，武火煮沸，改用文火煨煮成稠飲，調入白糖即成。早晚分食，可清熱安胎。 壯腰止痛：對於中老年肝腎不足所致的腰膝酸痛、肢體軟弱無力，可用炒杜仲、川續斷各10克，用水煎煮，每日早晚服用，10天為1療程，有強筋健骨、壯腰止痛的功效。 肝腎不足所致的腰痛：續斷20克，肉蓯蓉12克，雞血藤10克。水煎。每日1劑，分早晚2次飲服。
製丸	貧血：川續斷50克，熟地黃100克，柏子仁、牛膝、卷柏、澤蘭各15克，蜂蜜適量。除蜂蜜外的藥材研磨為末，和蜂蜜為丸。每次6克，每日2次，口服。但服用最長時間不宜超過2周。
燉湯	腰膝酸軟、頭暈目眩、骨質疏鬆：續斷20克，豬腎1只，黃酒、蔥、薑、醬油、鹽、香油各適量。續斷、蔥、薑裝入調料袋中備用。豬腎洗淨，去臊腺，用水沖洗後，切成腰花片，放入砂鍋，加入調料袋，加適量水燒沸，用文火煮至豬腎熟，揀去調料袋，加入醬油、鹽、香油即成。可補肝腎，強筋骨。
外用	打撲傷損，骨節扭傷：用續斷草葉搗爛外敷。

117味中藥對症速查

秦艽 祛風濕退虛熱

秦艽具有祛風濕、退虛熱、清濕熱、通絡止痛的功效。可以用於治療風濕痹痛、中風不遂等。秦艽始載於《神農本草經》，列為中品，「秦艽主寒熱邪氣，寒濕風痹，肢節痛、下水、利小便」。現代應用中，秦艽也是治風濕關節痛、結核病潮熱、黃疸等症的主藥之一。

性	平	歸經	肝、腎、膽
味	苦、辛	毒性	無

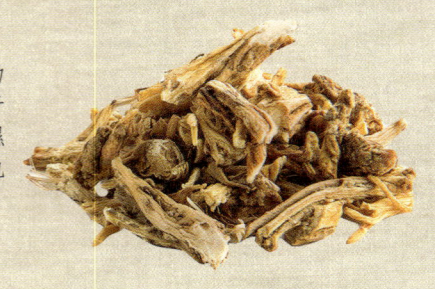

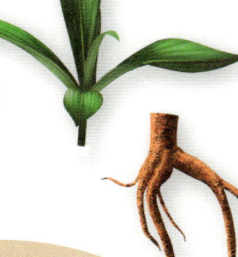

使用禁忌

一般禁忌：久痛虛羸，小便多、便溏者慎服。

祛風濕用法

秦艽辛散苦泄，質偏潤而不燥，為風藥中之潤劑。風濕痹痛，筋脈拘攣，骨節酸痛，無問寒熱新久，均可配伍應用。其性偏寒，兼有清熱作用，故對熱痹尤為適宜，多配防己、牡丹皮、絡石藤、忍冬藤等；若配天麻、羌活、當歸、川芎等，可治風寒濕痹。

功效延伸

治中風、口眼歪斜、惡風惡寒、四肢拘急 秦艽、白芷、防風、桂枝各15克，升麻、葛根、炙甘草、芍藥、人參各25克。將以上9味中藥切細。每次50克，加蓮鬚、蔥白水煎，去渣，飯後稍熱服。服藥後，蓋上被子休息，微微出汗即可。

治虛勞潮熱、咳嗽、盜汗不止 秦艽、柴胡、知母、炙甘草各50克。將以上4味中藥研成粗末。每服15克，水煎，去渣，溫服，不拘時服。

治療血栓閉塞性脈管炎 秦艽20克，加水4000毫升浸泡，煎煮至2500～3000毫升。先熏後洗，每次30分鐘，每日2次。

› 別名
秦膠、秦爪、麻花艽、大艽、蘿蔔艽、辮子艽等。

› 道地藥材
主產於內蒙古、寧夏、河北、陝西、新疆、山西等地。

› 挑選儲存
以粗大、肉厚、色棕黃者為佳。置通風乾燥處，防止受潮。

› 用法用量
煎服：5～10克。
外用：適量，研末撒。

葉 治胃熱虛勞發熱。

傳世名方

【主治】治小便艱難、脹滿悶。
【配方】秦艽五十克（去苗）。
【制法】以水一大盞，煎取七分，去渣。
【用法】食前分作二服。
——出自《太平聖惠方》

木瓜 祛濕除痹活絡

木瓜味酸，性溫。酸而入肝，益筋和血；溫香化濕，醒脾健胃，具有舒筋活絡、和胃化濕的功效，可以用於治療風濕痹痛、筋脈拘攣、腳氣腫痛、吐瀉轉筋等，尤善治濕邪引起的足膝腫痛以及麻木的腳氣病。

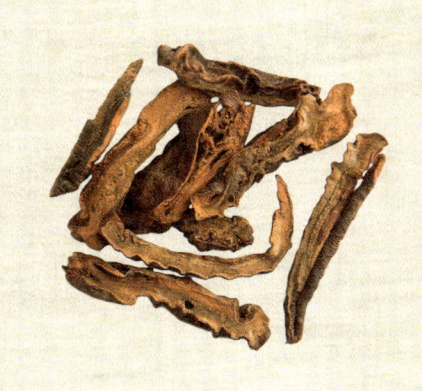

| 性 | 溫 | 歸經 | 肝、脾 |
| 味 | 酸 | 毒性 | 無 |

使用禁忌

一般禁忌：內有鬱熱、小便赤短者慎服。

祛風濕用法

木瓜益筋和血，善舒筋活絡，且能祛濕除痹，為濕痹、筋脈拘攣要藥，也常用於治腰膝關節酸重疼痛。常與乳香、沒藥、生地黃同用。

取鮮木瓜1個（約300克），沒藥60克，乳香7.5克。木瓜剖開，將沒藥和乳香納入木瓜中，蓋嚴，以牙籤固定，蒸至爛熟，搗成膏狀。每服3~5勺，地黃酒燉暖化下。

功效延伸

治濕熱痹阻，關節紅腫、灼痛、麻木 木瓜10克，雞血藤20克，黃豆芽250克，豬油、鹽各少許。木瓜、雞血藤煎水去渣，放入黃豆芽、豬油同煮湯，熟後再加鹽。

治腿腳酸疼 杜仲10克，木瓜、牛膝各5克。水煎服，每日1劑，上、下午各服1次。

潤膚豐胸 鮮木瓜1個，蓮子、大棗、蜂蜜各適量。蓮子和大棗煮熟。木瓜剖開去子，放入大棗、蓮子、蜂蜜，上籠蒸軟爛即可。

別名
貼梗海棠、貼梗木瓜、鐵腳海棠、鐵杆海棠、鐵腳梨、川木瓜、宣木瓜等。

道地藥材
主產於安徽、浙江、湖北、四川等地。

挑選儲存
以個大、皮皺、紫紅色者為佳。置通風乾燥處，防止受潮。

用法用量
煎服：一般用量6~9克。

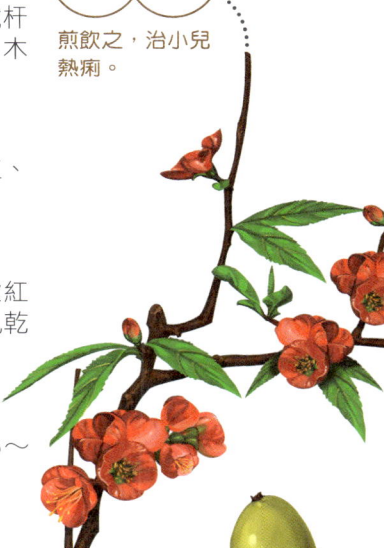

枝葉 煎飲之，治小兒熱痢。

傳世名方

【主治】吐瀉轉筋。
【配方】木瓜汁一盞，木香末二克。
【制法】上二味，以熱酒調下。
【用法】不拘時服。
——出自《聖濟總錄》

威靈仙　祛風利濕止痛

威靈仙具有祛風利濕、通絡止痛、消骨鯁等功效。可以用於治療風濕痹痛、痛風頑痹、關節不利、肢體麻木、腰膝冷痛、筋脈拘攣、腳氣、破傷風、扁桃腺炎等，以及腹中積聚包塊、噎膈、骨鯁咽喉。

性	溫	歸經	膀胱
味	辛、鹹	毒性	無

使用禁忌

一般禁忌：氣血虧損者及孕婦慎服。

祛風濕用法

威靈仙辛散溫通，性猛善走，通行十二經，既能祛風濕，又能通經絡而止痛，是治療風濕痹痛的要藥。凡是風濕痹痛、肢體麻木、筋脈拘攣、屈伸不利，無論上下皆可應用，尤其適用於風邪偏盛、肢體拘攣掣痛者。若單用，研末沖服即可。

威靈仙150克，搗細羅為散。每次3克，空腹時以溫酒調下。可治腰腳疼痛久不癒。

功效延伸

腳氣入腹，脹悶喘急　威靈仙適量，研末。每次6克，酒送服。

諸骨鯁咽　威靈仙、砂仁各30克，白糖1小杯。加水2碗，煎至1碗，趁溫服。

治腰腿疼痛久不癒　威靈仙150克。將威靈仙研成細末。每服3克，食前以溫酒送服，逐日以微利為度。

治痞積（因過食生冷、油膩之物所致胸腹脹痛等）　威靈仙、楮實子各50克。將威靈仙和楮實子研成細末。每次15克，溫酒送服。

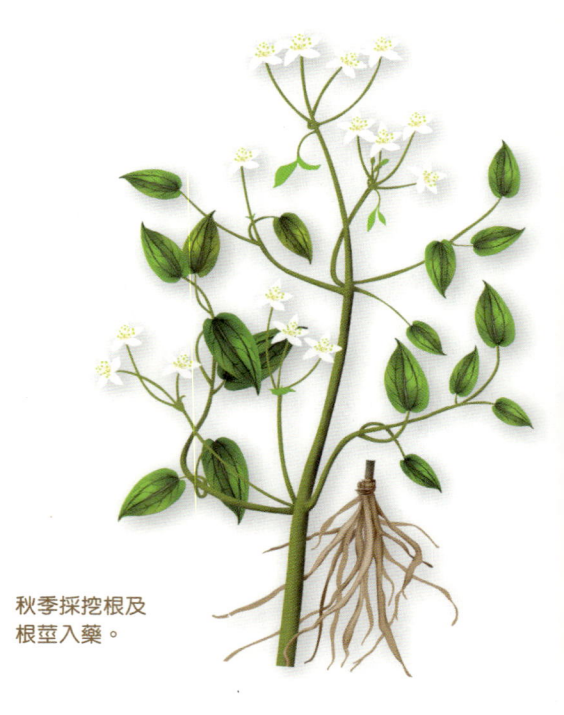

別名
鐵腳威靈仙、黑腳威靈仙、鐵腳鐵線蓮、鐵耙頭等。

道地藥材
主產於江蘇、安徽、浙江等地。置陰涼乾燥處。

挑選儲存
以條勻、皮黑、肉白、堅實者為佳。

用法用量
煎服：6〜9克，消骨鯁（魚骨頭）可用至30克。

外用：適量。

秋季採挖根及根莖入藥。

狗脊

祛濕補腎強筋骨

狗脊有強腰膝、祛風濕、補腎益氣等功效，適用於腰膝酸軟、關節疼痛、屈伸不利及腎陽不足所致的尿頻遺尿、遺精滑精、白帶過多等。

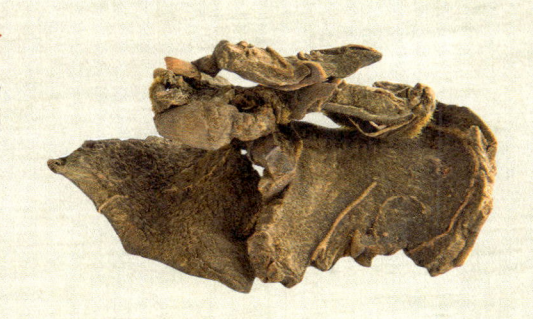

| 性 | 溫 | 歸經 | 肝、腎 |
| 味 | 苦、甘 | 毒性 | 無 |

使用禁忌

病症禁忌：腎虛有熱、小便不利或短澀赤黃、口苦舌乾皆忌服；肝虛有鬱火忌用。

▶別名
金毛狗脊、金毛狗、金狗脊、金毛獅子、猴毛頭、黃狗頭。

▶道地藥材
主要產於福建、四川等地。

▶挑選儲存
以表面深棕色，密被光亮的金黃色茸毛，下部叢生多數棕黑色細根，質堅硬，難折斷，味微澀者為佳。置通風乾燥處，防止受潮。

▶用法用量
煎服：配伍其他藥味一同煎服，一般用量10～15克。

外用：鮮品搗爛外敷，用於治療水火燙傷、癰疽瘡瘍。

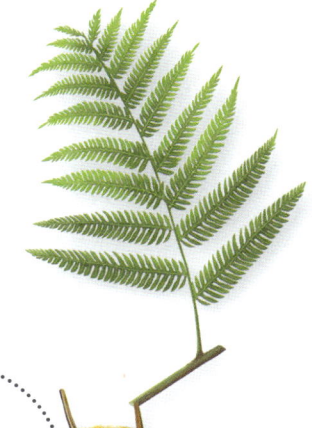

祛風濕用法

狗脊有祛風濕、止痹痛之效，可用於風寒濕痹痛、肢體關節疼痛等。將狗脊150克浸於黃酒1500毫升，密封，置鍋中，隔水煮90分鐘後放置7日。每次飲1小盅，每日3次。可緩解腰關節筋骨疼痛，腰膝無力，活動不便。

功效延伸

補肝腎，強筋骨 用於肝腎不足所致的腰膝酸軟、疼痛、陽痿、遺精、尿頻、遺尿、頭暈目眩、鬚髮早白等。取狗脊15克，雞蛋5個，紅糖30克。將狗脊和雞蛋同入砂鍋，加水適量，煮至水沸，敲破蛋殼，繼續煮20分鐘。湯中調入紅糖，吃蛋飲湯，每日1劑。可補肝腎，養氣血。

補腎壯陽 用於腎陽不足導致的滑精、遺尿、小便頻數、脾虛瀉痢、肺虛喘咳、自汗盜汗、崩漏帶下等。狗脊、金櫻子、枸杞子各15克，羊肉200克。羊肉洗淨切塊，同狗脊、金櫻子、枸杞子一起下鍋，加水適量，燉40分鐘即可食肉飲湯。可輔助治療不育症，常服效佳。

根鬚
根莖上的細柔毛（金狗脊黃毛），研末撒敷，可止血。

傳世名方
【主治】病後足腫。
【配方】狗脊適量。
【制法】煎湯。
【用法】用湯漬洗，並節食以養胃氣。
——出自《傷寒蘊要》

抗菌消炎

蒲公英　抗菌消炎利尿

蒲公英含有蒲公英醇、菊糖等多種營養成分，有抗菌消炎、利尿、利膽、退黃疸等功效，同時也含有豐富的營養價值，可生吃、炒食、做湯，是藥食兼用的植物。

| 性 | 寒 | 歸經 | 肝、胃 |
| 味 | 苦、甘 | 毒性 | 無 |

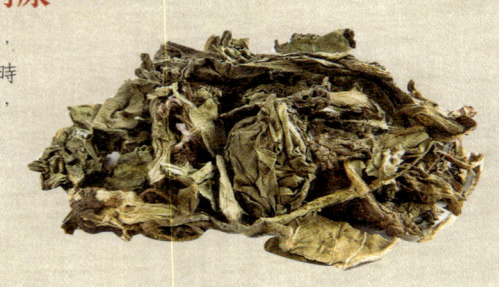

使用禁忌

一般禁忌：陽虛外寒、脾胃虛弱者忌用；服用或注射蒲公英提取物有過敏反應者應立即停用。

服用禁忌：忌用量過大。

▶別名
婆婆丁、黃花地丁、黃花草。

▶道地藥材
主產於中國東北、華北、華東、華中、西北、西南各地。

▶挑選儲存
以葉多、色灰綠、根完整、無雜質者為佳。置通風乾燥處，防潮、防蛀。

▶用法用量
煎服：9～15克。
外用：鮮品適量，搗敷或煎湯熏洗患處。

▶本草成分
本品含蒲公英固醇、蒲公英素、蒲公英苦素、肌醇和萵苣醇、蒲公英賽醇、咖啡酸及樹脂等，其煎劑或浸劑有明顯的抗菌、抑菌作用，能激發機體的免疫功能。

傳世名方
【主治】乳癰紅腫。
【配方】蒲公英三十克，忍冬藤六十克。
【制法】搗爛，加水二盅，煎一盅。
【用法】食前服，睡覺病即去矣。
——出自《積德堂方》

抗菌消炎用法

蒲公英60克，金銀花30克，二者水煎取汁，再加粳米100克煮粥，每日服用2次，連服3～5日。此方有清熱解毒之功效，可用於治療各種炎症。但用量不宜過大，否則會導致輕度泄瀉，且陽虛外寒、脾胃虛弱者忌服。

蒲公英15克，炒枳實10克，炒黨參3克，煨木香7克。將上述4味藥打成粗粉，每次取20克，用紗布包好，放入杯中，用沸水適量沖泡，當茶飲用，每日1～2劑。主治胃炎，但胃陰不足、舌紅無苔者忌用。

功效延伸

清熱解毒　可用於疔瘡腫毒、肝熱目赤腫痛、咽痛等。蒲公英250克，豬肉100克，料酒、鹽、蔥花、薑末、醬油各適量。將蒲公英去雜洗淨，入沸水中焯一下，撈出洗淨，擠水切段。豬肉洗淨切絲。將料酒、鹽、醬油、蔥花、薑末同放碗中攪勻成芡汁。鍋燒熱，下肉絲煸炒，加入芡汁炒至肉熟而入味，投入蒲公英炒至入味，出鍋即成。此菜可為人體提供豐富的蛋白質、脂肪、胡蘿蔔素、維生素C。具有解毒散結、滋陰潤燥的功效。

消腫散結　可用於乳癰、肺癰、腸癰及蛇蟲咬傷。蒲公英15克，粳米50克。蒲公英、粳米

分別洗淨，煮粥食用，消腫散結效果良好。

蒲公英60克，魚腥草20克，桔梗10克，白糖適量。水煎服用，主治肺膿腫。

治傷風感冒 蒲公英30克，大青葉15克，防風、荊芥各10克。水煎服用，主治傷風感冒。

利尿通淋 可用於熱淋澀痛、濕熱黃疸。蒲公英、玉米鬚各60克，白糖適量。蒲公英、玉米鬚洗淨，水煎取汁，加白糖調服。主治小便淋澀。

鑒別用藥

蒲公英、紫色蒲公英（大薊）

蒲公英為多年生草本植物。多貼於地面生長，根圓柱狀，黑褐色。葉倒卵狀披針形、倒披針形或長圓狀披針形，邊緣有波狀齒或羽狀深裂。蒲公英有清熱解毒、消腫散結的作用。

紫色蒲公英（大薊）為多年生草本植物。高0.5～1米，根圓錐形，肉質，表面棕褐色。葉叢生，有柄，倒披針形或倒卵狀披針形，邊緣齒狀，齒端有針刺，上面疏生白絲狀毛，下面脈上有長毛。紫色蒲公英有止血、治癰的作用。

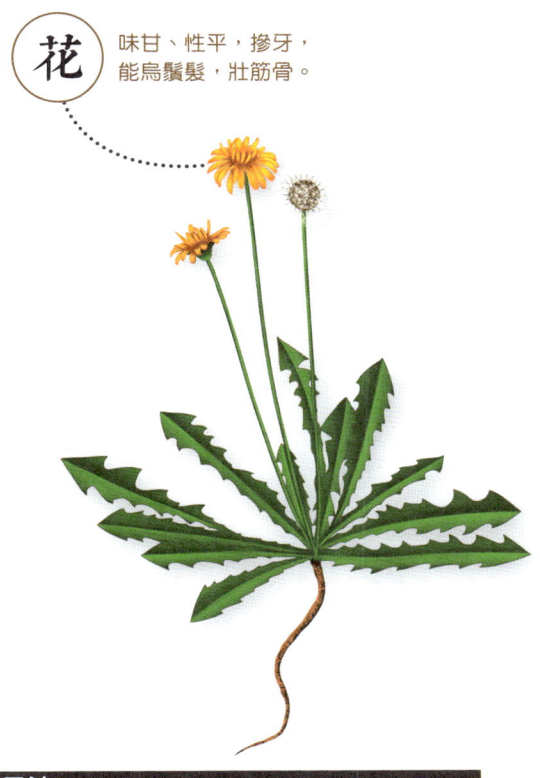

花　味甘、性平，摻牙，能烏鬚髮，壯筋骨。

	家庭簡單用法
水煎	癰癤：蒲公英60克，桔梗10克，白糖適量。水煎服用。
	眼結膜炎：蒲公英15克，黃連3克，夏枯草12克。水煎服用。
	便秘：蒲公英75克，水1000毫升。蒲公英洗淨，放入鍋中，加水煮沸，文火熬煮1小時，濾去茶渣，晾涼飲用。
	急性黃疸型肝炎：蒲公英、茵陳各50克，大棗10枚，白糖適量。蒲公英、茵陳、大棗煎水，加入白糖服用。
煮粥	慢性扁桃腺炎：蒲公英15克，橄欖50克，白蘿蔔100克，粳米40克。蒲公英、橄欖和白蘿蔔共煎取汁，將粳米放入藥汁中煮粥食用。
燉湯	慢性胃炎：蒲公英30克，豬肚1個，鹽適量。豬肚洗淨，加水燉煮，將熟時，放入蒲公英，燉至豬肚熟，加鹽調味，食肉飲湯，分2次食用。
外用	止痛：鮮蒲公英適量，洗淨，搗碎取汁，敷於痛處。
	流行性腮腺炎：鮮蒲公英適量，洗淨，搗碎，加雞蛋清或適量白糖調糊，外敷。
	沙眼癢痛：鮮蒲公英適量，洗淨，搗碎，取汁，高溫消毒後滴眼。

馬齒莧 抗菌清熱利水

馬齒莧性寒味酸，具有清熱解毒、利水去濕、止血消腫、殺蟲殺菌等功效。適用於痢疾、腸炎、腎炎水腫、產後子宮出血、痔瘡出血、乳腺炎等病症，並對糖尿病有一定的輔助治療作用。

性	寒	歸經	肝、大腸
味	酸	毒性	無

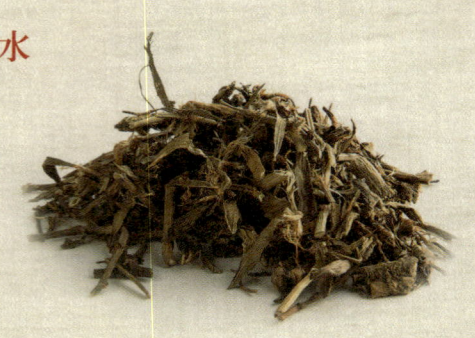

使用禁忌

一般禁忌：脾胃虛弱、脾虛泄瀉者及孕婦忌食。
服用禁忌：忌與胡椒、甲魚同食。

▶別名

馬莧、五行草、長命菜、五方草、瓜子菜、麻繩菜、馬齒菜、馬生菜等。

▶道地藥材

主產於中國東北、華北、中南、西南、西北等地區。

▶挑選儲存

以棵小、質嫩、葉多、色青綠者為佳。鮮馬齒莧用開水燙過後曬乾，置於陰涼乾燥處。

▶用法用量

煎服：一般用量9～15克，鮮品30～60克。

▶本草成分

馬齒莧含有較豐富的銅元素，經常食用馬莧能使白髮變黑。馬齒莧有天然抗生素的美稱，馬齒莧對大腸桿菌、痢疾桿菌、傷寒桿菌、金黃色葡萄球菌等病菌具有明顯的抑制作用，常用於細菌性痢疾、胃腸炎、急性關節炎、尿道炎等。

抗菌消炎用法

鮮馬齒莧150克，栗子肉50克，粳米100克。粳米洗淨。鮮馬齒莧洗淨，切碎，同栗子肉、粳米煮粥。早、晚餐食用，每日1劑。具有清熱涼血、消炎的功效，適用於腸炎、痢疾等。

鮮馬齒莧100克，黑芝麻10克，蒜泥30克，蔥末、鹽、白糖、醬油、醋適量。鮮馬齒莧洗淨切長段，用沸水燙透撈出瀝乾，裝盤。黑芝麻炒香研碎。黑芝麻、蒜泥、蔥末、鹽、白糖、醬油、醋同入馬齒莧盤中，拌勻即成。經常食用，量不限。具有清熱解毒、消腫止血的功效。適用於便血、腸炎。

功效延伸

清熱化濕 鮮馬齒莧250克，豬瘦肉、綠豆各100克，蒜蓉10克，香油、鹽各適量。馬齒莧洗淨、切段，把綠豆淘洗後直接入鍋，加適量水用文火煮約15分鐘。再放入豬瘦肉、馬齒莧、蒜蓉，煮至豬瘦肉熟爛，放入鹽、香油調味即可。

馬齒莧50克，檳榔10克。將馬齒莧洗淨，與檳榔同放入砂鍋中，加水煎煮30分鐘，去渣取汁。早晚分服，可清腸化濕，消積導滯。適用於濕熱內蘊型慢性結腸炎。

涼血止血 可用於產後子宮出血、便血等病。鮮馬齒莧、鮮藕各500克，白糖適量。將馬齒莧及鮮藕洗淨，搗爛，絞汁，調入白糖，攪勻。每次服200毫升，每日2～3次。具有清熱利濕、涼血止血的功效。適用於濕熱下注型血精。

利水去濕 可用於糖尿病、胃炎、腸炎等。鮮馬齒莧、黃花菜各30克，鹽、香油各適量。將馬齒莧、黃花菜分別洗淨，一同入鍋，加水煮湯，用鹽調味，淋上香油即成。佐餐食用。具有清腸利水、調脂減肥的功效。適用於單純性肥胖症、慢性胃炎等。

清熱化濕 馬齒莧25克，柴胡、赤芍、延胡索、山楂各10克，大棗10枚，粳米60克，白糖適量。前4味藥放入鍋內，加水1000毫升，武火煮開，文火煮半小時，取汁，用藥汁煮粳米、大棗至粥熟，加山楂、白糖拌勻即可。

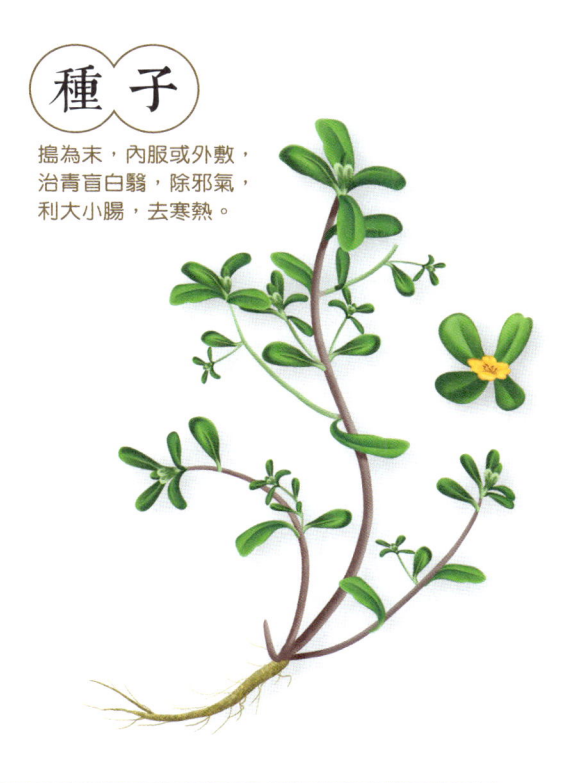

種子

搗為末，內服或外敷，治青盲白翳，除邪氣，利大小腸，去寒熱。

傳世名方

【主治】耳有惡瘡。
【配方】乾馬齒莧三十克，黃柏十五克。
【制法】搗羅為末。
【用法】每取少許，綿裹納耳中。
——出自《太平聖惠方》

家庭簡單用法

搗汁	小便熱淋：鮮馬齒莧適量，洗淨，搗碎，取汁1小碗，服用。
	尿血、血淋、便血：鮮馬齒莧、鮮藕各適量，分別洗淨，切碎，絞汁，取等量的汁液混勻。每次服2匙。
水煎	預防菌痢：鮮馬齒莧莖葉500克，水1500毫升。馬齒莧洗淨，切碎，加水，煎水至500毫升，濾去渣。每次70毫升，每日3次，連服2～7天。
調拌	產後保健：鮮馬齒莧100克，枸杞子10克，黑芝麻2克，雞肉50克，香油、鹽各適量。馬齒莧洗淨，放入沸水中焯1～3分鐘，撈出，過涼。枸杞子洗淨。雞肉洗淨，切絲，入沸水中煮熟，撈出，瀝乾。將馬齒莧、雞肉絲、黑芝麻、枸杞子放一起，加鹽、香油拌勻即可。
燉湯	濕熱帶下：鮮馬齒莧50克，芡實100克，豬瘦肉150克，鹽適量。鮮馬齒莧去根、老黃葉片，洗淨，切段。豬瘦肉洗淨，切丁，芡實洗淨。豬瘦肉、芡實與鮮馬齒莧一起放入砂鍋內，加適量水，武火煮沸，改文火煲2小時，食用前調入鹽。

板藍根 抗菌消炎治感冒

現代藥理研究證實，板藍根具有抗菌抗病毒的作用，對大腸桿菌、傷寒桿菌、痢疾桿菌等致病菌都有抑制作用，為抗病毒中藥的典型代表。板藍根還可提高人體免疫功能。

性	寒	歸經	心、胃
味	苦	毒性	無

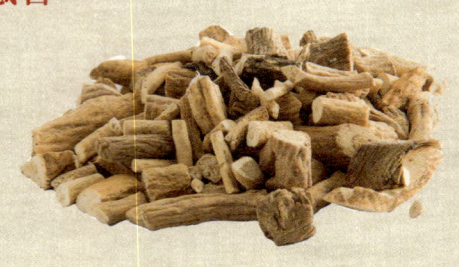

使用禁忌

一般禁忌：體虛而無實火熱毒者忌用；脾胃虛寒者慎用；腹瀉、腸胃不好者慎用。

服用禁忌：服用板藍根可能會出現過敏反應，如全身皮膚發紅、皮疹瘙癢、頭昏眼花、胸悶氣短、煩躁、噁心嘔吐、消化道出血等。如有上述現象要停用。

▶ 別名
靛青根、藍靛根、菘藍、草大青、大青根。

▶ 道地藥材
主產於河北、陝西、江蘇、安徽等地。

▶ 挑選儲存
以根平直粗壯、堅實、粉性大者為佳。密閉、防潮、避光乾燥處保存。

▶ 用法用量
煎服：15～30克。

▶ 本草成分
板藍根含有菘藍根、多醣等成分，有抗菌，抗病毒，抗腫瘤，以及提高免疫力的作用。

抗菌消炎用法

板藍根20克，竹葉、蓮子心各10克，糯米150克，白糖適量。將糯米淘洗後放入砂鍋中，放入水煮粥，至糯米半熟時，把洗淨搗爛的板藍根、竹葉、蓮子心放入粥中，繼續煮至糯米爛熟為止，喝粥時可加入白糖調味。可清熱消炎。

板藍根20克，蜂蜜10克。板藍根洗淨，晾乾或曬乾，切成片，放入砂鍋，加水浸泡片刻，煎煮20分鐘，用潔淨紗布過濾取汁，加入蜂蜜拌勻即成。早晚分服，可清熱解毒、抗病毒。適用於流行性腮腺炎。

功效延伸

治療感冒 板藍根是治感冒的經典中藥。防治感冒可用板藍根18克，研粗末，用水煎煮後當茶飲用。或加羌活9克。

清熱、解毒、涼血、利咽 可用於肺胃熱盛所致的咽喉腫痛、口咽乾燥、腮部腫脹，還可用於急性扁桃腺炎、腮腺炎、流感等。《本草便讀》記載板藍根「涼血、清熱、解毒、辟疫、殺蟲」，清熱、解毒、涼血、利咽是板藍根主要的功效。

配伍其他中藥，消炎作用顯著，比較出名的藥方有專治小兒水痘的板藍根銀花糖漿。

傳世名方

【主治】痘疹出不快。
【配方】板藍根五十克，甘草二克（銼‧炒）。
【制法】上同為細末。
【用法】每服三克或五克，取雄雞冠血三兩點，同溫酒少許，食後，同調下。
——出自《閻氏小兒方論》

組方為板藍根100克，金銀花50克，甘草15克，冰糖適量。用水煎煮後服用，每次10～20毫升，每日數次。

生津止渴 用於咽喉炎，可取板藍根20克，金銀花、桔梗各15克，白菊花、麥冬各10克，甘草3克，綠茶6克。將所有的材料放入研磨器中，磨成粗末狀，再用紗布袋裝成三包。取一包用沸水沖泡，浸泡約15分鐘，飲用時加入冰糖，此方能生津止渴。

增強免疫力 板藍根燉豬腱食用，有增強免疫力的作用。具體做法是，取板藍根8克，豬腱子60克，大棗數枚，鹽適量。一起入鍋，用文火煮3個小時，然後加鹽調味即可。

鑑別用藥

板藍根、大青葉、青黛

大青葉（乾燥葉片）、板藍根（乾燥根）、青黛（葉或莖葉加工製得的乾燥粉末或團塊）三者同出一物，因其使用部位和加工方法不同，功效各有側重。

大青葉性寒味苦，有涼血消斑、清熱解毒之功，對溫病毒盛發斑者較為適宜；板藍根性味苦寒，有清熱解毒、涼血利咽的功效，長於解毒利咽，對感冒而致咽喉腫痛、頭面紅腫者較為適宜；青黛性味鹹寒，有清熱、涼血、解毒、定驚的功效，長於瀉肝定驚，對肝火犯肺咳嗽及溫病抽搐較為適宜。

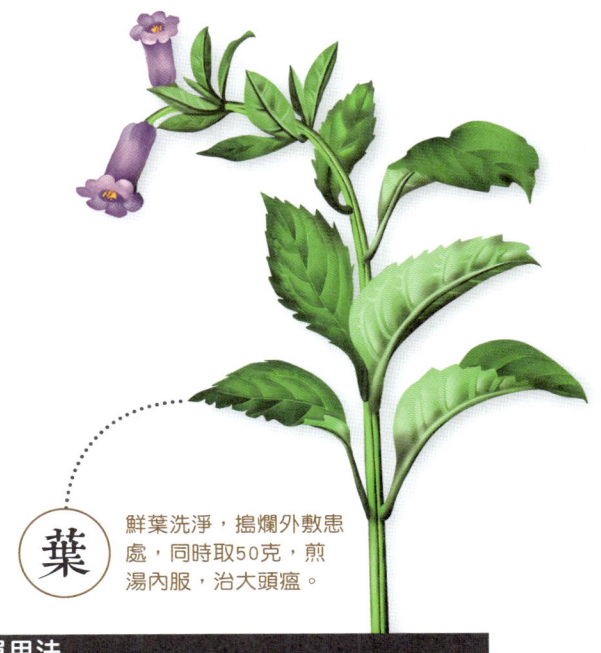

葉 鮮葉洗淨，搗爛外敷患處，同時取50克，煎湯內服，治大頭瘟。

家庭簡單用法

水煎	急性病毒性肝炎：板藍根、大青葉各30克，茶葉5克。同入砂鍋，加水煎湯取汁。每日飲用2次，連服15天，可清熱解毒、利濕退黃。 預防腮腺炎：板藍根15克，水煎服用，連服5天。 風熱型感冒：板藍根、金銀花、連翹各30克，荊芥10克。先將前3味用水稍煮，再放入荊芥，每次飲用30～60毫升，每日3次。 流行性感冒：板藍根20克，綠茶5克，冰糖適量。板藍根搗碎，倒入砂鍋，加水500毫升，煮至250毫升，再加入茶葉煮5分鐘，倒入冰糖拌勻即可。有清熱解毒、利尿止渴的作用。
煮粥	潤膚養顏：板藍根100克，薏苡仁150克。將板藍根煮沸半小時後，取出藥汁與薏苡仁煮粥。此方可治臉部及手腳部位發生的扁平疣。
燉湯	涼血利咽：板藍根20克，絲瓜250克，鹽適量。板藍根洗淨，絲瓜洗淨、連皮切片，備用。砂鍋內加水適量，放入板藍根、絲瓜片，武火煮沸，再改用文火煮15分鐘至熟，去渣，加入鹽調味即可。

金銀花　消炎清熱祛濕

金銀花自古被譽為清熱解毒良藥。它性寒味甘氣芳香，甘寒清熱而不傷胃，芳香透達又可祛邪，既能宣散風熱，還善清解血毒，用於各種熱性病，如身熱、發疹、發斑、熱毒瘡癰、咽喉腫痛等症，均效果顯著。

性	寒	歸經	肺、胃、心
味	甘	毒性	無

使用禁忌

一般禁忌：金銀花性寒涼，脾胃虛寒及氣虛瘡瘍膿清者忌服。
病症禁忌：慢性潰瘍忌用。
食用禁忌：金銀花不可與寒涼的食物同食，會損傷人體陽氣。

傳世名方

【主治】癰疽發背初起。
【配方】金銀花二百五十克，當歸一百克。
【制法】金銀花用水十碗煎至二碗，入當歸，同煎至一碗。
【用法】一氣服之。
——出自《洞天奧旨》

▶別名
忍冬、雙花、山金銀花、土忍冬。

▶道地藥材
中國南北各地均有分佈，主產於河南、山東等省。

▶挑選儲存
以花圍未開放，色黃白，肥大者為佳。密封儲存，並放置於陰涼處。

▶用法用量
煎服：6～15克。生用宜疏散風熱、清瀉裡熱；炒炭宜用於熱毒血痢；露劑多用於暑熱煩渴。

▶本草成分
金銀花含有木樨草素、肌醇等成分，有抑菌、防暑、降血壓、養顏的作用，並對各種高熱、炎症、咽喉腫痛有療效。

抗菌消炎用法

金銀花、麥冬各10克，鮮蘑菇、豬肉絲各30克，雞蛋2個，香菇碎、食用油、鹽各適量。所有材料拌勻，隔水蒸15分鐘。可清熱消炎。

金銀花25克，水鴨1隻，無花果2個，生薑2片，鹽適量。金銀花洗淨，水鴨洗乾淨後放入沸水內煮5分鐘，取出。水1000毫升先煮沸，加入金銀花、水鴨、無花果、生薑再煮沸，後改用文火煮2個小時，加鹽調味。有潤膚、消炎的作用。

功效延伸

清熱除煩　取金銀花適量，泡茶喝，對各種上火症狀有顯著改善作用。加點綠茶，有清熱除煩的功效，可用於風熱感冒、發熱煩渴等症。如果在金銀花茶中調入適量蜂蜜，則可用於小兒夏天長痱子的輔助治療。

潤肺止咳、清肝明目　金銀花與蘆根煎服，具有清熱解暑、生津止渴之功效；與山楂同煎服，能清熱、消食、潤肺止咳；與菊花、枸杞子、決明子等中藥搭配，還有清肝明目的作用。

清熱解毒、祛濕止痢 金銀花還可以用來熬粥。金銀花、白菊花各5克，粳米100克，同煮為粥即成，有清熱解毒、祛濕止痢的作用。金銀花與綠豆煮粥同食，能清熱解毒、祛暑止渴。

金銀花20克，洗淨。蓮子50克，用涼水浸泡，去皮、心，洗淨。同放入砂鍋內，用武火燒沸，再轉用文火煮至蓮子熟爛，放入金銀花，煮5分鐘後加入白糖適量，調勻即成。早晚分食，可清熱化濕，主治肝膽濕熱型慢性肝炎。

鑑別用藥

金銀花、連翹

二者均有清熱解毒作用，既能透熱達表，又能清裡熱而解毒。對外感風熱、溫病初起、熱毒瘡瘍等症常相須為用。區別是：連翹清心解毒之力強，並善於消癰散結，為瘡家聖藥，亦治瘰鬁（淋巴結核）、痰核（皮下腫起如核）；而金銀花疏散表熱之效優，且炒炭後善於涼血止痢，用治熱毒血痢。

莖葉 取30克（鮮品90克），煎湯代茶頻飲，治四時外感、發熱口渴，或兼肢體酸痛者。

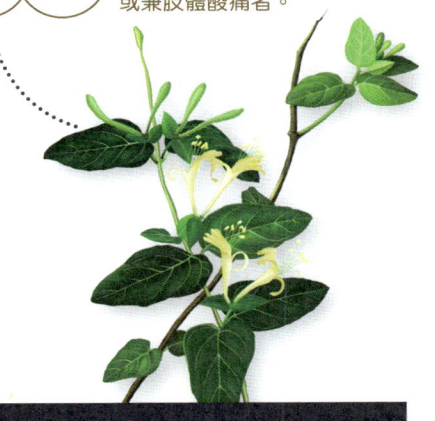

聽故事記中藥

在民間傳說中金銀花是愛情的見證之花。相傳在很久以前，有個書生偶遇一富家小姐，兩人一見鍾情，便在丫鬟的安排下頻頻約會。有一天他們在園林中散步時，發現有一種花成對開放且清香特別，兩人觸景生情，便指花為盟，私定了終身。不料，姑娘的父母知曉後，因嫌棄書生家境貧寒，堅決不同意這門親事，硬要將他們拆散。知道真相的書生從此發憤苦讀，最終考中了狀元，並將姑娘明媒正娶，有情人終成眷屬。從此，他們把定情之花栽得滿院皆是。這種花就是金銀花。

家庭簡單用法

泡茶	消化性潰瘍：金銀花、白及各10克，綠茶3克。前2味藥洗淨研成粗末，與綠茶同放入杯中，沸水沖泡，加蓋悶15分鐘即成。代茶頻飲，一般可沖泡3～5次。可清熱解毒，涼胃生津。
	肝陽上亢型高血壓：金銀花、菊花各3克。泡茶，每日飲用3次，能平肝明目、清熱解毒。
沖服	風熱型咳嗽：金銀花5克，雞蛋1個。雞蛋打入碗內，金銀花加水200毫升煮沸5分鐘，取汁沖雞蛋，趁熱一次服完，每日早晚各1次。
水煎	慢性胃炎：金銀花30克，菊花15克，山楂、蜂蜜各50克。山楂洗淨，切片，與金銀花、菊花一同放入鍋中，加水2000毫升煎煮30分鐘，取汁，再加水二煎，調和2次汁液，鍋復置火上，燒至微沸，稍涼加入蜂蜜攪勻即成。每日早晚分飲。可清熱解毒，開胃消食。
	泌尿系感染初期：金銀花10克，荔枝草15克，分別去雜，洗淨，同放入砂鍋，加適量水，武火煮沸，改用文火煎煮15分鐘，用潔淨紗布過濾，去渣，取汁回入砂鍋，繼續用文火煨煮，加入敲碎的冰糖屑10克，待其溶化即成。代茶頻飲，當日飲完。可清熱解毒，利水消腫。

黃連

抗菌消炎解毒

黃連具有清熱瀉火、解毒止痛等功效。適用於濕溫暑濕、胸脘痞滿、濕熱瀉痢、高熱煩躁、神昏驚癇；咽喉疼痛、口舌生瘡、熱毒瘡癰、痄腮（流行性腮腺炎）等。

| 性 | 寒 | 歸經 | 心、脾、胃、大腸 |
| 味 | 苦 | 毒性 | 無 |

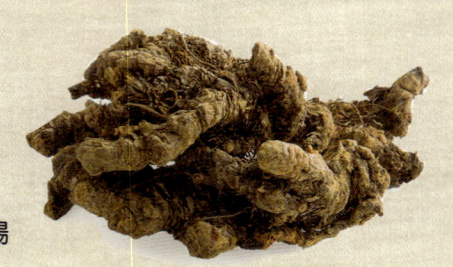

使用禁忌

一般禁忌：胃寒、脾虛泄瀉者忌用。
病症禁忌：嘔吐、泄瀉忌用。
食用禁忌：黃連不可與豬肉同食，黃連清熱瀉火、健胃燥濕，豬肉酸寒滑膩，可滋陰潤燥，同食不但容易降低藥效，還會導致腹瀉。

▶別名
王連、支連等。

▶道地藥材
主要產於四川、貴州、湖南、湖北、陝西南部。

▶挑選儲存
以乾燥、條細、節多、鬚根少、色黃者為佳。置於陰涼、乾燥、通風處。

▶用法用量
煎服：1.5～3克。
研末：每次0.3～0.6克。
外用：適量，研末調敷；或煎水洗；或熬膏塗；或浸汁用。

▶本草成分
黃連含有黃連素等成分，有抗菌、抗炎、抗潰瘍、抗癌、抗氧化、保護胃黏膜、增加冠狀動脈血流量及降低血壓的作用。

抗菌消炎用法

黃連有清熱解毒、抗菌消炎的作用。治療胃炎，黃連、吳茱萸、白芍各10克，甘草5克，大棗4枚，水煎當茶飲。

治療腸炎，可用黃連5～10克，研末，放入湯匙中，加入香油拌勻，分3～5次將藥汁徐徐咽下，每日服用2次，每次用藥後半小時內不要喝水或吃東西，以免影響療效。

黃連也可外用，用於治療夏季皮炎。黃連粉10克，加陳茶汁調擦患處，每日1次。有潤膚、消炎的作用。

功效延伸

清熱燥濕 用於濕熱痞滿、嘔吐吞酸、瀉痢等。黃連2克，麥冬15克，洗淨，放入有蓋杯中，用沸水沖泡，加蓋，悶15分鐘即成。當茶頻飲，一般可沖泡3～5次。可滋陰生津，清熱潤燥，降血糖。主治糖尿病。

傳世名方
【主治】心經實熱。
【配方】黃連三十五克。
【制法】水一盞半，煎一盞。
【用法】食遠溫服，小兒減之。
——出自《太平惠民和劑局方》

黃連、炒吳茱萸、白芍各30克，研末，以麵粉加水製成綠豆大小的丸粒，每次20丸，空腹用米湯送服，連服3天。可清熱燥濕。主治腹瀉不止、腸胃不消化、肚臍刺痛等。

解毒瀉火 用於消渴、牙痛、癰腫疔瘡。亦用於失眠、胃熱嘔吐、肝火上炎之目赤腫痛。黃連3克，洗淨，曬乾，切薄片，放入紗布袋中並紮口。山藥30克，洗淨，去鬚根，連皮切成薄片，與黃連藥袋同放入砂鍋，加足量水以武火煮沸後，改用文火煨煮30分鐘，取出藥袋即成。早晚分服，吃山藥片，飲湯汁。可清熱解毒，滋陰益氣，降血糖。主治腎陰虧虛、胃燥津傷以及燥熱傷肺型糖尿病。

治療失眠 失眠的問題一般源於心火，當年傷寒派祖師張仲景，針對陰虛火旺、心中煩熱而失眠的病人創制了黃連阿膠湯，治癒過大量失眠病人。即用黃連5克，黃芩10克，白芍15克，加水熬煮，去掉藥渣，再把阿膠15克溶化在藥汁內，每次加1個雞蛋黃煮熟後服用即可。

鑑別用藥

黃連、胡黃連

黃連與胡黃連均為中藥中大苦、大寒、純陰之品，均具清熱、瀉火、燥濕、涼血之效。其不同之處在於，黃連是毛茛科植物黃連的乾燥根莖，善清心火、瀉胃火，為解毒要藥，常用於治療濕熱內蘊、腸胃濕熱導致的嘔吐、瀉痢等，以及溫病高熱、口渴煩躁，血熱妄行，以及熱毒瘡瘍等。

而胡黃連是玄參科植物胡黃連的乾燥根莖，善退虛熱、除疳熱，常用於治療骨蒸勞熱、小兒疳熱、濕熱瀉痢等。黃連退蒸消疳功效不顯著，而胡黃連瀉心火、解毒之力也不及黃連。

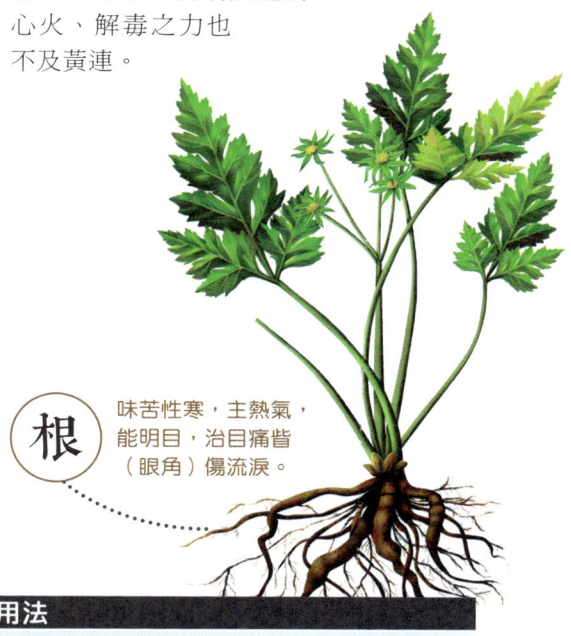

根：味苦性寒，主熱氣，能明目，治目眥（眼角）傷流淚。

家庭簡單用法

泡茶	口有異味：黃連2克，用沸水沖泡，悶3分鐘，代茶飲。可在茶中放適量冰糖，以調節口味，不可久服。有清熱解毒、降火之效。
水煎	濕疹：黃連25克，蜂蜜50克。黃連用500毫升水濃煎，煎好稍涼後加入蜂蜜，飲服，每日3次，每次1小杯。
水煎	心火熾盛型失眠症：黃連3克，黃芩6克，芍藥10克，阿膠15克，雞蛋2個。先將黃連、黃芩、芍藥放入鍋中，加水濃煎取汁，再加入阿膠烊化，稍冷後放入生雞蛋液再煮5分鐘即成。早晚分服。可清心降火、除煩安神。
	失眠：黃連5克，黃芩10克，白芍、阿膠各15克，雞蛋黃1個。黃連、黃芩、白芍煎水，取汁，溶化阿膠，放入雞蛋黃，煮熟，食用。
燉湯	潤肺止咳：黃連2克，杏仁20克，白蘿蔔500克，鹽適量。黃連洗淨，杏仁浸泡去皮。蘿蔔切塊後與杏仁、黃連一起放入碗中，移入蒸鍋，隔水燉，待蘿蔔燉熟後加入鹽調味即可。

穿心蓮 消炎清熱燥濕

穿心蓮具有消炎解毒作用，臨床上曾應用於多種感染性疾病，包括外傷感染、上呼吸道感染、急慢性咽喉炎、急慢性支氣管炎、急性胃腸炎、尿路感染、子宮內膜炎、盆腔炎、中耳炎等，均有不同程度的療效。

性	寒	歸經	心、肺、大腸、膀胱
味	苦	毒性	小毒

使用禁忌

一般禁忌：穿心蓮性寒，脾胃虛寒者不宜用。

病症禁忌：腹瀉忌用。

服用禁忌：穿心蓮不可多服久服，易傷胃氣。穿心蓮和紅黴素不宜同時服用，紅黴素可抑制穿心蓮促進白細胞吞噬的功能，降低藥效。

別名
金香草、苦草、苦膽草、斬舌劍、一見喜。

道地藥材
主要產於福建、廣東等地。

挑選儲存
以植株肥壯、帶有花、無泥土者為佳。置於陰涼、乾燥、通風處。

用法用量
煎服：9～15克。

外用：取適量，搗爛塗於患處，或水煎滴眼、耳。

本草成分
穿心蓮含有內酯化合物、黃酮類等成分，有抗炎、抗癌、抗心血管疾病、抗病毒、抗菌、提高機體免疫力、保肝利膽等作用。

抗菌消炎用法

《泉州本草》記載穿心蓮「清熱解毒，消炎退腫，治咽喉炎症、痢疾、高熱」。治療支氣管肺炎，可取穿心蓮、十大功勞葉（黃柏樹葉）各15克，陳皮10克，用水煎煮後服用。如果是上呼吸道感染，可取穿心蓮、車前草各15克，用水煎煮後當茶飲用。

治療細菌性痢疾，可取穿心蓮15克，木香、甘草各10克，用水煎煮後當茶飲用。

治療急性闌尾炎，可取穿心蓮18克，野菊花30克，用水煎煮後當茶飲用。

功效延伸

清熱解毒 可用於感冒發熱、咽喉腫痛、口舌生瘡、肺熱咳喘。穿心蓮苦寒降泄，清熱解毒，故凡溫熱之邪所引起的病症皆可應用。治外感風熱或溫病初起，發熱頭痛，可單用。治感冒發熱頭痛及熱瀉，可將穿心蓮研末，每次2克，日服3次，白湯送下。

治療百日咳，可取穿心蓮葉3片，用水泡後，再用蜂蜜調服，每日3次。

涼血消腫 可用於癰腫瘡瘍、毒蛇咬傷。用治熱毒壅聚，癰腫瘡毒者，可單用或配金銀花、野菊花、七葉一枝花等同用，並用鮮品搗爛外敷。治癤腫、蜂窩組織炎，可取穿心蓮、三顆針、金銀花、野菊花各9克，七葉一枝花6克。水煎服。

治毒蛇咬傷，可取穿心蓮鮮葉搗爛，調菸斗內的煙油外敷；另取鮮葉9～15克，水煎服。

燥濕止痢 可用於熱淋澀痛、濕熱瀉痢、濕疹瘙癢。治濕疹瘙癢，可以本品為末，甘油調塗患處。亦可用於濕熱黃疸，濕熱帶下等症。治療細菌性痢疾、阿米巴痢疾、腸炎等，取穿心蓮鮮葉10～15片。水煎調蜜服。

治急性菌痢、胃腸炎，取穿心蓮9～15克。水煎服，每日1劑，2次分服。

傳世名方

【主治】感冒發熱頭痛及熱瀉。
【配方】穿心蓮適量。
【制法】研末。
【用法】每次一克，日服三次，白湯送下。
　　　——出自《泉州本草》

📖 聽故事記中藥

中醫的五行學說認為「苦入心」，而穿心蓮只要你含入一小片它的葉子，馬上可以感受到那種刻骨銘心的苦，像是直入你的心中，故名「穿心蓮」。穿心蓮原產印度、斯里蘭卡、巴基斯坦、緬甸、印尼、泰國、越南等國。印度用作補健胃藥，載於1954年《印度藥典》。中國於50年代在廣東、福建南部民間有引種栽培，用於治療多種感染性疾病及毒蛇咬傷。

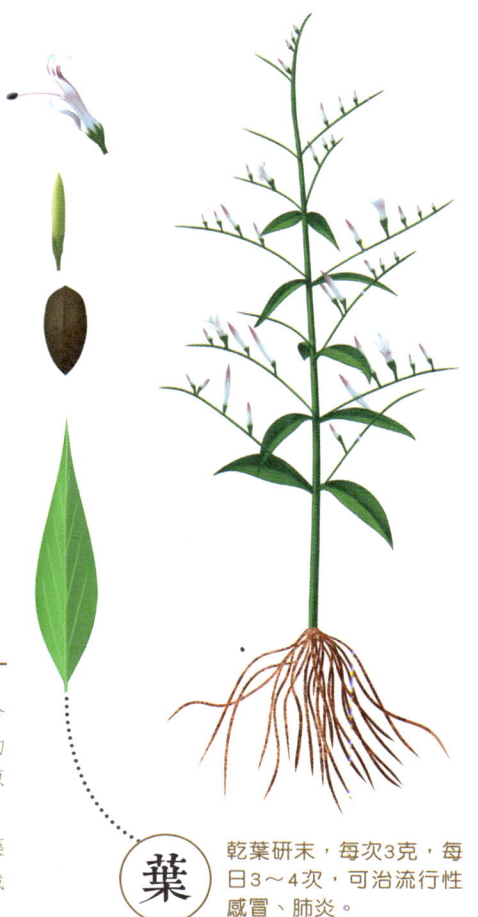

乾葉研末，每次3克，每日3～4次，可治流行性感冒、肺炎。

家庭簡單用法

生食	咽喉炎：鮮穿心蓮15克，嚼爛吞服。
沖服	熱傷風：穿心蓮5克，研末，溫開水送服，每日3～4次。
水煎	胃熱型慢性胃炎：蜂花粉3克，穿心蓮15克，廣木香6克，白芍10克。將後3味藥入鍋加水適量，煎煮2次，每次20分鐘，合併濾汁，放涼後調入蜂花粉即成。日服1劑，分2次服。7日為1個療程。可清熱瀉火，行氣止痛。 失眠，症見心煩、口渴、小便短澀、舌紅苔黃等：穿心蓮、首烏藤各10克，蜂花粉3克。將前2味藥入砂鍋加水適量，煎煮30分鐘，去渣取汁，放涼後調入蜂花粉即成。分2次服，日服1劑。2周為1個療程。可清熱安神。
調拌	感冒：鮮穿心蓮500克，食用油、鹽、糖、香油、醋、薑、蒜、乾辣椒各適量。鮮穿心蓮洗淨，去老莖葉，沸水中倒適量油、鹽，下穿心蓮焯2分鐘左右，撈出，擠乾水分。蒜、薑、乾辣椒切末，與鹽、糖、香油、醋一同放入穿心蓮中，拌勻即可。

梔子

消炎清熱解毒

梔子具有瀉火除煩、清熱利濕、涼血解毒的功效。可以用於治療外感熱病引起的心胸煩悶不眠、高熱煩躁；血熱妄行引起的鼻出血、尿血；肝膽及下焦濕熱引起的心煩易怒、脅痛口苦、濕熱黃疸、熱淋澀痛等。

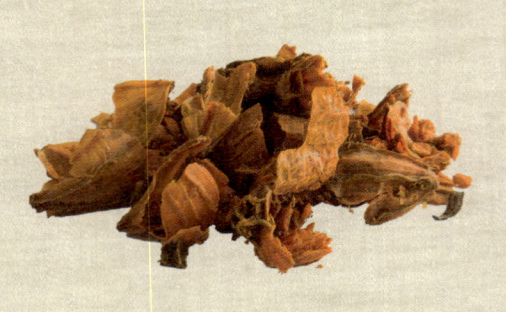

性	寒	**歸經**	心、肺、三焦
味	苦	**毒性**	無

使用禁忌

一般禁忌：脾虛便溏及胃寒者慎服。

抗菌消炎用法

梔子3克，粳米50克，白糖適量。梔子洗淨，研為細末；粳米洗淨，放入鍋中，加水適量煮粥。粥快熟時調入梔子末、白糖等，煮至粥熟服食，每日1劑，連續3～5日。可緩解急性乳腺炎、急性扁桃腺炎、傳染性肝炎等炎症。

功效延伸

養胃補中、清熱利腸 梔子150克，豬瘦肉100克，榨菜絲30克，蔥花、薑絲、鹽各適量。梔子去雜洗淨，焯一遍水；豬瘦肉切絲。鍋中加水，燒開後投入梔子、豬瘦肉、榨菜絲，煮至豬瘦肉漂起，撇去浮沫，加蔥花、薑絲、鹽調味即可。

鑒別用藥

梔子皮、梔子仁

梔子入藥，除果實全體入藥外，還有果皮、種子分開用者。梔子皮（果皮）偏於達表而去肌膚之熱；梔子仁（種子）偏於走裡而清內熱。

▶別名

木丹、枝子、山梔子、黃梔子。

▶道地藥材

主產於江西、湖北、湖南、浙江、福建、四川等地。

▶挑選儲存

以個小、完整、仁飽滿、內外色紅者為佳。置於陰涼、乾燥、通風處。

▶用法用量

煎服：5～10克。清熱瀉火多生用，止血多炒用。

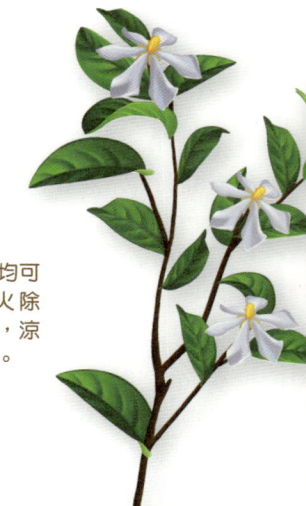

外用：取適量，研末調敷。

根、葉、果實均可入藥，有瀉火除煩，清熱利尿，涼血解毒之功效。

傳世名方

【主治】熱毒血痢。
【配方】梔子十四枚。
【制法】去皮搗末，蜜丸如梧桐子大。
【用法】每服三丸，日三服，大效。亦可水煎服。
——出自《肘後方》

連翹

消炎散熱消腫

連翹具有清熱解毒、消腫散結、疏散風熱的功效。可以用於治療風熱感冒、發熱、心煩、咽喉腫痛、斑疹、丹毒、瘰癘、癰瘡腫毒、急性腎炎、熱淋等。

性	微寒	歸經	心、肺、小腸
味	苦	毒性	無

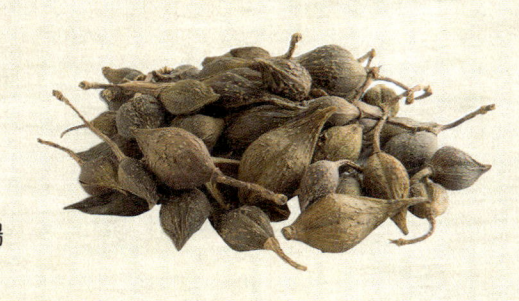

使用禁忌

一般禁忌：脾胃虛弱，氣虛發熱，癰疽已潰，膿稀色淡者忌服。

抗菌消炎用法

連翹、菊花各12克，甘草5克。以上中藥加水適量煮20分鐘，每日1劑。對腦膜炎，特別是小兒腦膜炎早期有一定治療作用。

連翹、野菊花各15克，蒲公英30克，王不留行9克。水煎服，每日1劑。可治乳腺炎。

連翹15克，黃芩、梔子各12克，金銀花18克。水煎服，每次適量，每日1次。可治闌尾炎。

功效延伸

清熱解毒 連翹10克，野菊花、蒲公英、紫花地丁各15克，水煎服。可治熱毒上攻導致的咽喉腫痛。

連翹、牛蒡子各9克，荊芥5克，白糖適量。牛蒡子、連翹、荊芥共裝入紗布袋內，加水適量，水煎，取汁，加入適量白糖調味。代茶飲，每日1劑。有清熱解毒的作用，可治風疹。

▶別名
黃花條、連殼、青翹、落翹、黃奇丹等。

▶道地藥材
主產於山西、河南、陝西、山東等地。

▶挑選儲存
青翹以色青綠、無枝梗者為佳；老翹以色厚、殼黃、無種子、純淨者為佳。置於陰涼、乾燥、通風處。

▶用法用量
煎服：9～15克。

外用：煎水洗。

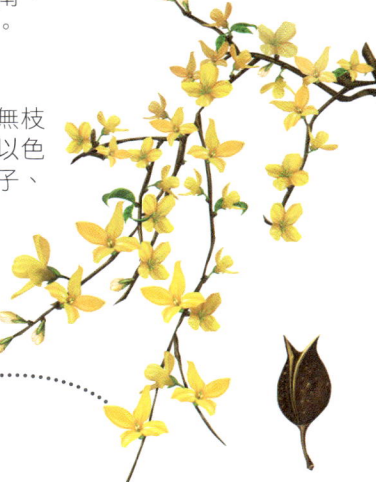

莖葉
取6～9克煎湯，主治心肺積熱。

傳世名方
【主治】舌破生瘡。
【配方】連翹十五克，黃柏九克，甘草六克。
【制法】水煎。
【用法】含漱。
——出自《玉樵醫令》

茵陳　消炎健脾利濕

茵陳煎劑對金黃色葡萄球菌、白喉桿菌、傷寒桿菌、大腸桿菌、腦膜炎雙球菌、枯草桿菌等有不同程度的抑制作用，能抑制人體內結核桿菌的生長，有抗菌、消炎、鎮痛作用。

性	微寒	歸經	脾、胃、肝、膽
味	苦、辛	毒性	無

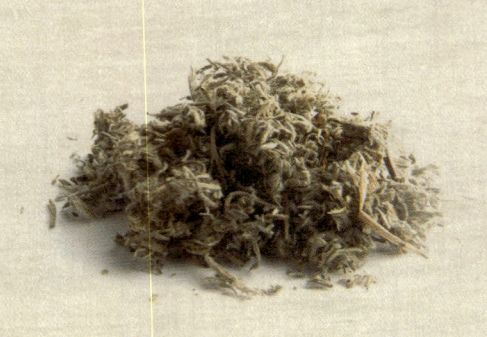

使用禁忌

一般禁忌：脾虛血虧之虛黃、萎黃均慎服。

抗菌消炎用法

茵陳10克，炙黃耆30克，柴胡5克，大棗10枚。水煎當茶飲，有疏肝止痛的作用。可輔助治療肝炎。

茵陳、五味子、黃耆、太子參各10克，女貞子15克。用水煎煮2次，分早、中、晚服用，有滋補肝腎、保護肝臟的功效。可治療肝鬱脾虛型慢性肝炎。

功效延伸

清熱、健脾、利濕　茵陳30克，神曲10克，竹葉5克。用水煎煮，取汁，加入粳米50克煮粥，粥熟後加入白糖適量，稍煮即可。

茵陳、生地黃各8克，梔子、芡實各5克，柴胡3克，綠茶1克。前5味加水約300毫升，煮沸15分鐘，取沸湯沖泡綠茶，每日1劑。有利濕作用。主治肝經濕熱型遺尿。

溫中散寒　茵陳9～15克，乾薑3克。水煎取汁，加入紅糖溶解，當茶飲用，適用於喜飲溫水、皮膚暗黃、手足不溫者。

▶別名

茵陳蒿、因塵、因陳蒿、石茵綿、茵陳絨蒿、臭蒿。

▶道地藥材

主產於陝西、山西、安徽等地。

▶挑選儲存

以質嫩、綿軟、灰綠色、香氣濃者為佳。置於陰涼、乾燥、通風處。

▶用法用量

煎服：6～15克。

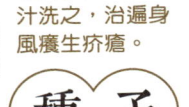

外用：取適量，煎水熏洗。

不計多少，煮濃汁洗之，治遍身風癢生疥瘡。

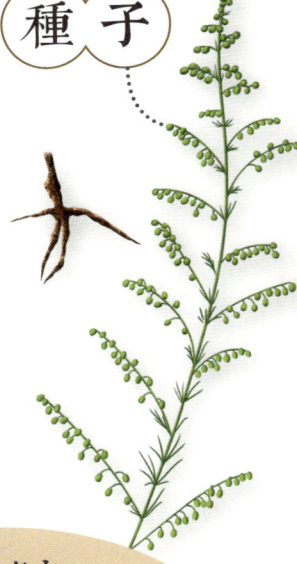

種子

傳世名方

【主治】熱病發斑。
【配方】茵陳一百克，川大黃（銼碎微炒）、玄參各五十克，梔子仁一克，生甘草二十五克。
【制法】搗篩為散。
【用法】每服二十克，以水一中盞煎至六分，去渣不計時候服。
——出自《太平聖惠方》

白頭翁　抗菌解毒止痢

白頭翁具有清熱解毒、涼血止痢的功效。可以用於治療熱毒痢疾、瘡癰腫毒、鼻出血、血痔、帶下、陰癢、癰瘡、瘰癧等，具有很高的藥用價值。

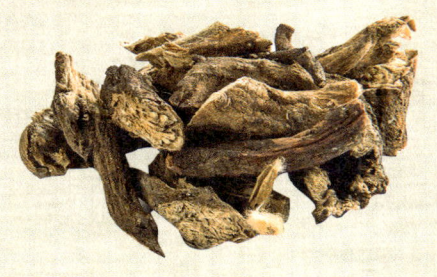

| 性 | 寒 | 歸經 | 胃、大腸 |
| 味 | 苦 | 毒性 | 無 |

使用禁忌

一般禁忌：虛寒瀉痢者忌服。

抗菌消炎用法

白頭翁50克，黃連10克，粳米30克。白頭翁、黃連水煎去渣，取汁，將粳米放入藥汁中煮粥，每日1次。可清熱、消炎、解毒。

白頭翁15克，黃芩、葛根各10克，木香6克，黃連、綠茶各3克。水煎，代茶飲。可治濕熱內蘊型慢性結腸炎。

功效延伸

治牙痛　取白頭翁25克，水煎去渣，頻頻含服。

治療瘰癧　白頭翁120克，洗淨剪段，用白酒1000毫升浸泡，裝壇內密封，隔水煎煮數沸，取出後放地上陰涼處2～3天，然後開壇，撈出白頭翁，將酒裝瓶密封備用。早晚食後1小時各服1次，每次飲1～2盅。一般1～2個月為1個療程。適用於瘰癧潰後，膿水清稀、久不收口的患者。

治外痔腫痛　白頭翁根適量。搗爛，敷貼於患處，每日1換。

▶ **別名**
野丈人、白頭公、毛姑朵花、老婆子花、老公花等。

▶ **道地藥材**
主產於吉林、遼寧、黑龍江、河北、山東、河南、山西、陝西等地。

▶ **挑選儲存**
以條粗長、整齊、外表灰黃色、根頭部有白色毛茸者為佳。宜置通風乾燥處，防蟲防潮。

▶ **用法用量**
煎服：9～15克。

外用：取適量，煎水洗或搗敷。

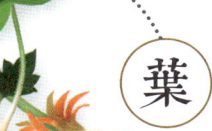

葉　主一切風氣，能暖腰膝，明目消贅。

傳世名方

【主治】熱毒痢疾、腹痛、下痢膿血。
【配方】白頭翁十五克，黃柏、秦皮各十二克，黃連六克。
【制法】水煎，去渣。
【用法】溫服。
——出自《傷寒論》

眩暈

天麻
清利頭目平肝陽

天麻具有息風止痙、平肝潛陽、袪風通絡的功效。可以用於治療眩暈、頭痛、驚風、痙攣抽搐、半身不遂、肢節麻木、風濕痹痛等。

性	平	歸經	肝
味	甘	毒性	無

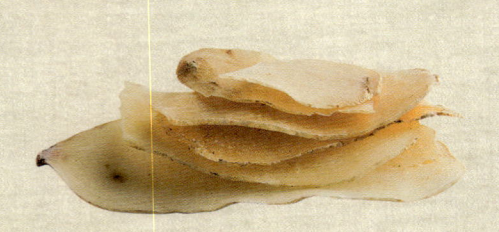

使用禁忌

一般禁忌：血虛無風、口乾便閉者慎用。

▸別名
鬼督郵、赤箭、定風草、離母、合離草、白龍皮等。

▸挑選儲存
以色黃白、半透明、肥大堅實者為佳。宜置通風乾燥處。

▸道地藥材
主產於四川、雲南、貴州等地。

▸用法用量
煎服：3～9克。

研末：沖服，每次1～1.5克。

止暈用法

天麻既息肝風，又平肝陽，為治眩暈、頭痛之要藥。不論虛證、實證，隨不同配伍皆可應用。用治肝陽上亢之眩暈、頭痛，常與鉤藤、石決明、牛膝等同用；用治風痰上擾之眩暈、頭痛，痰多胸悶者，常與半夏、陳皮、茯苓、白朮等同用。

天麻、丹參、制半夏、茯苓、僵蠶各10克，花茶6克。前5味中藥水煎，去渣，取汁，用熱湯汁沖泡花茶。每日代茶飲。可治頭暈目眩、肢體麻木、半身不遂。

功效延伸

消腫利水 天麻5克，鰱魚頭半個，調味品適量。鰱魚頭處理乾淨，放入鍋中，加入天麻一起熬成濃湯，加入調味品即可。

舒筋利節 天麻5克，鱔魚300克，生薑、鹽各適量。鱔魚處理乾淨，放入鍋中，加入天麻和生薑一起熬成濃湯，加入鹽即可。

治療心脾兩虛型失眠症 天麻、當歸、合歡花各6克，陳皮3克，炙黃耆、黨參各15克，母雞1隻，鹽、蔥花、薑片各適量。母雞去毛、內臟，洗淨。所有藥材放入雞腹內，將雞放進砂鍋，加鹽、蔥花、薑片、水適量，武火燒沸後轉文火煨燉，直至肉熟爛，去藥渣即成。

傳世名方

【主治】心慌煩悶，頭暈欲倒，肢節煩痛，偏正頭痛。
【配方】天麻十五克，川芎六十克。
【製法】為末，煉蜜丸如芡子大。
【用法】每食後嚼一丸，茶酒任下。
——出自《普濟方》

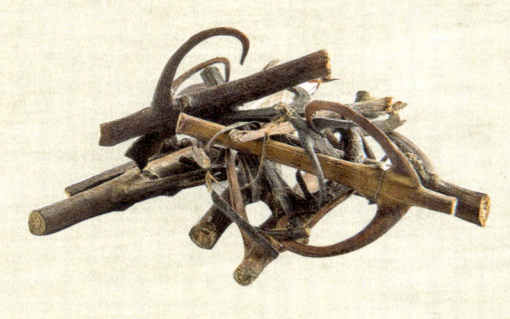

鉤藤　止暈清熱平肝

鉤藤具有清熱平肝、息風止痙的功效。可以用於治療頭痛、眩暈、肝風內動、驚癇抽搐、壯熱神昏、牙關緊閉、斑疹透發不暢、小兒夜啼等。

| 性 | 涼 | 歸經 | 心、肝 |
| 味 | 甘 | 毒性 | 無 |

使用禁忌
一般禁忌：脾胃虛寒及無陽熱實火者慎服。

➢ 別名
吊藤、鷹爪風、倒掛刺、鶯爪風等。

➢ 道地藥材
主要產於浙江、江西、湖南、廣東、廣西等地。

➢ 挑選儲存
以雙鉤形如錨狀、莖細、鉤結實、光滑、色紅褐或紫褐者為佳。置通風乾燥處。

➢ 用法用量
煎服：3～12克。不宜久煎，宜後下。

止暈用法
鉤藤既能清肝熱，又能平肝陽，故可用治肝火上攻或肝陽上亢之頭脹頭痛，眩暈等症。屬肝火者，常與夏枯草、龍膽草、梔子、黃芩等配伍；屬肝陽者，常與天麻、石決明、牛膝、杜仲、茯神等同用。

治療高血壓、頭暈目眩、神經性頭痛，可用鉤藤6～15克，水煎服。

功效延伸
平肝息風，滋陰清熱　用於肝風內動，驚癇抽搐。本品有和緩的息風止痙作用，又能清瀉肝熱，故用於熱極生風、四肢抽搐及小兒高熱驚風症，尤為相宜。

鉤藤、天麻、杜仲、桑寄生、益母草、首烏藤、茯苓各10克，石決明30克，粳米100克，白糖適量。先用水適量煮石決明30分鐘，再放其他藥，加水煎煮30分鐘，去渣取汁，加入洗淨的粳米煮粥，粥將熟時加入白糖調勻，稍煮即可。可平肝息風，滋陰清熱。

治高血壓　鉤藤20克，用開水沖泡，加蓋悶10分鐘，取汁，趁溫兌入蜂蜜5克，代茶頻飲。

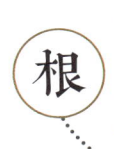

根　鉤藤根15～24克，水煎服，可治風濕性關節炎、坐骨神經痛。

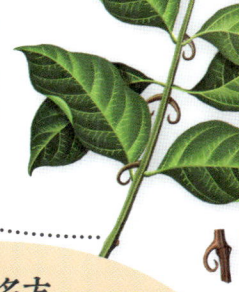

傳世名方
【主治】小兒驚熱。
【配方】鉤藤三十克，硝石十五克，炙甘草約一克。
【制法】上藥搗細，羅為散。
【用法】每服，以溫水調下二克，日三至四服。量兒大小，加減服之。
　　　　——出自《太平聖惠方》

牡蠣

安神強志平肝陽

牡蠣具有重鎮安神、平肝潛陽、軟堅散結、收斂固澀的功效。可以用於治療頭暈目眩、驚悸失眠、心神不寧、肝陽上亢、痰核、瘰癧、自汗、盜汗、遺精、遺尿、崩漏等。

性	微寒	歸經	肝、膽、腎
味	鹹	毒性	無

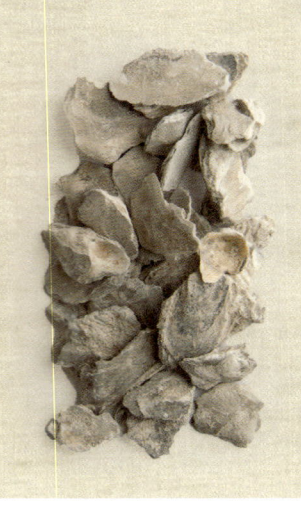

使用禁忌

一般禁忌：易出血者禁服。

▸ 別名
蠣蛤、牡蛤、蠣房、蠔山、左殼、蠔殼、海蠣子皮等。

▸ 道地藥材
主產於遼寧、河北、山東、浙江、廣東、福建等地。

▸ 挑選儲存
以個大、整齊、裡面光潔者為佳。宜置通風乾燥處。

▸ 用法用量
煎服：9～30克，宜打碎先煎。

外用：取適量。收斂固澀宜煅用，其他宜生用。

止暈用法

經常食用牡蠣，可以減少陰虛陽亢所致的頭暈目眩、煩躁不安、心悸失眠及耳鳴等。崔禹錫在《食經》中說「牡蠣肉治夜不眠，治意不定」。牡蠣中所含的多種維生素與礦物質（特別是硒），可以調節神經、穩定情緒。

牡蠣、龍骨各18克，菊花9克，枸杞子、何首烏各12克。水煎服，可治療眩暈等症。

傳世名方

【主治】臥即盜汗，風虛頭痛。
【配方】牡蠣、白朮、防風各九十克。
【制法】治下篩（將上述幾味藥焙乾、碾細，再通篩細得到細面）。
【用法】酒服方寸匕（二克），日服兩次。
——出自《太平聖惠方》

功效延伸

重鎮安神、補腎壯陽 用於心神不安，驚悸怔忡，失眠多夢等症。鮮牡蠣肉150克，淫羊藿9克，太子參24克，大棗20枚，生薑、鹽各適量。前4味藥洗淨放鍋內，加生薑、水適量，武火燒開後，文火煮1小時，加鹽調味即可。

治遺精、滑精 牡蠣24克，芡實、枸杞子各12克，補骨脂、韭菜子各9克。水煎，去渣，取汁，溫服。每日1劑，每劑藥煎2次，上、下午各服1次。

治療久病陰血虛虧、體虛少食、營養不良 鮮牡蠣肉250克，豬瘦肉100克，澱粉、鹽各適量。鮮牡蠣肉、豬瘦肉切薄片，拌澱粉，放開水中煮熟即成，加鹽調味。吃肉飲湯。

羅布麻 止暈利尿去水腫

羅布麻性涼，味苦、甘，能清熱降火，平肝息風，主治頭痛、眩暈、失眠等症。羅布麻葉煎劑有降壓作用；羅布麻根煎劑有強心作用；羅布麻葉浸膏有鎮靜、抗驚厥作用，並有較強的利尿、降低血脂、調節免疫、抗衰老及抑制流感病毒等作用。

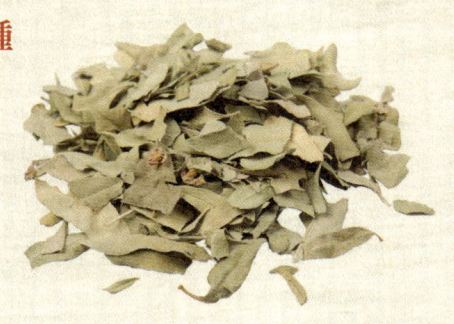

| 性 | 涼 | 歸經 | 肝 |
| 味 | 甘、苦 | 毒性 | 小毒 |

使用禁忌

服用禁忌：不宜過量或長期服用，以免中毒。

▶別名
紅麻、茶葉花、紅柳子、羊肚拉角。

▶道地藥材
主要產於新疆、青海、甘肅、陝西、山西等地。

▶挑選儲存
以葉片完整、色綠為佳。置於通風乾燥處儲存。

▶用法用量
煎服：5～15克。

沖泡：開水泡服。肝陽眩暈宜用葉片，治療水腫多用根。

止暈用法

羅布麻既有平抑肝陽之功，又有清瀉肝熱之效，故可治療肝陽上亢及肝火上攻之頭暈目眩、煩躁失眠等。本品單用有效，煎服或開水泡汁代茶飲，亦可與牡蠣、石決明、代赭石等同用，以治肝陽上亢之頭暈目眩；若與鉤藤、夏枯草、野菊花等配伍，宜治肝火上攻之頭暈目眩。

治眩暈、神經衰弱、腦震盪後遺症、心悸、失眠、高血壓等，可用羅布麻3～9克，開水沖泡當茶喝，不可煎煮。

功效延伸

清熱利尿、去水腫 用於水腫、小便不利。本品具有較好的清熱利尿作用，用其根效果尤佳。治水腫、小便不利而有熱者，可單用取效。取羅布麻葉12克，水煎，去渣，取汁，溫服即可。或配伍車前子、木通、豬苓、澤瀉等同用。適用於瘰癧潰後，膿水清稀，久不收口的患者。

治療糖尿病（併發高血壓） 羅布麻6克，山楂15克，五味子5克。上述3味藥一起用開水沖泡，當茶飲用。有降壓利尿、活血安神之功效。

根 取12～15克，水煎飲服，每日2次，可治療水腫。

傳世名方

【主治】肝炎腹脹。
【配方】羅布麻、延胡索各六克，甜瓜蒂五克，公丁香三克，木香九克。
【制法】共研末。
【用法】一次二克，一日二次，開水送服。
——出自《新疆中草藥手冊》

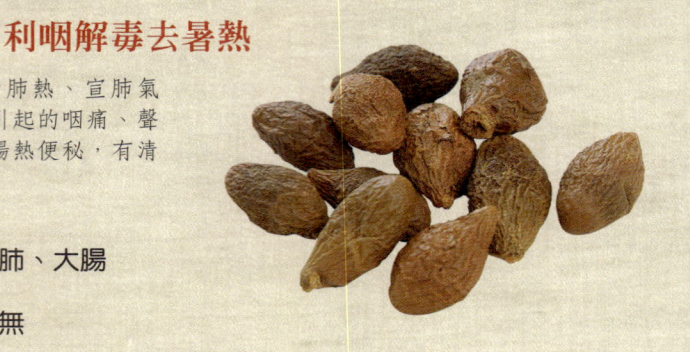

咽喉腫痛

膨大海

利咽解毒去暑熱

膨大海味甘淡，性寒。有清肺熱、宣肺氣的作用，能治肺熱、肺氣壅閉引起的咽痛、聲啞、咳嗽等症。此外，還能治腸熱便秘，有清腸通便的功效。

性	寒	歸經	肺、大腸
味	甘	毒性	無

使用禁忌

一般禁忌：盲目使用膨大海會使脾胃虛寒，引起大便稀薄、飲食減少、胸悶、消瘦等一系列副作用，老年人突然失音及脾虛便溏者應慎用。

病症禁忌：脾胃虛寒及風寒感冒引起的咳嗽、咽喉腫痛、肺陰虛咳嗽不宜用。

利咽用法

　　膨大海能清宣肺氣，利咽開音。用於風熱邪毒侵襲肺氣所致的咽喉乾痛、聲啞、乾咳無痰、咳嗽等。常單味泡服，亦可配桔梗、甘草等同用。

　　治療咽喉腫痛、牙齦腫痛，可用膨大海2枚，甘草5克，泡茶飲服。老幼者可加入冰糖適量。

　　膨大海2枚，羅漢果2個。沸水沖泡成羅漢果茶，也具有清肺利咽的作用，很適合咽痛音啞、腸燥便秘的人。

　　膨大海6枚，龍井茶3克。一同用沸水沖泡，蓋上蓋悶30分鐘即可，每日當茶飲。聲音沙啞、咽喉乾燥疼痛者，也可飲用此茶來利咽止咳。

▶別名

安南子、大洞果、胡大海。

▶道地藥材

主產於越南、泰國、柬埔寨、馬來西亞，中國廣東、海南、雲南已有引種。

▶挑選儲存

以個大、色棕、表面皺紋細、不碎裂者為佳。置於通風乾燥處儲存。

▶功效延伸

潤腸通便　用於燥熱便秘，頭痛目赤。本品能潤腸通便，清瀉火熱，可單味泡服，或配清熱瀉下藥以增強藥效。膨大海2枚，沸水約150毫升，沖泡15分鐘，待膨大海發大後，少量分次頻頻飲用，一般飲用1天即可大便暢通。主治腸胃積熱型便秘。

潤肺養顏，滋陰潤燥　膨大海3枚，豬肝250克，鹽、料酒、醬油、生薑末、蒜蓉各適量。膨大海泡發，洗淨；豬肝切片，入沸水中汆熟，撈出。起油鍋，下薑末、蒜蓉，放入豬肝片、膨大海，加水煮10分鐘，加調

▶用法用量

煎服：一般用量2～4枚，大劑量可用到10枚。

沖泡：2～5枚，開水泡服。病好即停，切勿長期服用。

▶本草成分

膨大海含有膨大海素、黏液質、戊聚糖等成分，有收縮血管平滑肌、改善黏膜炎症等作用。

料炒勻即可。可潤肺養顏。

膨大海2枚，麥冬5克，桔梗、烏梅各3克，大棗5枚。用沸水沖泡1小時，加冰糖適量調味。可滋陰潤燥。

清肺解毒 膨大海3枚，豬肺200克，鹽、薑片、蔥段各適量。將豬肺洗淨，切方塊；膨大海洗淨。豬肺入沸水中汆去血水，撈出洗淨。將膨大海、豬肺、薑片、蔥段一起放入鍋內，加適量開水，武火煮沸後改用文火煮1小時，加鹽調味即可。

治療音啞 膨大海只適用於風熱邪毒侵犯咽喉所致的音啞，對於因聲帶小結、聲帶息肉、煙酒過度刺激等引起的嘶啞無效。取適量膨大海放入砂鍋內，加水用文火煎煮，待其外殼破裂後，再煮5分鐘。去殼，加入冰糖適量，稍涼即可，早晚飲服。

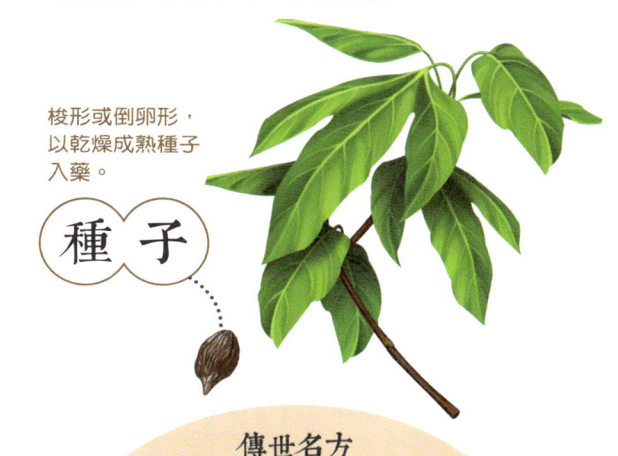

梭形或倒卵形，以乾燥成熟種子入藥。

種子

📖 聽故事記中藥

從前有個叫澎大海的青年經常從海上到安南（今越南）大洞山採藥。大洞山有一種神奇的青果能治喉病，但山上有許多野獸毒蛇出沒，一不小心就會喪命。澎大海用採回來的藥給窮人治病，窮人對他非常感激。有一次，大海去採藥，一去幾個月不回。後聽當地人傳說，有一個青年採藥時，被白蟒吃掉了。大家都傷心流淚，說他為百姓而死，會永遠記住他，便將青果改稱「澎大海」，又由於他生前比較胖，也叫「胖大海」。

傳世名方

【主治】乳癰紅腫。
【配方】蒲公英三十克，忍冬藤六十克。
【制法】搗爛，加水二盅，煎一盅。
【用法】食前服，睡覺病即去矣。
——出自《積德堂方》

家庭簡單用法

泡茶	糖尿病（併發扁桃腺炎）：膨大海3枚。開水沖泡，即可飲用。有清熱解毒、利咽潤喉之功效。
	失音：膨大海5枚，石菖蒲5克，薄荷適量。放入保溫杯中，沸水沖泡，悶10分鐘即可。
	扁桃腺炎：膨大海2枚，麥冬、金銀花各5克。將所有材料混合後用沸水沖泡10分鐘即可，每日1劑。有清熱解毒、生津利咽的作用。
	慢性咽喉炎：膨大海3枚，橄欖、綠茶各6克，蜂蜜10毫升。橄欖煮片刻，沖泡綠茶、膨大海，蓋上蓋子悶片刻，加蜂蜜調味後飲用。
燉湯	清熱解毒：膨大海3枚，枸杞子、熟豌豆各10克，冰糖適量。膨大海裝入大湯碗內，用沸水浸泡，蓋上蓋，悶30分鐘後撈出（原汁留用），去皮、核，用水洗一遍，用原汁泡上。枸杞子用溫水泡發。鍋中加水、冰糖，煮沸溶化後，過籮篩。鍋洗淨，倒入冰糖水，下膨大海和枸杞子燒沸，撇去泡沫，盛入大湯碗內，撒上熟豌豆即可。

桔梗

利咽宣肺化痰

桔梗辛開苦泄，性平不燥，善於開宣肺氣，祛痰止咳，寬胸利咽，可以用於治療咳嗽痰多、咽喉腫痛等，還能宣通肺中的痰阻壅塞，有開胸利壅的作用，用於肺癰吐膿、胸滿脅痛、痢疾腹痛等。

性	平	歸經	肺
味	苦、辛	毒性	小毒

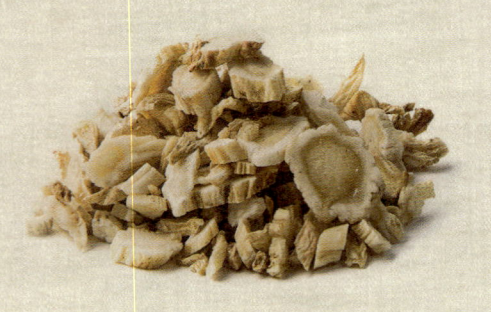

使用禁忌

一般禁忌：桔梗性升散，凡眩暈、陰虛火旺、咯血者忌用；嘔吐、嗆咳者不宜食用。

服用禁忌：桔梗不宜與富含鐵的食物如豬血、菠菜等同食，也不宜與有機酸含量高的水果如橘子、獼猴桃等同食，不宜與油膩食物及煙、酒同食，易聚濕生痰。

傳世名方

【主治】肺癰，咳而胸滿，咽乾不渴，時出濁唾腥臭，久久吐膿如米粥者。
【配方】桔梗三十克，甘草六十克。
【制法】上二味，以水六百毫升，煮取二百毫升。
【用法】分溫再服，則吐膿血也。
——出自《金匱要略》

▶別名
苦桔梗、大藥等。

▶道地藥材
主產於安徽、河南、湖北、遼寧、吉林、河北、內蒙古等地。

▶挑選儲存
以條粗均勻、堅實、潔白、味苦者佳。置於通風乾燥處儲存。

▶用法用量
煎服：3～10克。

▶本草成分
桔梗含多種皂苷、桔梗酸、菊糖、植物固醇等成分，有祛痰、鎮咳、降血糖、抑制胃液分泌、抗潰瘍、抗炎、鎮靜、鎮痛、解熱等作用。

利咽用法

桔梗能宣肺泄邪以利咽開音，常用於咽喉腫痛，失音等症。桔梗與杏仁配合應用，可以宣肺止咳化痰，是痰濕咳嗽哮喘的有益方劑。凡外邪犯肺、咽痛失音者，常配甘草、蔥白同煎服，能清利咽喉，可用於咽炎者的食療。治咽喉腫痛、熱毒盛者，可配射干、馬勃、板藍根等，以清熱、解毒、利咽。

緩解咽炎，可用桔梗與黃瓜涼拌食用。特別是經常吸煙的人，常吃可有效緩解因吸煙引起的咳嗽痰多、咽炎等。治急性咽炎，可用桔梗6克煮水喝，每日1劑，分早晚2次喝完，1～2日後即癒。

功效延伸

補肺潤燥 桔梗10克，牛肚200克，胡蘿蔔80克，蔥末、薑片、蒜末、料酒、鹽各適量。將牛肚洗淨切條，放到開水中汆燙，撈出沖涼備用。桔梗洗淨後放入水盆中泡軟，撕成條；胡蘿蔔去皮切塊。油鍋燒熱，加入蔥末、薑片、蒜末、料酒、桔梗、牛肚，翻炒後，放入胡蘿蔔和適量水，煮10分鐘，加鹽調味即可。

開宣肺氣，祛痰止咳 桔梗最主要的功能就是潤肺止咳。桔梗能開宣肺氣、祛痰，無論寒熱皆可應用，主要用於咳嗽痰多、胸悶不暢。桔梗與杏仁配伍，可宣肺止咳化痰，是痰濕咳嗽哮喘的有益方劑。風寒者，配紫蘇、杏仁；風熱者，配桑葉、菊花、杏仁；若治痰滯胸痞，配枳殼用。

桔梗、貝母各10克，粳米50克，冰糖適量。將桔梗洗淨，切成薄片。貝母洗淨，去雜質。粳米淘洗乾淨；冰糖打碎成屑。將粳米、桔梗、貝母同放鍋內，加適量水，用武火燒開，再用文火煮35分鐘，加入冰糖，拌勻即可。有潤肺、化痰、止咳之效。

治療老年慢性支氣管炎 桔梗9克，鮮龍葵30克，甘草3克。一同加水煎煮，取汁，分2次服用，每日1劑，10日1個療程。

📖 聽故事記中藥

很久以前，在朝鮮半島上，有個叫桔梗的少女與一個書生相愛。但書生要來中國讀書，臨走時許諾說，三年後一定回家娶她。可桔梗最終沒有等到他，一怒之下，她向山神發誓，決定與世間隔斷姻緣，從此住進深山。多年後，桔梗變成老太太，一日她自覺來日無多，無限惆悵地說道，要是死前能見上書生一面就好了。這話被山神聽見，想起她曾經的誓言，勃然大怒，將她變成一朵滿懷思念的寶藍色桔梗花，罰她只要一息尚存，就得忍受思念書生的煎熬。

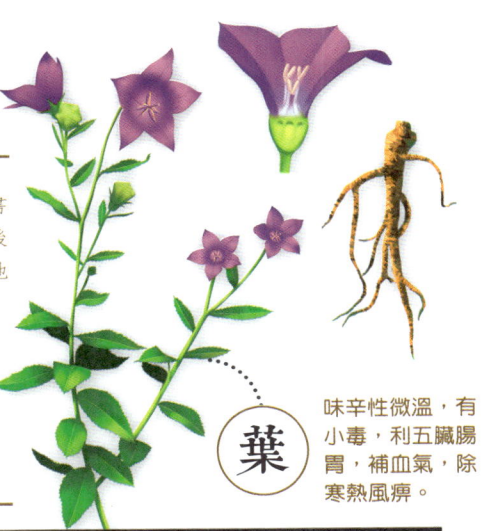

葉：味辛性微溫，有小毒，利五臟腸胃，補血氣，除寒熱風痹。

家庭簡單用法

水煎	**風寒型咳嗽**：桔梗、杏仁各15克，薑片、蔥段、冰糖各適量。桔梗、杏仁加水煮20分鐘後，下薑片、蔥段再煮一會兒，加冰糖調味即可。 **急性咽炎**：桔梗5克，白菊花5朵，梨1個，冰糖適量。桔梗、白菊花加水適量，武火燒開，轉文火繼續煮10分鐘，取汁，加入冰糖拌勻後，盛出放涼。梨洗淨削皮切丁，加入已涼的桔梗水中即可。
燉湯	**風熱型咳嗽**：桔梗、枇杷葉、杏仁各15克，大棗10克，冰糖適量。枇杷葉、大棗、杏仁、桔梗用水洗淨，取乾淨的紗布將枇杷葉包好，與大棗、杏仁、桔梗用適量水一起煎煮。先用武火煮開，再用文火慢煮，調入冰糖即可。 **潤肺止咳**：冬瓜150克，桔梗9克，杏仁10克，甘草6克，食用油、鹽、大蒜、蔥、醬油各適量。冬瓜洗淨切塊，放入鍋中，加入油、鹽煸炒後，再加適量水，然後放入桔梗、杏仁、甘草一併煎煮，至熟後，加入鹽、大蒜、蔥、醬油調味即可。
炒菜	**清熱解毒**：桔梗15克，豬瘦肉150克，鹽、澱粉、豬油、醬油、料酒各適量。桔梗洗淨，開水焯後冷水浸洗，控水切段；豬瘦肉洗淨切絲，並用鹽和澱粉漿勻。鍋中加豬油，下肉絲煸散，倒入醬油、料酒，放桔梗煸炒，入鹽炒勻即可。

化痰

貝母 祛痰止咳潤肺

貝母甘涼質潤，既能清熱化痰，又可潤肺止咳，用治咳嗽胸痛、咳吐膿血的肺癰證和肺熱津傷、咳吐濁沫的肺痿證；也可治咳嗽痰黃、口乾咽癢的痰熱咳嗽和陰虛內熱咳痰帶血的虛勞咳嗽。

性	涼	歸經	肺
味	甘	毒性	無

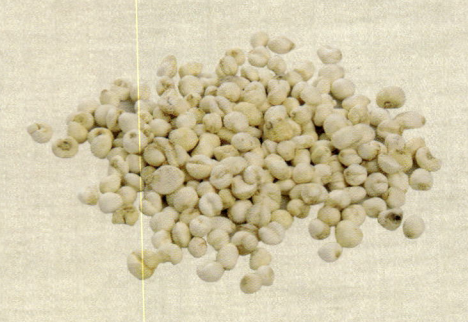

使用禁忌

一般禁忌：脾胃虛寒者慎服。
病症禁忌：貝母有清熱作用，不宜用於寒痰、濕痰的治療。
服用禁忌：不宜與烏頭同用，藥性相反。

➤別名
川貝母、浙貝母。

➤道地藥材
主要產於四川、浙江、陝西、甘肅、新疆等地。

➤挑選儲存
以質堅實、粉性足、色白者為佳。置乾燥處，防黴、防蛀。

➤用法用量
煎服：3～10克。
研末：1～2克。

➤本草成分
貝母含有生物鹼、皂苷等成分，有祛痰、鎮咳、平喘、抗菌、鎮靜、鎮痛、保護心血管、抗潰瘍、抗血小板凝聚、抗腫瘤等作用。

傳世名方

【主治】瘰癧（老鼠瘡）。
【配方】川貝母、皂莢各等份。
【制法】川貝母研成細末。皂莢銼碎，搓揉濃水，濾過作膏，和藥末，製成丸，如梧桐子大。
【用法】每服五十丸，早晨溫酒送服。
——出自《普濟方》

化痰用法

貝母與豆腐燉食，能清熱潤肺、化痰止咳，可用於燥熱咳嗽或肺虛久咳、咳吐不爽、大便乾硬、舌紅少苔等症，外感風寒之咳嗽及痰濕咳嗽者忌用。貝母與甲魚同煮熟食用，能補肝益腎、養血潤燥，可用於陰虛咳嗽、低熱等症者。

若咳嗽痰多，川貝母5克，銀耳、甜杏仁各10克，冰糖適量。前3味藥材水煎2次，合併藥汁，服前加冰糖調味，早中晚服用，可潤肺止咳。或者用川貝母粉5克，梨1個，冰糖適量。梨洗淨，切塊，與川貝母、冰糖同入碗中，隔水蒸熟服食即可。可潤肺、化痰、止咳。

功效延伸

用於乾咳少痰、久咳不癒　貝母與銀耳、梨三者都有滋陰潤肺、止咳化痰之功效，一同燉食，可用於乾咳少痰、久咳不癒等症。用於肺脾氣虛引起的久咳痰少、氣短乏力、小便不利、水腫，還可將貝母與蘿蔔、粳米同煮粥食用。川貝母3克，梨1個，銀耳6克。將銀耳泡發，與梨、川貝母一起用水煎煮，當茶飲用，並吃梨、銀耳。

清熱潤肺，滋陰　川貝母5克，陳皮7克，粳米50克，白糖適量。將川貝母、陳皮洗淨，去雜質，烘乾研成末；將粳米淘洗淨，

放入鍋內，加適量水，用武火煮沸後，改用文火煮至米爛成粥時，加川貝母和陳皮粉末，用白糖調勻，再煮沸片刻即成。亦有滋陰潤肺之效。

散結消腫，解毒 用於瘰癧、乳癰、肺癰。本品能清化鬱熱，化痰散結。治痰火鬱結之瘰癧，常配玄參、牡蠣等藥用，如消瘰丸；治熱毒壅結之乳癰、肺癰，常配蒲公英、魚腥草等以清熱解毒，消腫散結。

潤肺止咳 貝母桔梗粥有很好的潤肺止咳功效。具體做法是，取貝母、桔梗各10克，粳米100克，冰糖適量。先將桔梗洗淨，切成薄片。然後將貝母洗淨，去雜質。把粳米淘洗乾淨，冰糖打碎成屑。將粳米、桔梗、貝母一起放入鍋內，加水800毫升，用武火煎煮，沸後再用文火煮大約35分鐘，加入冰糖，拌勻即可。

鑒別用藥

川貝母、浙貝母

貝母產於四川者即川貝母，產於浙江者即浙貝母，兩者品質俱佳，都具有清熱化痰、散結消癰的功效。

川貝母以味甘為主，性偏於潤，有肅肺止咳、化痰散結的功效，清熱散結之功較弱，主治肺熱燥咳，乾咳少痰，陰虛勞嗽，痰中帶血等病症。

浙貝母以味苦為主，性偏於泄，有宣肺化痰、清熱散結的功效，清熱散結之功較強，多用於治療風熱犯肺或痰熱鬱肺所引起的咳嗽等。

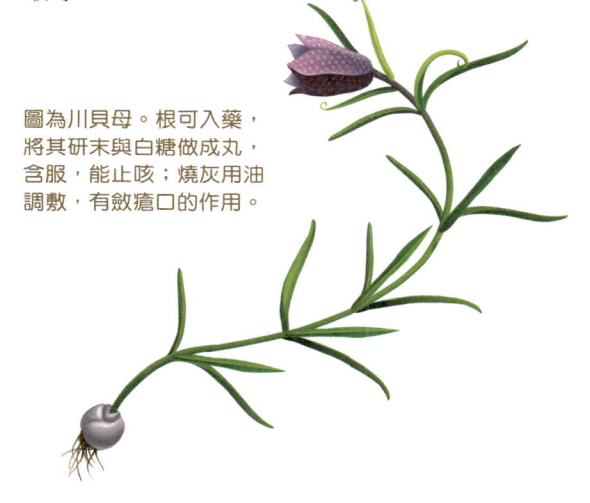

圖為川貝母。根可入藥，將其研末與白糖做成丸，含服，能止咳；燒灰用油調敷，有斂瘡口的作用。

家庭簡單用法

沖服	口腔潰瘍：浙貝母6克，白及3克。共研末，用冷開水送服，每次4克，每日3～4次，1～3周治癒。
水煎	哮喘：貝母12克，蜂蜜適量。將貝母放入砂鍋，加水適量，用文火煮熟，加蜂蜜調味，早上趁溫飲用，連服15～20天。
燉湯	咳嗽（燥火型）：川貝母9克，茯苓15克，梨500克，蜂蜜、冰糖各適量。茯苓洗淨、切塊，川貝母去雜洗淨，梨洗淨切丁。茯苓、川貝母放入鍋中，加適量水，用中火煮熟，再加入梨、蜂蜜、冰糖繼續煮至梨熟，出鍋即可。有清熱生津、潤肺化痰、止咳平喘的食療功效。
	清熱潤肺：川貝母9克，豆腐200克，冰糖、鹽各適量。川貝母打碎或研粗末，豆腐沖洗乾淨。將川貝母粉與冰糖一起放在豆腐上，放入燉盅內，燉盅加蓋，用文火隔水燉1小時，加鹽調味即可。
	化痰止咳：川貝母10克，黃瓜100克，蜂蜜適量。將黃瓜洗淨，對剖後，再切成長條，川貝母洗淨備用。鍋內加適量水，先放入黃瓜，煮15分鐘，再下入川貝母煮熟，出鍋後加蜂蜜拌勻即可。

海藻　化痰軟堅利水

海藻有化痰軟堅、清熱利水的作用，能夠消癭瘤（甲狀腺腫瘤）、散瘰癧、除脹滿、消腹部腫塊，也治睪丸腫痛。此外，還有利尿通小便的功效。

| 性 | 寒 | 歸經 | 肝、腎 |
| 味 | 鹹 | 毒性 | 無 |

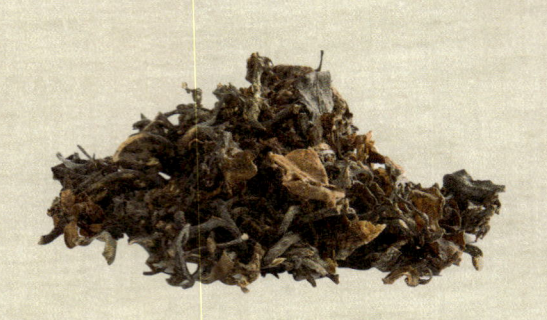

使用禁忌

一般禁忌：海藻性寒，脾虛胃寒、畏冷者慎食。
病症禁忌：大便溏瀉者忌用。
服用禁忌：海藻不可與甘草同食，兩者性味相反。海藻也不可與五倍子、石榴等同用。

化痰用法

海藻與黃瓜、蘋果、胡蘿蔔涼拌，適量加點白糖和醋，有清痰降脂作用。海藻也可煮粥，與薏苡仁、甜杏仁、海帶同用，有宣肺化痰、健脾利尿的作用，可輔助治療青春痘、咳嗽痰多等病症。

治療痤瘡、咳嗽痰多，可取海藻、海帶、甜杏仁各10克，薏苡仁30克。海藻、海帶、甜杏仁煎水，取汁，加薏苡仁煮粥食用。

功效延伸

軟堅散結　用於癭瘤、瘰癧、睪丸腫痛。海藻15克，海帶10克，白蘿蔔250克，雞湯適量。將白蘿蔔切塊；海帶、海藻切碎。三者共煮，並加入雞湯及其他佐料，煮至白蘿蔔熟透即可。

▶別名
落首、海蘿、烏菜、海帶花、大葉藻、大蒿子、海根菜、海草等。

▶道地藥材
主要產於遼寧、山東、福建、浙江、廣東等地。

▶挑選儲存
以色黑棕、質脆易碎、氣腥、味鹹者為佳。置於通風乾燥處儲存。

▶用法用量
煎服：5～10克。

▶本草成分
海藻含有海藻多醣、甘露醇、褐藻酸鈉、碘等成分，有防治便秘、排毒、養顏、預防腸癌、預防動脈硬化、降血脂、降血糖、降血壓，排除體內鉛及放射性元素，提高智商，延年益壽等作用。

清火排毒　海藻15克，粳米20克，糯米10克，綠豆30克。海藻用溫水浸泡15分鐘，備用。粳米、糯米和綠豆放入砂鍋中，武火燒開，文火煮至綠豆熟爛，加入海藻再煮5分鐘即可。

治療淋巴結核、甲狀腺腫大　海藻、夏枯草各30克，豬瘦肉150克。將豬瘦肉切絲，與海藻、夏枯草共煮湯，調味即可服食。此湯具有清熱解毒、軟堅散結的功效，可輔助治療淋巴結核、淋巴結腫大等病症。

清熱降壓、軟堅散結、滋陰和脾 海藻與昆布、黃豆同煮湯，可加適量白糖調味，有清熱降壓、軟堅散結、滋陰和脾的作用，適用於陰陽兩虛型高血壓，以及脾虛濕濁內阻的糖尿病性高脂血症患者。

潤腸通便 海藻30克，海帶、豆腐塊、蘑菇片各50克，薑片、蔥花、料酒、鹽各適量。水燒開，放海帶稍煮片刻。油鍋燒熱，下薑片、蘑菇片，加水、料酒、海帶、海藻、豆腐煮10分鐘，再加鹽、蔥花即可。

鑒別用藥

海藻、昆布

海藻，為馬尾藻科植物羊棲菜或海蒿子的全草。其性寒，味鹹，歸肝、胃、腎經。

昆布，又名海帶、江白菜等，為大葉藻科植物大葉藻的全草，比海藻更粗，柔韌而長。其性寒，味鹹，歸肝、腎經。同海藻一樣有消痰軟堅、利水化痰的功效，常與海藻配伍，用於治療瘦瘤、瘰癧、睪丸腫痛、痰飲水腫等。一般用量6～12克，煎服。

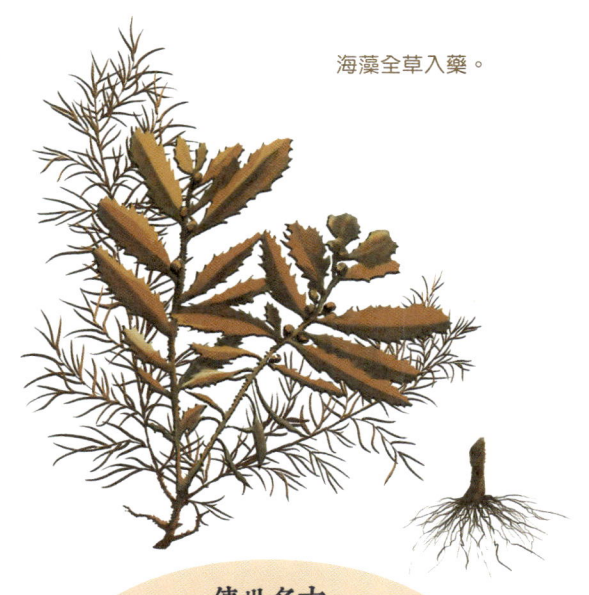

海藻全草入藥。

傳世名方

【主治】頷下瘰癧如梅李大。
【配方】海藻五百克，酒四百毫升。
【製法】漬數日。
【用法】稍稍飲之。
——出自《肘後備急方》

	家庭簡單用法
水煎	糖尿病（併發高脂血症）：海藻、昆布各30克。水煎當茶飲，適用於脾虛濕濁內阻型患者。
	甲狀腺腫大：海藻、金銀花、水紅花子各15克，冬瓜皮、浮海石各30克。水煎當茶飲。
	肝火上炎型高血壓：海藻、海帶各30克，黃豆150～200克。水煎當茶飲。
蒸菜	散結消腫：海藻30克，牡蠣肉100克，料酒、薑片、蔥段、鹽、香油各適量。海藻洗淨，牡蠣肉洗淨切薄片。海藻、牡蠣肉、薑片、蔥段、料酒同放燉杯內，加水適量，置蒸籠內武火蒸20分鐘，取出加入鹽、香油拌勻即可。
	強骨補血：海藻30克，豆腐200克，蓮子20克，枸杞子10克，花生仁、澱粉、鹽各適量。海藻泡軟後，放入開水中煮熟，拌適量鹽備用。蓮子浸泡後，蒸熟備用。枸杞子用熱水洗過後，撈起備用。花生仁碾碎，豆腐洗淨，與花生仁碎、鹽、適量水、澱粉拌勻成泥狀。加入枸杞子、蓮子拌勻，倒入方形盒中蒸熟成塊狀，切片裝盤，撒上海藻即可。
燉湯	淋巴結核、淋巴結腫大：海藻適量，炒或蒸後涼拌，或煮湯，食用後，可治淋巴結核、甲狀腺腫大、睪丸腫痛、高血壓、高脂血症。

瓜蔞

祛痰清熱潤腸

瓜蔞具有清熱化痰、寬胸散結、潤腸通便的功效。瓜蔞皮重在清熱化痰、寬胸理氣；瓜蔞仁重在潤燥化痰、潤腸通便。可以用於治療痰熱咳喘、胸痹、結胸、肺癰、乳癰、腸燥便秘等。

性	寒	**歸經**	肺、胃、大腸
味	甘、微苦	**毒性**	無

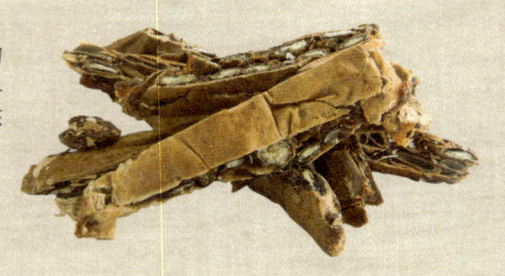

使用禁忌

一般禁忌：本品甘寒而滑，脾虛便溏者及寒痰、濕痰者忌用。

服用禁忌：不宜與烏頭同用。

化痰用法

　　瓜蔞甘寒而潤，善清肺熱、潤肺燥而化熱痰、燥痰。用治痰熱阻肺、咳嗽痰黃、質稠難咯、胸膈痞滿，可取陳皮、杏仁、枳實、黃芩、瓜蔞仁、茯苓各6克，膽南星、製半夏各9克，共研為末。另取生薑100克，搗碎，加水適量，壓榨取汁，與上述粉末泛丸，乾燥即得。每服6～9克，一日2次，可清熱化痰，理氣止咳。

功效延伸

潤腸通便　瓜蔞仁、肉蓯蓉各15克，火麻仁、牛膝各12克，炒枳殼9克，升麻3克，鬱李仁6克。水煎，去渣，取汁，代茶飲。有潤腸通便作用，對上火引起的便秘效果顯著。

治肝膽濕熱型慢性肝炎　瓜蔞15克，柴胡、山楂、白芍各10克，甘草5克。水煎，去渣，取汁，溫服。

治療乳癰初起　瓜蔞仁、蒲公英各15克，王不留行5～10克，當歸梢10克。上述4味藥，共加水煎煮，取汁服用，每次適量，可輔助治療乳癰初起。

▶別名

栝樓、藥瓜、栝樓蛋、果裸、王菩、地樓、澤巨、澤冶等。

▶道地藥材

主產於安徽、山東、河南、四川、江蘇等地。

▶挑選儲存

以個大、不破、色橙黃、糖味濃者為佳。置於通風乾燥處儲存。

▶用法用量

煎服：全瓜蔞10～20克；瓜蔞皮6～12克；瓜蔞仁10～15克，打碎入煎。

鑒別用藥

瓜蔞皮、瓜蔞仁、全瓜蔞

　　本品入藥又有瓜蔞皮、瓜蔞仁、全瓜蔞之分。瓜蔞皮之功，重在清熱化痰，寬胸理氣；瓜蔞仁之功，重在潤燥化痰，潤腸通便；全瓜蔞則兼有瓜蔞皮、瓜蔞仁之功效。

傳世名方

【主治】胸痹、喘息咳唾、胸背痛、氣短。

【配方】瓜蔞一個，薤白五十克，白酒一百毫升。

【製法】酒煎，去渣。

【用法】取汁，溫服。

——出自《金匱要略》

半夏

化痰燥濕止嘔吐

半夏具有燥濕化痰、降逆止嘔、消痞散結、消腫止痛的功效。可以用於治療脾濕痰壅引起的痰多咳喘氣逆；濕痰上犯引起的眩暈心悸失眠，以及風痰吐逆、頭痛肢麻、半身不遂、口眼歪斜等症。

| 性 | 溫 | 歸經 | 脾、胃 |
| 味 | 辛 | 毒性 | 大毒 |

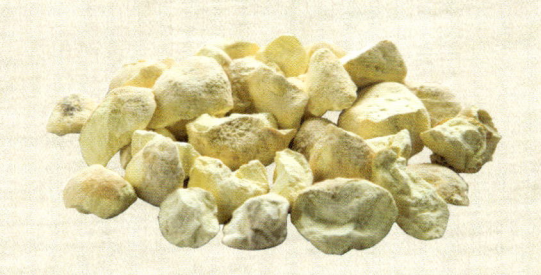

使用禁忌

一般禁忌：半夏有祛濕作用，陰虛燥咳、津傷口渴、出血症及燥痰者忌用。

服用禁忌：半夏不可與羊肉、羊血等大熱食物同食，同食則損傷陰液；飴糖生痰動火，也不可與半夏同食，兩者的作用和藥理相反；十八反中反烏頭、附子。

利咽用法

半夏祛痰作用顯著，可與佛手同用，製作佛手生薑半夏湯，再加適量生薑和冰糖，冰糖在食用時加入，這道湯有止咳平喘、燥濕化痰的功效，可治療慢性支氣管炎及痰濕咳嗽。

功效延伸

治療痰濁型頭痛 半夏10克，陳皮15克。用水煎煮，每日當茶飲。適用於痰濁型頭痛者。

治療脾胃氣弱、嘔逆反胃 生薑、薑半夏均可止嘔，兩者與粟米煮粥同食，可用於脾胃氣弱、嘔逆反胃等患者的食療。也可用半夏和胡椒治噁心嘔吐，胡椒和半夏各3克，研末，開水沖服，每日2次。

半夏6克，山藥30克，粳米50克，白糖適量。山藥研末。水煎半夏，去渣，取汁，加入粳米煮至熟爛，加入山藥末，再煮至沸，酌加白糖拌勻即可。可降逆止嘔。

▶別名

水玉、地文、羊眼半夏、地珠半夏。

▶道地藥材

主產於浙江余姚、杭州、慈溪、蕭山等地以及四川綿陽地區。

▶挑選儲存

以肥大、淡黃白色、半透明、質柔、嚼之有黏性者為佳。置於通風乾燥處儲存。

▶用法用量

煎服：4.5～9克。半夏雖有燥濕化痰之效，但有毒性。用明礬加工炮製的半夏稱為法半夏或製半夏，明礬又有燥濕的功效，加強半夏燥濕化痰的功力，且解半夏毒。

傳世名方

【主治】小兒驚風。
【配方】生半夏三克，皂角二克。
【制法】研為末。
【用法】吹少許入鼻。

——出自《仁齋直指方》

117味中藥對症速查

哮喘

冬蟲夏草　止喘化痰益肺腎

傳統中醫認為，冬蟲夏草性溫，味甘，入肺腎經，能益肺腎、止咳嗽、補虛損、益精氣。現代中醫認為，冬蟲夏草能治慢性咳喘、勞咳痰血、化痰止血、自汗盜汗、陽痿遺精、年老衰弱及腰膝酸痛等症，在提升人體免疫力以及抗癌方面具有其他藥物所無法替代的優勢。

性	溫	歸經	肺、腎
味	甘	毒性	小毒

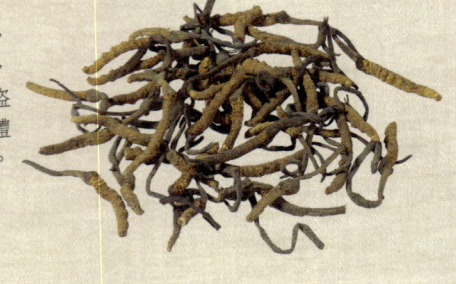

使用禁忌

一般禁忌：冬蟲夏草性溫，陰虛火旺者忌用，易導致口乾、鼻乾。

病症禁忌：風寒風熱感冒、發燒等急症期間，不可用冬蟲夏草，會加重病症。

▶別名
中華蟲草、夏草冬蟲、蟲草等。

▶地道藥材
主產於四川、雲南、貴州、甘肅、青海、西藏等地。

▶挑選儲存
以蟲體色澤黃亮、豐滿肥大、斷面黃白色、菌座短小者為佳。宜加乾燥劑儲存，可與花椒共存能防蛀。

▶用法用量
煎服：單味文火慢煎，飲汁食渣，用量一般為5～10克。

平喘用法

冬蟲夏草有補肺益腎的功效，用於肺腎兩虛所致的氣短氣喘、咳嗽無力、久咳虛喘等症，以及腎陽不足所致的陽痿、遺精、腰膝酸軟等病症。

冬蟲夏草2克，烏龜1隻，鹽適量。烏龜處理乾淨、切塊，洗淨後，將龜甲、龜肉與冬蟲夏草一同放入砂鍋內，加水適量，用文火熬煮，最後加鹽，略煮即成。吃肉喝湯，連同冬蟲夏草一同服食。可益肺補腎，滋陰養血，緩解氣短氣喘、久咳虛喘等症。

功效延伸

止血化痰　用於肺腎兩虛所致的肺結核，表現為咳嗽、咯血、痰中帶血等。冬蟲夏草100克，烘乾研粉。每日2次，每次2克。可補肺益腎，止血化痰。

補腎填精　用於腎精虧虛所致的腰膝酸軟、陽痿、遺精、尿頻、不育不孕等病症。冬蟲夏草、枸杞子各30克，泡入1000毫升黃酒內，密封，浸泡1周。每次10～20毫升，每日2次。

傳世名方

【主治】病後虛損。
【配方】冬蟲夏草三至五枚，老雄鴨一隻。
【制法】鴨去肚雜，將鴨頭劈開，納藥於中，仍以線紮好。加醬油、酒，如常法蒸爛。
【用法】食之。
——出自《本草綱目拾遺》

蛤蚧 定喘補腎壯陽

蛤蚧有補益肺腎、定喘止嗽的作用，善治肺痿氣喘咳嗽和痰中帶血等症，對於肺腎兩虛、腎不納氣的虛喘特別有效，對治療肺結核病，也有一定功效。乾蛤蚧用微火焙乾，除去鱗片及頭足，切成小塊，為「蛤蚧塊」；用黃酒浸潤蛤蚧塊，烘乾，為「酒蛤蚧」。

| 性 | 平 | 歸經 | 肝、肺 |
| 味 | 鹹 | 毒性 | 無 |

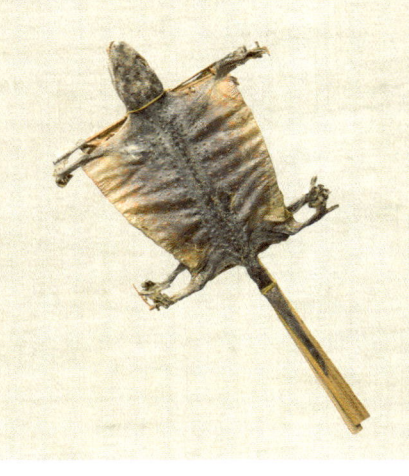

使用禁忌

一般禁忌：外感風寒喘嗽忌用；陰虛火旺者禁服。

▶別名
蛤解、蛤蟹、仙蟾、蚧蛇、大壁虎。

▶道地藥材
主產於廣西、雲南、貴州等地。

▶挑選儲存
以體大、肥壯、尾全、不破碎者為佳。置於陰涼乾燥處，防潮防曬。

▶用法用量
煎服：配伍其他藥味一同煎服，一般用量3～6克。

研末：吞服或用溫開水送服，每日2～3次，每次1～2克。

平喘用法

蛤蚧可補肺止嗽，用於肺腎兩虛所致的氣短氣喘、咳嗽無力、虛勞咳喘、咯血等。蛤蚧1對，冰糖10克。蛤蚧烘乾，研末。取蛤蚧粉5克與冰糖一同放在盅內，加水適量，上籠蒸約1小時。每日1劑，連用1周。

蛤蚧1對，雞1隻（約500克），鹽、黃酒各適量。將蛤蚧與淨雞一同倒入鍋內，加適量水及黃酒，燒開後用文火煮2～3小時，調入鹽即成。

功效延伸

補腎益精 用於腎精虧虛所致的陽痿、遺精、腰膝酸軟、畏寒肢冷、尿頻、男子不育、女子宮冷不孕等病症。蛤蚧1對，白酒1000毫升。將蛤蚧去頭、足和鱗片，放入乾淨容器內，倒入白酒，密封，浸泡2個月。每次20～30毫升，空腹服，每日1次。可補肺益腎。

溫腎壯陽 用於腎陽虛所致的陽痿、早洩、遺精、勃起功能障礙等病症。蛤蚧1對，韭菜子60克。將上述2味焙脆，研粉，分成10小包。同房2小時前服用1包，用黃酒送服。

治療肺脾腎虛型慢性支氣管炎 蛤蚧粉2克，人參粉3克，糯米75克。先將糯米煮粥，待熟時加入蛤蚧粉、人參粉攪勻。每日1劑，早晚溫熱服食。

傳世名方

【主治】肺嗽，面浮，四肢浮。
【配方】蛤蚧一對（雌雄頭尾全者，洗淨，用酒和蜜塗炙熟），人參一株（紫團參）。
【制法】上二味，搗羅為末，熔蠟一百二十克，濾去渣，和藥末，作六餅子。
【用法】每服，空腹，用糯米作薄粥一盞，投藥一餅，趁熱，細細呷之。
——出自《聖濟總錄》

117味中藥對症速查

151

白果　平喘斂肺健脾

白果具有斂肺化痰定喘、止帶縮尿的功效。可以用於治療哮喘、肺熱燥咳、帶下、白濁、尿頻、遺尿等。白果所含的黃酮類、酚類、有機酸類、醇類等多種成分，能抑制結核桿菌的生長，同時對多種細菌及皮膚真菌有不同程度的抑制作用，可祛痰，對氣管平滑肌也有微弱的鬆弛作用。

| 性 | 平 | 歸經 | 肺、腎 |
| 味 | 甘、苦、澀 | 毒性 | 小毒 |

使用禁忌

服用禁忌：白果的有毒成分主要在果肉中，種仁也含有微量的白果酸和氫氰酸等有毒成分，所以禁止生食，每次食用量不宜過大。

▶別名
銀杏等。

▶道地藥材
主產於廣西、四川、河南、山東、湖北、遼寧等地。

▶挑選儲存
以個大均勻、種仁飽滿、殼色白黃者為佳。宜置於透氣涼爽的容器中，或用保鮮袋密封，放冰箱中。

▶用法用量
煎服：4.5～9克。

外用：搗敷。

葉　為末和麵做餅，煨熟食用，可治瀉痢。

平喘用法

白果可斂肺止咳，用於肺氣虛所致的哮喘、痰嗽、氣短、氣促等病症。

白果10克，粳米100克。將白果去殼取仁、去心搗碎，與淘洗乾淨的粳米同入鍋中，加水適量，煮成稠粥。日服1劑，分數次食用。有止咳平喘、固腎補肺的功效。

白果仁100克，山楂糕300克，白糖30克，蜂蜜50克，桂花醬5克。將山楂糕切成指甲大的菱形塊，整齊地擺在盤子周圍，白果仁燙水瀝淨水分。炒鍋上火，加水適量，下入白糖、桂花醬、蜂蜜。待熬至蜜汁狀時，下入白果仁，再熬至湯汁稠濃時，起鍋裝在山楂糕中間即成。當點心食用，可補肺平喘，固精止帶。

功效延伸

健脾、利濕、止帶　用於腎氣虛所致的白帶量多、遺精滑泄、淋病、小便頻數、小便清長等病症。白果仁10克，冬瓜子30克，蓮子15克，胡椒少量。將上藥洗淨，同入鍋，加水2000毫升，武火煮沸，再用文火慢燉，至白果仁、蓮子爛熟時，加胡椒調味，即可起鍋。分2～3次服，每日1劑。可健脾利濕止帶。

傳世名方

【主治】赤白帶下，下元虛憊。
【配方】白果、蓮子（去皮、心）、糯米各五克、烏骨雞一隻。
【制法】白果、蓮子、糯米研為末，烏骨雞去腸盛藥煮爛。
【用法】空腹食之。
——出自《瀕湖集簡方》

海馬

平喘補腎活血

海馬具有補腎壯陽、調氣活血的功效，可以用於治療喘息短氣、腰膝酸軟、跌打損傷、腎虛陽痿、遺尿、遺精、宮寒不孕、血瘀作痛等。

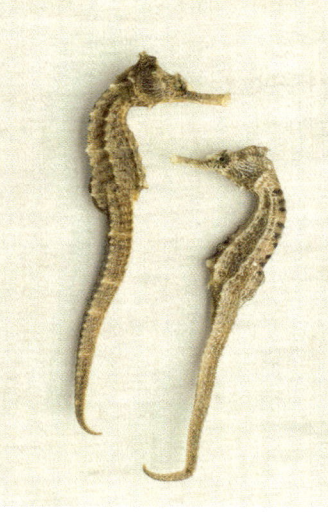

性	溫	歸經	肝、腎
味	甘、鹹	毒性	無

使用禁忌
一般禁忌：陰虛火旺者忌用；孕婦忌用。
病症禁忌：高血壓患者慎用。

▸別名
水馬、馬頭魚、龍落子。

▸道地藥材
主產於廣東、福建、臺灣等地，以廣東產量最大。

▸挑選儲存
以個大、色白、體完整者為佳。置於通風乾燥處儲存。

▸用法用量
煎服：3～9克。
外用：適量，研末敷患處。

利咽用法

海馬可補益腎陽，用於腎陽不足導致的虛喘，常與蛤蚧、當歸、人參、熟地黃等配伍，以增強藥力。

對於腎虛型哮喘，可取海馬5克，當歸10克。先將海馬搗碎，加當歸和水，共煎2次，每日分2次服用。

功效延伸

補腎壯陽 用於腎虛陽痿、宮冷不孕、精少不育、腰膝冷痛、遺精遺尿。可將海馬烘乾研成粉末，用純正的米酒浸泡1個月，每晚臨睡前飲1小杯。

治療腎陽虧虛型陽痿，取海馬5克，蛤蚧1對，蜂蜜適量。將蛤蚧去頭、足及鱗，與海馬一起曬乾或烘乾，研末。每次取適量，加蜂蜜調成稠飲即成。每日2次。

治療白帶增多 對腎虛所致的白帶增多，可用海馬1對，杜仲15克，黃耆30克，當歸12克，白果、白芷各10克，土茯苓30克，用水煎煮2次，合併藥汁後分2次服用。

對於腎陽虛弱，或因體虛所致的白帶增多，還可取海馬、枸杞子、魚鰾膠（溶化）各12克，大棗8枚。水煎。每日1劑，早晚2次分服。

補氣虛、陽虛 海馬10克，童子雞1隻，蝦仁100克，鹽、料酒、蔥段、薑片各適量。童子雞去毛及內臟，洗淨；蝦仁去殼、背線，洗淨。將童子雞放入蒸碗內，蝦仁放在雞周圍，加蔥段、薑片、料酒、鹽，入蒸鍋蒸熟，吃雞肉、蝦仁，飲湯。

📖 聽故事記中藥

海馬，是一種小型海洋動物，因頭部彎曲與體近直角而得名。古人描述「其首如馬，其身如蝦，其背美」，有「南方人參」的美譽。海馬還被稱為魚類中的「鴛鴦」，有些地方有在新房中放海馬的習俗，據說能使夫妻恩愛、生產順利。

痔瘡

槐花　涼血活血瀉肝火

槐花苦寒泄熱，有清熱涼血止血的作用，可治痔瘡肛漏出血和大便下血，並且能治療大腸有熱的痢疾。此外，還有殺蛔蟲的功效。

| 性 | 涼 | 歸經 | 肝、大腸 |
| 味 | 苦 | 毒性 | 無 |

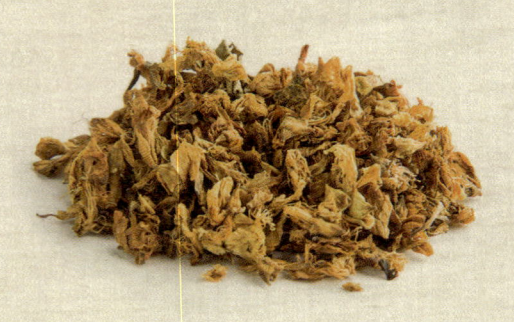

使用禁忌

一般禁忌：槐花易傷胃腸，脾胃虛寒、陰虛發熱而無實火者忌用；過敏體質者慎食；消化系統不良者，尤其是中老年人不宜過量食用。

病症禁忌：由於槐花較甜，含糖量高，糖尿病人不宜多吃。

去痔用法

槐花能涼血止血，與豬大腸燉食，可用於治療痔瘡便血、肛門墜痛等症狀。與絲瓜燉食，可用於治療瀉痢便血、腹痛。

取槐花、炒荊芥等份，煎水飲。用槐花涼血止血，以炒荊芥增強止血功能。用於便血、痔瘡出血。

功效延伸

治療失音　槐花適量，鍋中快炒，每次取3～5粒放口中嚼食，每日5～10克，可改善失聲症狀。

平肝降壓　槐花還有收縮血管、止血等功效。用開水浸泡晾乾的槐花，每日喝數次，可以預防血壓升高，再加適量菊花一同泡茶，還可平肝降壓。

消腫止痛　取槐花50～100克。加水1500毫升煎汁，用棉花沾藥汁洗患處，每日洗2～3

▷ 別名
槐蕊、槐米、笨槐花。

▷ 道地藥材
主產於河北、山東、河南、江蘇、廣東、廣西、遼寧等地。

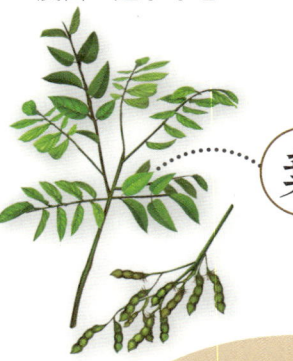

▷ 挑選儲存
以花蕾足壯、花萼色綠而厚、無枝梗者為佳。置於通風乾燥處儲存。

▷ 用法用量
煎服：6～15克。止血多炒炭用，清熱瀉火宜生用。

外用：適量。

葉　鮮葉置沸水中洗淨，搗泥，用溫水洗淨患部，敷槐葉泥，外以紗布包紮，每日更換1次，可治慢性濕疹。

傳世名方

【**主治**】臟毒、酒病、便血。
【**配方**】槐花三十克（一半炒，一半生）、山梔子三十克（去皮，炒）。
【**制法**】上為末。
【**用法**】每服六克，新汲水（剛打的井水）調下，食前服。
——出自《經驗良方》

次。同時，搗碎藥渣，敷於患處，用藥1～2日，即可消腫。

魚腥草　去痔解毒消炎

魚腥草內服為治痰熱壅肺、咳吐膿血的肺癰要藥；外用煎湯熏洗，治痔瘡腫痛有效。此外，還可用於癰腫疔瘡，有消腫解毒的功效。

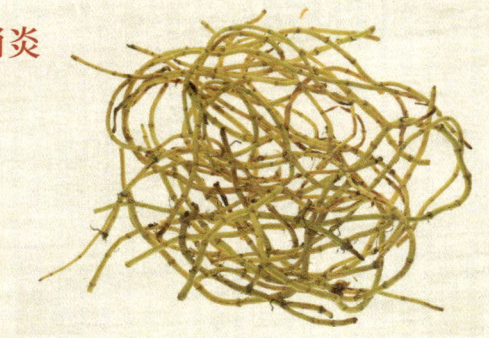

- 性　寒
- 味　辛
- 歸經　肺
- 毒性　毒

使用禁忌

一般禁忌：魚腥草屬於寒涼藥材，虛寒體質忌用。月經期間停用。

病症禁忌：大便溏瀉忌用。

去痔用法

鮮魚腥草適量，洗淨，切碎，煎水，熏洗肛門。也可用鮮魚腥草300～400克洗淨放入鍋中，加水至2000毫升。適度煎煮，取溫汁坐浴15分鐘。一般坐浴2～3次即可奏效。本法適用於內外痔出血。

功效延伸

清熱解毒、利濕祛痰　魚腥草可單獨加佐料涼拌，也可與其他蔬菜同拌，比如魚腥草拌萵筍，有清熱解毒、利濕祛痰的功效。用於化痰止咳，也可將魚腥草、桔梗和甘草一起煮水喝。

抗菌消炎　魚腥草常與金銀花同用，抗菌消炎作用顯著，與紫蘇葉和綠豆同用，可加強其清熱解毒的功效。魚腥草搭配食材，可與梨、母雞或豬肺同食，有消炎解毒、滋陰潤肺的功效。

治療肺癰、咳嗽、盜汗　鮮魚腥草120克，豬肚1個。二者分別洗淨，將鮮魚腥草放於豬肚中，紮好，以文火燉湯，服食。

▶別名
折耳根、側耳根、九節蓮。

▶道地藥材
主產於浙江、江蘇、湖北等地。

▶挑選儲存
以淡紅褐色、莖葉完整、無泥土等雜質者為佳。置於通風乾燥處儲存。

▶用法用量
煎服：9～15克。

外用：適量搗敷或煎湯熏洗患處。

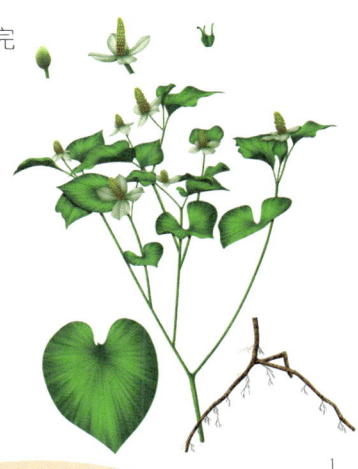

夏、秋採收，帶根全草入藥。

傳世名方

【主治】痔瘡。
【配方】魚腥草適量。
【制法】煎湯。
【用法】點水酒服，連進三服。其渣熏洗，有膿者潰，無膿者自消。
——出自《滇南本草》

117味中藥對症速查

貧血

龍眼肉

補血安神健脾

龍眼肉含有蛋白質、碳水化合物、有機酸、膳食纖維等多種維生素及礦物質，有補血安神、健腦益智、補養心脾的功效，其所含的鐵、鉀等元素，能促進血紅蛋白再生以治療因貧血造成的心慌、失眠、健忘。

性	溫	歸經	心、脾
味	甘	毒性	無

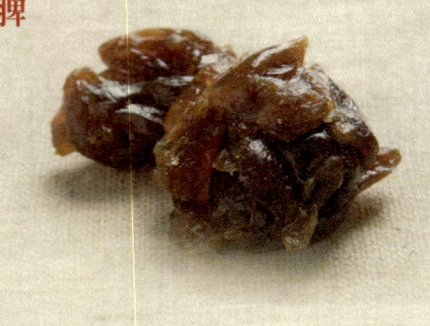

使用禁忌

一般禁忌：脾胃有痰火及濕滯停飲、消化不良、噁心嘔吐者忌服；孕婦忌服；小兒、糖尿病患者不宜多服。

服用禁忌：切不可吃未熟透的龍眼，易引起哮喘病。

➤ 別名
桂圓肉、圓眼、益智、蜜脾、驪珠、龍目、川彈子、亞荔枝等。

➤ 道地藥材
主產於福建、廣東、廣西、四川等省。

➤ 挑選儲存
以殼薄而平滑，肉質瑩白，味香甜，核黑小為佳。宜密封放在室內陰涼、乾燥處或冰箱中。

➤ 用法用量
煎服：一般用量10～25克，大劑量30～60克。

生用：直接嚼服，以乾品6克為宜。

➤ 本草成分
龍眼肉富含高醣類、蛋白質等，能抑制衰老；其所含的維生素P有保護血管、防止血管硬化和脆性的作用。此外，龍眼肉還有抗腫瘤的作用。

補血用法

用於心血虧虛所致的心悸怔忡、健忘失眠、頭暈目眩、神經衰弱、食慾缺乏等。鮮龍眼肉500克，米酒3000毫升。將龍眼肉去核，浸入米酒內，10日後可飲用，龍眼肉可食。早晚各20克（1小盅）。可補氣養血，寧心安神。

花生仁100克，鮮龍眼肉50克，大棗5枚，一同入鍋，加水適量煮湯，入適量白糖調味。食花生仁、龍眼肉、大棗，飲湯，每日1劑。可補氣養血，健腦益智，主治由氣血不足所致的腦力下降等。

功效延伸

養心安神，治療失眠 粳米60克，淘洗乾淨，放入砂鍋內，加入適量水，投入龍眼肉15克，共同煮至粥熟即成。早晚餐食用。可養心安神，治療失眠。

龍眼肉、酸棗仁各10克，芡實12克，白糖適量。酸棗仁搗碎，用紗布袋裝。芡實加水500毫升，煮半小時後，加入龍眼肉和酸棗仁，再煮半小時。取出酸棗仁，加白糖，濾出汁液。不拘時飲，食龍眼肉及芡實。可養血安神，主治由勞傷心神引起的驚悸怔忡、失眠健忘、食少體倦、脫髮及頭髮早白等病症。

傳世名方

【主治】脾胃虛，精神乏。
【配方】龍眼肉、燒酒。
【制法】龍眼肉不拘多少，上好燒酒內浸百日。
【用法】常飲數杯。
——出自《萬氏家抄方》

健脾止瀉，養心補虛 用於脾虛所致的倦怠乏力、面色萎黃、大便溏瀉等。龍眼肉30克，生薑10克同入砂鍋，加水500毫升，武火煮沸後改文火煎20分鐘。上、下午分服，空腹溫服，每日1劑，可健脾止瀉。

鮮龍眼250克，去皮去核，沖洗乾淨。炒鍋上火，加水、冰糖適量，用武火煮沸後，撇去浮沫，加入龍眼肉，用文火燉約20分鐘即成，佐餐食用，可補脾養心。

養陰潤肺 龍眼肉、銀耳、枸杞子各15克，冰糖適量。銀耳用溫水泡發，洗淨去黑根，加水上鍋蒸熟。枸杞子洗淨蒸熟。龍眼肉切丁。水煮沸加冰糖，溶化後加龍眼肉、銀耳、枸杞子煮沸片刻即可。

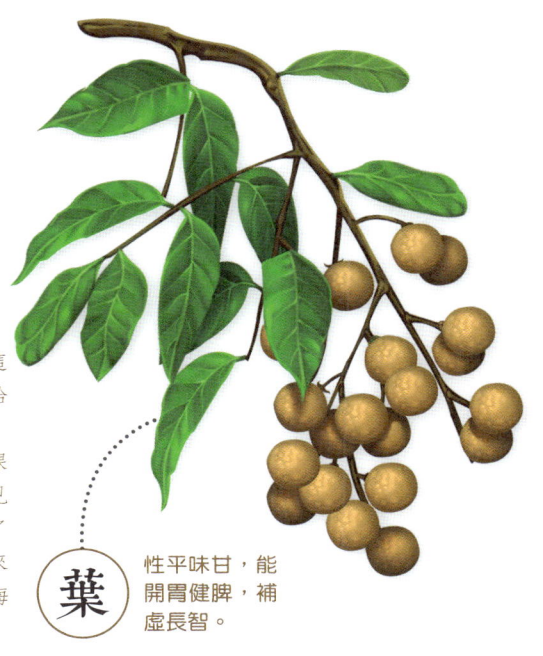

📖 聽故事記中藥

相傳哪吒打死了東海龍王的三太子，還挖了龍眼。這時，正好有個叫海子的窮孩子生病，哪吒便把龍眼給他吃了。海子吃了龍眼之後病好了，長成彪形大漢，活了一百多歲。海子死後，在他的墳上長出了一棵樹，樹上結滿了像龍眼一樣的果子。人們從來沒有見過這種果子，誰也不敢吃。有位勇敢的窮孩子先摘了這種果子吃。窮孩子吃了這種果子後，身體變得越來越強壯。從此人們就把這種果稱為「龍眼」，在東海邊家家都種植龍眼樹，人人皆食龍眼肉。

葉 性平味甘，能開胃健脾，補虛長智。

家庭簡單用法

水煎	神經衰弱：龍眼肉、酸棗仁各10克，五味子5克，大棗10枚。水煎，代茶飲。
	妊娠水腫、產後水腫：龍眼肉30克，生薑5片，大棗15枚。水煎，代茶飲，每日1～2次。
煮粥	倦怠乏力、面色萎黃、心悸怔忡、健忘失眠：龍眼肉15克，蓮子15克，粳米100克。將粳米淘洗乾淨，與去心蓮子、龍眼肉同置鍋中，加水適量，武火煮沸，用文火燉煮成粥。日服1劑，分2次食用。可補血益氣。
燉湯	貧血、神經衰弱：鮮龍眼肉10克，蓮子、芡實等量，加水燉湯，睡前服用。
	失眠：龍眼肉15克，雞蛋1個，白糖適量。煮龍眼肉，出味後加雞蛋，熟後加白糖即可。
	心脾氣血兩虛所致的頭暈目眩、神經衰弱、食慾缺乏等：鮮龍眼肉250克，大棗50枚洗淨，放入鍋內，加水適量，置武火上燒沸，改用文火煮至七成熟時，加入適量薑汁和蜂蜜，攪勻，煮熟。起鍋待冷，裝入瓶內，封口即成。日服3次，每次吃龍眼肉、大棗各6～8枚。可健脾益胃，養心安神。
外用	水火燙傷：龍眼核研細末，用茶籽油調塗。

黨參 養血益氣補虛

黨參有養血和營、補中益氣、生津止渴的作用，常用於血虛萎黃、脾肺氣虛、聲音低微、懶言短氣、四肢無力以及食慾不佳等症。

性	平	歸經	脾、肺
味	甘	毒性	無

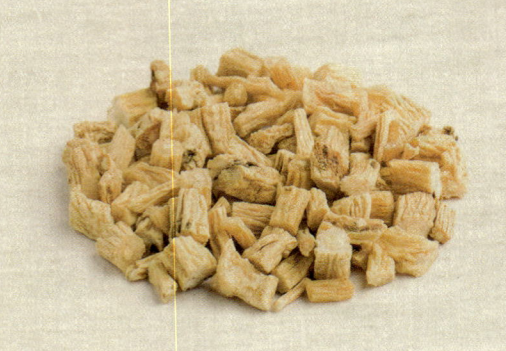

使用禁忌

一般禁忌：氣滯、肝火盛者禁用；實證、熱證患者忌服黨參。
病症禁忌：外感風寒、暑熱的疾病不可用黨參，會加重症狀。
服用禁忌：黨參與藜蘆藥性相反，不可同配伍使用。

▶別名
上黨人參、防風黨參、黃參、獅頭參等。

▶道地藥材
主要產於陝西、甘肅等地。

▶挑選儲存
以根條肥大、粗實、皮緊、橫紋多、味甜者為佳。置於通風乾燥處儲存。

▶用法用量
煎服：9～30克，去渣取汁，每日1劑，分2次服。黨參生津止渴宜生用，健脾益氣宜炙用。

▶本草成分
黨參含有固醇、皂苷等成分，可促進機體造血功能，提高機體耐受力和免疫力，改善心功能，抗潰瘍和增強記憶、安眠等。

補血用法

黨參有生津養血之效，用於血虛津虧所致的面色萎黃、頭暈目眩、心慌胸悶、咽乾口渴等病症。黨參、當歸、白芍各10克，黃耆20克，熟地黃15克，大棗5枚，生薑適量。用水煎煮2次，合併藥汁，分為2份，早晚服用。

黨參10克，當歸5克，山藥30克，童子雞1隻。童子雞去毛、洗淨、切塊，沸水煮3～5分鐘，將雞塊取出，棄水不用。將雞塊、黨參、當歸、山藥連同適量水一起放鍋中，燉煮1～2小時後，放適量調料，吃肉喝湯。可益氣養血。

功效延伸

補脾肺之氣 黨參具有補脾肺之氣、生津養血的功效，特別適合老年人脾肺虛弱、心悸氣短、食慾不振、大便溏瀉等症。中老年氣虛，有食慾不佳、大便溏瀉等症狀者，每日服用黨參10克。將黨參洗淨後蒸1小時，冷卻後質地柔軟時切為薄片，每日早晚嚼服5克。也可用開水浸泡黨參片，當茶飲用，對消化不良、慢性胃炎、十二指腸潰瘍等有輔助治療效果。

滋陰補虛 大病或久病後身體虛弱，體倦乏力，食慾不佳，心悸氣短等症狀者，每日用黨參、枸杞子、龍眼肉各10克，山藥30克，大棗10枚，粳米100克，同煮成粥，每日晚飯時食用。有益氣養血、滋陰補虛的功效。

補氣血、降血壓 黨參20克，鮮貝、西芹各200克，薑末、鹽、蔥花、料酒各適量。把黨參洗淨，切2釐米長的段；西芹去葉，切1釐米長的段。油鍋燒熱，放入薑末、蔥

花爆香，隨即加入鮮貝、西芹、料酒、黨參、鹽，炒熟即成。

治前列腺增生 黨參、黃耆、當歸各10克，山藥15克，老母雞1隻，鹽適量。紗布包裹藥材塞入洗乾淨的母雞肚中，將母雞放入鍋中，最好用砂鍋，加水沒過雞身，大火煮開10分鐘，小火慢燉半小時，起鍋時加鹽調味。

鑒別用藥

人參、黨參

人參與黨參均具有補脾氣、補肺氣、益氣生津、益氣生血及扶正祛邪之功，均可用於脾氣虛、肺氣虛、津傷口渴、消渴、血虛及氣虛邪實之症。但黨參性平，味甘，作用緩和，藥力薄弱，古人用以主治以上輕症和慢性疾病患者，可加大黨參用量，而急症、重症仍以人參為宜。但黨參不具有人參益氣救脫之功，凡元氣虛脫證，應以人參急救虛脫，不能以黨參代替。此外，人參還長於益氣助陽，安神增智，而黨參的類似作用不明顯。但黨參兼有補血之功。

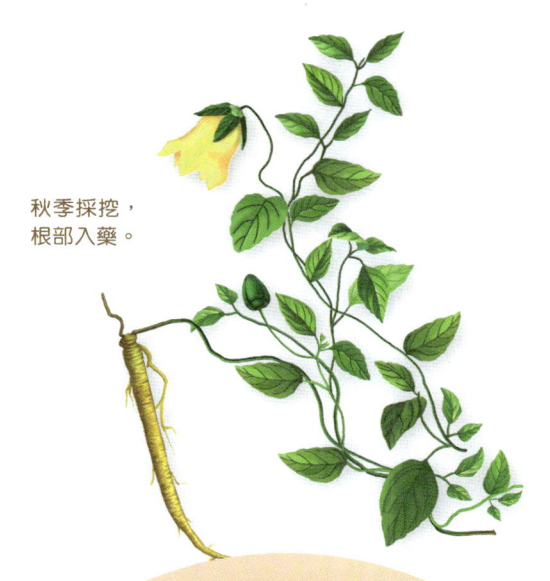

秋季採挖，根部入藥。

傳世名方

【主治】服寒涼峻劑，以致損傷脾胃，口舌生瘡。
【配方】黨參（焙）、黃耆（炙）各六克，茯苓三克，生甘草二克，白芍二克。
【制法】白水煎。
【用法】溫服。
——出自《喉科紫珍集》

家庭簡單用法

水煎	體虛自汗：黨參30克，生黃耆20克。同入砂鍋，加水500毫升，浸泡半小時，武火煮沸後改文火煮至藥液約50毫升，取汁。分3次服，1歲以內減半。可固表止汗。
	脫肛：黨參30克，升麻15克，炙甘草6克。同入砂鍋，加水1000毫升，浸泡半小時，武火煮沸後改文火煮30分鐘，去渣取汁。上、下午分服，每日1劑。可補氣升提。
	倦怠食少，胃痛：黨參10克，大棗10枚，陳皮6克。同入砂鍋加水適量，武火煮沸，改文火煎煮30分鐘。代茶飲，當日飲完。連服5～7日。可益氣和胃，理氣止痛。
煮粥	食慾不振、記憶力下降：黨參10克，粳米50克，冰糖適量。黨參用水煎後，取汁，加入粳米一同煮成稀粥，服食時加入冰糖即可。
點心	食少便溏，面色萎黃，水腫：黨參、山藥、白糖各30克，茯苓15克，蓮子、薏苡仁各20克，蜂蜜50克，炒糯米、炒粳米各500克。除白糖和蜂蜜外，其餘食材磨細粉，混合均勻，加入蜂蜜、白糖，加水和勻，蒸熟，切成條糕。當點心，隨意食用。可益氣補脾。

117味中藥對症速查

159

阿膠

養血滋陰潤肺燥

阿膠質黏滋潤，有補血、止血、滋陰潤肺的作用，可止虛勞咳嗽、吐血、咯血、便血，以及崩漏下血等症。陰血不足身體虛弱者服之亦效。

性	平	歸經	肝、肺、腎
味	甘	毒性	無

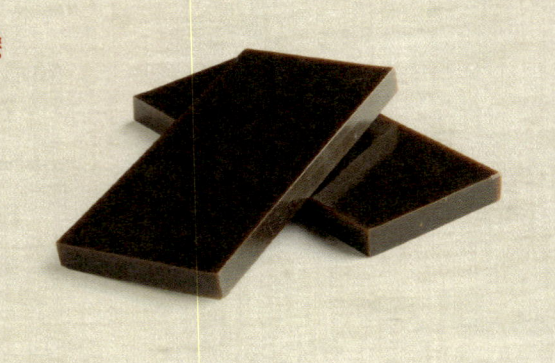

使用禁忌

一般禁忌：脾胃虛弱、食慾不振者慎服；體內有痰濕或嘔吐、泄瀉者忌服。
病症禁忌：感冒發熱等急症時不可食用。
服用禁忌：忌與白蘿蔔、濃茶同服，不能與其他中藥入湯劑煎煮。

傳世名方

【主治】肺損動母胎，去血腹痛。
【配方】阿膠（炙）、艾葉各六十克。
【制法】上二味，以水一千毫升，煮取五百毫升。
【用法】每日三服。
——出自《小品方》

➤ 別名
驢皮膠等。

➤ 道地藥材
主產於山東、浙江、北京、天津等地。

➤ 挑選儲存
以色烏黑、光亮、透明、無腥臭氣、經夏不軟者為佳。儲存時可放石灰、氧化鈣等乾燥劑，密閉儲存。

➤ 用法用量
烊化：5～15克，打碎入煎沸的湯劑中，溶化後服。滋陰補血多生用，清肺化痰用蛤粉炒，止血則用蒲黃炒。

➤ 本草成分
阿膠含有多種氨基酸及微量元素，為常用補血藥，能增強造血系統及免疫系統的功能，還有抗骨質疏鬆、抗衰老等作用。

補血用法

阿膠為補血佳品，尤為適宜出血、血虛證者，常用於治療由血虛或陰虛引起的眩暈、心煩、失眠、咳嗽、心悸等病症。可用阿膠5～10克，打碎，大棗5枚，紅糖適量，放入碗中，加水適量，隔水蒸半小時服用，有較好的滋陰養血的功效。

家庭可自製阿膠膏，方便隨時取用。用阿膠250克，打碎，放入大碗中，加入黃酒50毫升，紅糖50克，水200毫升，冰糖200克，隔水蒸半小時，拌勻，冷卻後成軟糖樣，切塊冷藏，每日早晚空腹服用。

功效延伸

滋陰補虛潤燥 用於陰虛所致的午後低熱、咽乾口燥、咳嗽少痰、痰中帶血絲等，可單味炒黃為末服。用於肺陰虛燥咳，阿膠50克，金絲棗250克。金絲棗洗淨烘乾備用。阿膠洗淨放入鍋中，加入200毫升水，文火烊化，煎熬成約100毫升阿膠漿，倒入金絲棗攪拌均勻（儘量使每粒金絲棗表面裹

上阿膠漿），將金絲棗放入瓷碗中，放於沸水鍋上隔水蒸30分鐘，取出放涼即成。每日1次，每次10枚。可補血止血，益氣滋陰。

清肺化痰 用於肺熱所致的咽乾口燥、咳嗽少痰、痰黏難咳、痰中帶血絲等。阿膠100克，蛤粉10克。先將蛤粉置鍋內加熱，至輕鬆時放入切好的小塊阿膠，炒至鼓起成圓珠狀，呈黃白色，立即取出，篩去蛤粉，放涼。每日1次，每次10克。可清肺化痰。

阿膠15克，梨1個，白糖30～50克。將阿膠、梨、白糖同放燉盅內，加水半碗，隔水燉1小時。每日2次，吃梨飲湯。清肺止咳，補血養顏。

滋補肝腎 阿膠、銀耳各5克。將銀耳水發洗淨，與打碎的阿膠同放碗中，隔水蒸約3小時，可加冰糖適量調味。

治咳嗽 治療體虛型咳嗽，可用阿膠、貝母、杏仁各10克，生曬參、百部、五味子、炙甘草各5克。除阿膠外，其餘藥用水煎2次，合併藥汁，阿膠打碎，分為2份，用熱藥汁溶化，早晚服用。

治療燥火型咳嗽，可用阿膠、桑葉、麥冬、杏仁各10克。除阿膠外，其餘藥用水煎2次，合併藥汁，阿膠打碎，分為2份，用熱藥汁溶化，早晚服用。

治便秘 阿膠10克，打碎，放入碗中，用開水溶化，加入蜂蜜20克，當茶飲，有滋陰養血、潤燥通便的功效。

助安眠 阿膠15克，酸棗仁5克。酸棗仁煎水一小碗，加入溶化的阿膠，攪勻，臨睡前一次服完。

家庭簡單用法

水煎	胎動不安，腰腹疼痛：阿膠、當歸身、桑寄生各20克。上述諸藥搗成粗末，加水500毫升，武火煮沸後改文火煎，取汁200毫升。上、下午分服，空腹溫服，每日1劑。可補血安胎。
	心火熾盛所致的心煩失眠、口舌生瘡、小便赤等症：阿膠15克，黃連6克，黃芩、芍藥各10克，雞蛋1個。先將黃連、黃芩、芍藥放入鍋中，加水濃煎取汁，再加入阿膠烊化，稍冷後放入生雞蛋黃攪勻即成。佐餐食用。可清心降火，除煩安神。
沖服	血虛頭暈：阿膠6克，紅茶3克。先將阿膠蒸化，紅茶放入茶壺中，用沸水沖泡3分鐘，濾去茶渣，將茶湯倒入蒸化的阿膠中攪勻，趁溫飲服。每週2次。適用於血虛頭暈、面色萎黃者。
煮粥	調經安胎：阿膠（烊化）、桑白皮各15克，糯米100克，紅糖8克。桑白皮水煎2次，合併藥汁；糯米淘淨倒入鍋內，加水適量，煮10分鐘後倒入藥汁、阿膠，待粥熟入紅糖。每日1劑，分早晚2次溫熱服食。
調羹	慢性支氣管炎：阿膠50克，馬鈴薯粉150克，白糖適量。將阿膠洗淨，放入鍋內，加入熱水浸泡2小時，然後用武火煮沸，再改用文火煮約20分鐘，加入白糖，攪拌均勻，調入馬鈴薯粉即成。上、下午分食，可清肺止咳，補血養顏。
飲品	補血養顏：阿膠適量，剁塊，文火將阿膠與適量紅糖煮溶化，邊煮邊攪。雞蛋3個，打成蛋液。將蛋液加入放涼的阿膠糖液中，拌勻，倒入燉盅，蓋上蓋子，上鍋武火煮10分鐘，文火煮20分鐘即可。

黃耆

補氣血健脾胃

黃耆素以補氣著稱，為代表性補氣藥物之一，是一種常用的中藥材。人體各種功能無不依賴氣的活動，氣虛則諸症起，故黃耆雖為補氣藥，但氣、血、陰、陽兼而有之。

| 性 | 微溫 | 歸經 | 脾、肺 |
| 味 | 甘 | 毒性 | 無 |

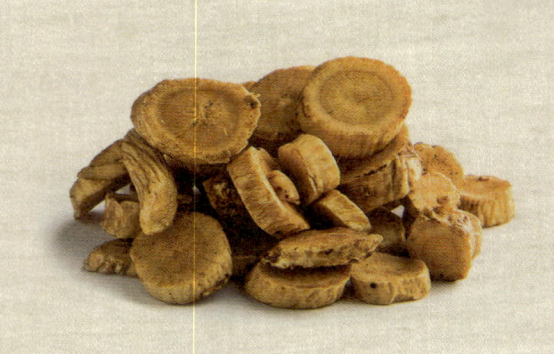

使用禁忌

一般禁忌：表虛邪盛、陰虛火旺、食慾不振、陰虛陽亢者忌用；孕婦不宜長期大量應用。

病症禁忌：有外感所致的發熱、感冒等急症者忌用；患肺結核病，有發熱、口乾唇燥、咯血等症狀者，不宜單獨服用黃耆。

食用禁忌：白蘿蔔行氣，而黃耆補氣，二者不宜同食。

▷別名
黃耆、棉芪、獨椹、蜀脂、百本、百藥棉等。

▷道地藥材
主產於內蒙古、山西、黑龍江等地。

▷挑選儲存
以根條粗長、皺紋少、質堅而綿、粉性足、味甜者為佳。置於陰涼乾燥處。

▷用法用量
煎服：一般用量9～30克。

▷本草成分
黃耆主要含有苷類、多醣、氨基酸及微量元素等，能促使細胞生長旺盛、延長壽命，有抑菌、抑病毒、抗病毒感染的作用。

補血用法

黃耆能補氣生血，治血虛證常與補血藥配伍，如當歸等。對脾虛不能統血所致失血症，黃耆亦可補氣以攝血，常與人參、白朮同用。

中老年人貧血所致的身體虛弱、面色蒼白，可用炙黃耆30克，當歸5克，大棗10枚，豬肝100克。將豬肝洗淨切片，放入3味中藥，加水適量，燉煮1小時，加適量調料，吃肉喝湯，有益氣養血的功效。

功效延伸

健脾補中 用於脾氣虛所致的倦怠乏力、食慾缺乏、食少便溏等症。本品甘溫，善入脾胃，為補中益氣要藥。黃耆泡水飲用，可治身體困倦無力、氣短。如果老師易體乏倦怠，可在講課前喝幾口黃耆水，可以精力倍增，講話如洪鐘。

防治感冒 黃耆15克，大棗10枚，水煎當茶飲，連服2～4周，可有效防治感冒，並明顯降低慢性支氣管炎、支氣管哮喘及過敏性鼻炎的發病率。

治氣虛自汗 脾肺氣虛之人往往衛氣不固，表虛自汗。黃耆能補脾肺之氣，益衛固表，常與牡蠣、麻黃根等止汗之品同用。黃耆30克，麻黃根9克，牡蠣24克，浮小麥

18克。水煎。去渣取汁，分3次服，連服數劑。可治療自汗、盜汗。

提高免疫力 如果是中老年人體虛導致的免疫力低下、多汗、易患感冒，可用黃耆10～20克，水煎2次，每次煮沸30分鐘，當茶飲。也可用黃耆20克，白朮10克，防風5克，水煎2次後分早中晚服用。

鑑別用藥

人參、黨參、黃耆

三藥皆具有補氣生津、補氣生血之功效，且常相須為用，能相互增強療效。但人參作用較強，被譽為「補氣第一要藥」，並具有益氣救脫、安神增智、補氣助陽之功。黨參補氣之力較為平和，專於補益脾肺之氣，兼能補血。黃耆補益元氣之力不及人參，但長於補氣升陽、益衛固表、托瘡生肌、利水退腫，尤宜於脾虛氣陷、表虛自汗等症。

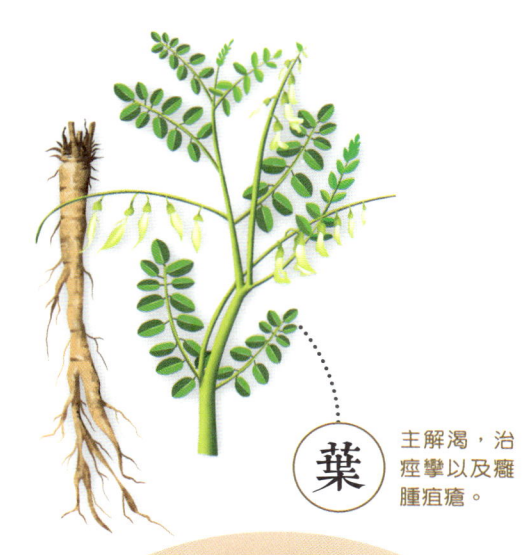

葉　主解渴，治痙攣以及癰腫疽瘡。

傳世名方

【主治】肺癰（肺膿腫）得吐。
【配方】黃耆一百克。
【制法】為末。
【用法】每服十克，水一盞，煎至六分，溫服，日服三到四次。
——出自《太平聖惠方》

家庭簡單用法

水煎	肺衛不固，易於外感：黃耆15克，防風6克，炙甘草2克。將上述諸藥浸泡半小時，同入砂鍋加水適量，武火煮沸，改文火煎煮40分鐘。分多次飲用，當日飲完。有益氣固表，增強免疫力的功效。
煮粥	滋養腸胃：炙黃耆30克，山藥20克，蓮子、芡實各10克，粳米100克。炙黃耆水煎40分鐘後取出，用藥汁煮其餘藥材和粳米，煮成粥。分早、中、晚食用。 黃耆、熟地黃各30克，母雞1隻，粳米100克。將母雞去羽毛及內臟，洗淨，與黃耆、熟地黃共煮，煮至極熟，去藥渣，去雞骨，取汁及肉和粳米煮成粥，放入調料調味即成。當早餐，隨意食用。可大補氣血，增強免疫力，主治氣血虧虛，食少神疲。
煮飯	肺氣虛弱、咳喘日久、表虛自汗：黃耆10克，白朮8克，防風6克，粳米200克，白糖30克。將黃耆、白朮、防風3味藥用冷水浸泡30分鐘，入砂鍋加水適量，煎煮30分鐘，去渣取汁，加入淘淨的粳米和白糖入鍋，煮熟成飯。當主食，隨意食用。有益氣固表、預防感冒、增強免疫力的功效。
燉湯	增進食慾：炙黃耆30克，黨參10克，豬肚250克，鹽適量。將豬肚洗淨切塊，放入藥材，加水適量，燉1～2小時，加鹽調味，吃豬肚，喝湯。有益氣、健脾、養胃的功效。

月經不調

當歸　調經補血潤腸

當歸有逐瘀血、生新血、調經脈、止疼痛的功用，所以常用於婦女月經不調、痛經、閉經以及癰疽腫痛、跌打損傷等症。

| 性 | 溫 | 歸經 | 肝、心、脾 |
| 味 | 甘、辛 | 毒性 | 無 |

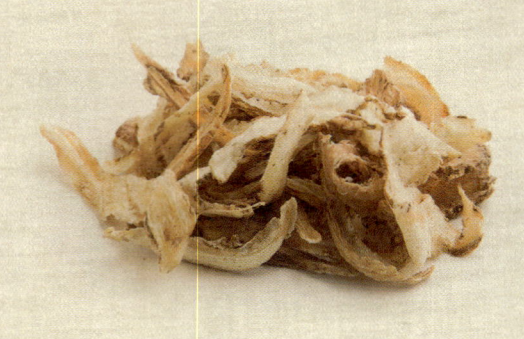

使用禁忌

一般禁忌：熱盛出血患者禁服；濕盛中滿及大便溏瀉者慎服。

▶別名
秦歸、乾歸、馬尾歸、雲歸、西當歸。

▶道地藥材
主產於甘肅、雲南、四川、陝西等地，其中甘肅岷縣的當歸品質最佳。

▶挑選儲存
以主根粗長、油潤，外皮顏色黃棕，斷面顏色黃白，氣味濃郁者為佳。儲存時最好保持乾燥、涼爽，不宜久存。

▶用法用量
煎服：配伍其他藥味一同煎服，一般用量為5～15克。

▶本草成分
當歸含有內酯類、有機酸等成分，有促進造血、增強心臟功能、調節血脂、增強免疫力、保護肝臟和抗輻射的作用。

傳世名方
【主治】血虛陽浮發熱證。
【配方】當歸六克，黃耆三十克。
【制法】水煎。
【用法】服之。
——出自《內外傷辨惑論》

調經用法

當歸可調經止痛，用於血虛或血瘀所致的月經不調、經閉痛經、虛寒腹痛等，亦可用於風濕痹痛、跌打損傷、癰疽瘡瘍等病症。當歸、延胡索各100克，共研為細末，每取20克，加生薑6克，加水500毫升，武火煮沸後改文火煎，取汁200毫升。上、下午分服，經前或經行時服用，趁熱溫服。可補血調經。

當歸10克，龍眼肉20克，大棗10枚，粳米100克，紅糖適量。共煮成粥，早晚食用。可養血安神。

功效延伸

補血活血　用於血虛所致的面色萎黃、眩暈心悸、失眠健忘、倦怠乏力等；亦治療血虛瘀滯證，症見手足麻木、拘攣震顫、四肢無力等。當歸、白芍各10克，熟地黃15克，川芎5克，加水共煎煮，對貧血所致的面色蒼白、倦怠乏力、頭暈目眩、視物昏花有顯著改善作用。

當歸6克，山楂10克，大棗5枚，白糖5克。當歸洗淨切段，山楂去核洗淨切片，大棗洗淨去核。將當歸段、山楂片、大棗、白糖放鍋內，加水250毫升，武火煮沸，文火煮15分鐘即可。可補血助消化。

潤腸通便 當歸質地滋潤，常用於血虛所致的腸燥便秘、久病體弱、產後血虛所致的大便秘結，症見大便排出無力伴有面色少華、倦怠乏力、失眠健忘等。當歸、白芷各等份，研為末，每次6克，用米湯送服。

當歸、首烏、肉蓯蓉各10克，生地黃15克，蜂蜜適量。將上述藥煎煮2次，每次半小時，當茶飲，有滋陰養血、潤腸通便的功效。

治療貧血症 治療各種貧血症，當歸為首選。當歸、白芍各10克，熟地黃15克，川芎5克。4味藥共煎煮，所得的湯劑稱為「四物湯」，是中醫用於補血調經的主要方劑，對貧血所致的面色蒼白，倦怠乏力，頭暈目眩，視物昏花有顯著改善作用。也可用當歸、熟地黃各10克，大棗10枚，牛肉250克，燉煮1～2小時，吃肉喝湯。

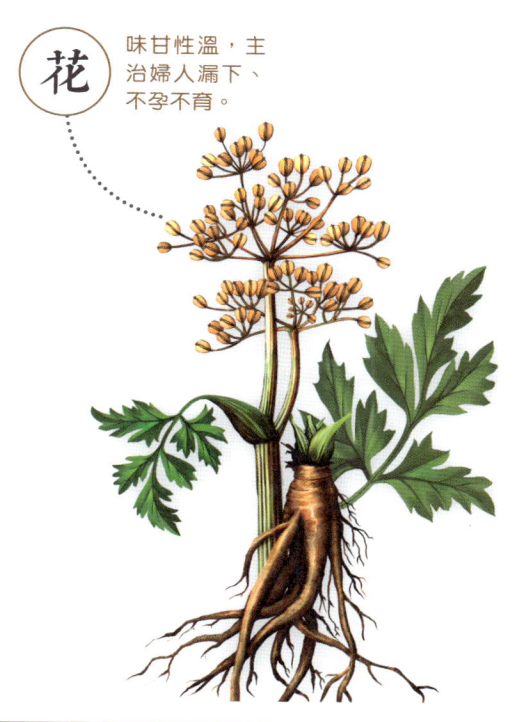

> **花** 味甘性溫，主治婦人漏下、不孕不育。

📖 聽故事記中藥

相傳，有個新婚青年上山採藥，對妻子說三年回來，誰知一去三年仍不見回來。妻子因思念丈夫而憂鬱悲傷，得了氣血虧損的婦女病，後來只好改嫁。誰知後來她的丈夫又回來了。妻子對丈夫哭訴道：「三年當歸你不歸，片紙隻字也不回，如今我已錯嫁人，心如刀割真悔恨。」丈夫也懊悔自己沒有按時回來，遂把採集的草藥根拿去給妻子治病，竟然治好了她的婦女病。「當歸不歸，嬌妻改嫁」的悲劇著實讓人歎息不已。

家庭簡單用法

水煎	胎動不安：當歸、澤瀉各10克，白芍20克，茯苓12克，白朮15克，苧麻根30克。上述諸藥同入砂鍋，加水500毫升，武火煮沸後改文火，取汁200毫升，二煎加水300毫升，取汁200毫升，2次藥汁混合。上、下午分服，每日1劑。可健脾安胎。
	老年性皮膚瘙癢：當歸、白芍、地膚子各10克，生地黃15克，防風6克，甘草5克，用水煎2次，每日早晚服用。有養血潤燥、祛風止癢的功效，瘙癢症狀可大為改善。
燉湯	失眠健忘、倦怠乏力、腰膝痠軟、耳聾耳鳴、水腫等：當歸30克，牛尾巴1條，鹽適量。將牛尾巴去毛洗淨，切成數段，與當歸共同放入砂鍋中，加適量水，武火煮沸後改文火煎湯，最後加鹽，略煮即成。佐餐食用，飲湯吃牛尾巴。可補血益腎，強筋壯骨。
	畏寒肢冷、面色蒼白：當歸10克，羊肉150克，生薑、蔥、鹽各適量。羊肉洗淨、切塊；當歸水煎成藥汁，去渣取汁。用當歸汁煮羊肉，放入生薑、蔥、鹽，煮熟爛食用。

熟地黃　調經養血補虛

熟地黃甘潤滋補，是滋腎補血、補益精髓的首選藥。善治陰血虧虛導致的月經不調、血虛萎黃、心悸等證，以及腎虛精虧引起的腰膝軟弱、頭昏目眩、盜汗遺精等症；並能治療精血不足引起的鬚髮早白。

性	微溫	歸經	肝、腎
味	甘	毒性	無

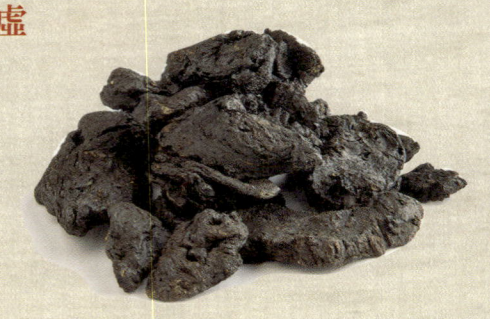

使用禁忌

一般禁忌：氣血虛弱的孕婦忌用。

病症禁忌：氣滯多痰，腹部脹痛，食慾不佳，大便溏瀉的人不宜服用。長期大量服用熟地黃易引起水腫，應及時調整用量，遵從中醫師的囑咐。

服用禁忌：熟地黃忌與豬血、蘿蔔、蒜同食。

▶別名
地髓、熟地。

▶道地藥材
主產於河南、浙江、內蒙古、山西等省，其中以河南懷慶地區的地黃品質最佳，為「四大懷藥」之一。

▶挑選儲存
以塊根肥大、色黑如漆、質柔軟、味甜、無黴蛀者為佳。置於通風乾燥處儲存。

▶用法用量
煎服：10～30克。

▶本草成分
熟地黃含有谷固醇、甘露醇等成分，具有促進造血、降血壓、調節血脂、抗腫瘤的作用。

調經用法

熟地黃甘溫質潤，補陰益精以生血，是養血補虛的要藥。常與當歸、白芍、川芎同用，可治療月經不調、崩中漏下及血虛萎黃、眩暈、心悸、失眠等。若心血虛、心悸怔忡，可與遠志、酸棗仁等安神藥同用；若崩漏下血而致血虛血寒、少腹冷痛者，可與阿膠、艾葉等補血止血、溫經散寒藥同用。

治療血虛型月經不調，熟地黃20克，當歸、白芍各10克，川芎5克。水煎當茶飲，對緩解月經不調有一定效果。

功效延伸

身體虛弱　老年人身體虛弱，倦怠乏力，食慾不振，鬚髮早白。可用熟地黃10克，人參、茯苓各5克，蜂蜜適量。將前3味藥用水煎煮，加蜂蜜調味。

治療老年精血不足　如果老年人因精血不足，導致視物昏花、失眠健忘等症狀。可用熟地黃20克，製何首烏、枸杞子各15克，鹿角膠5克。將熟地黃、制何首烏和枸杞子用水

傳世名方

【主治】婦人經病，月事不調。
【配方】熟地黃（切，焙）。當歸（去苗，切，焙）各等分。
【制法】為細末後，煉蜜和丸，如梧桐子大。
【用法】每服二、三十粒，食前白湯下。
——出自《雞峰普濟方》

煎煮2次，藥汁合併，分早晚2次服用。將鹿角膠分為2份，搗碎，用熱藥汁溶化後服用。

預防食道癌和胃癌 以熟地黃為主的中成藥六味地黃丸，可預防食道癌和胃癌，抑制食管上皮增生。

鑑別用藥

鮮地黃、生地黃、熟地黃

地黃始見於《神農本草經》，臨床使用有鮮、生、熟三種。三者均有養陰生津之功，而治陰虛津虧諸證。鮮地黃甘苦大寒，滋陰之力雖弱，但長於清熱涼血、瀉火除煩，多用於血熱邪盛、陰虛津虧證。生（乾）地黃甘寒質潤，涼血之力稍遜，但長於養心腎之陰，故血熱陰傷及陰虛發熱者宜之。熟地黃性溫味甘，入肝腎而功專養血滋陰，填精益髓，凡真陰不足，精髓虧虛者，皆可用之。

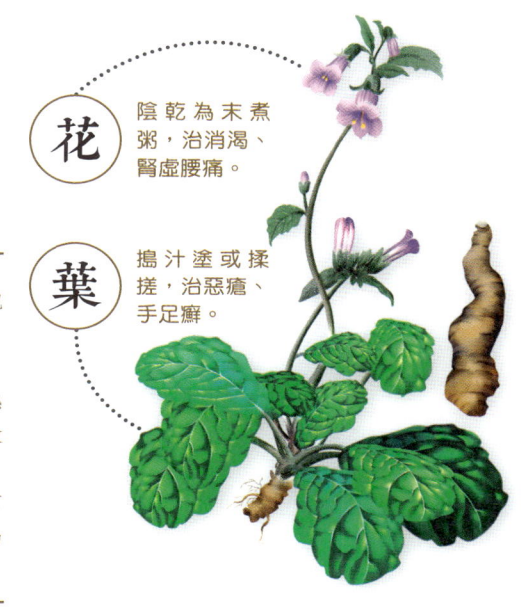

花 陰乾為末煮粥，治消渴、腎虛腰痛。

葉 搗汁塗或揉搓，治惡瘡、手足癬。

聽故事記中藥

河南禹州熟地黃始於藥王孫思邈。九蒸九曬熟地黃炮製工藝極為獨特，並且品質上乘，曾經名傳海內外。新中國成立前，禹州熟地黃有名的大概有三個品牌，「趙隆太熟地黃」、「杏林春熟地黃」、「天興堂熟地黃」，都用的是九蒸九曬工藝，其中歷史最長、最有名的當屬趙隆太中藥堂生產的「趙隆太熟地黃」。因在德國柏林「萬國博覽會」上參展，被列為清宮貢品。中國國內行家都稱為「隆熟地」，東南亞人到禹州，只有買幾斤「隆熟地」才敢說到過禹州。

家庭簡單用法

水煎	氣陰兩虛型糖尿病：生地黃、熟地黃各15克，五味子5克，西洋參10克。用水煎煮，當茶飲，有滋陰補腎，生津止渴的功效。
	糖尿病併發腎病：生地黃、熟地黃各10克，黃耆30克。用水煎煮，當茶飲，有益氣滋陰的功效。
	頭暈：熟地黃20克，山茱萸10克，紅糖適量。將熟地黃和山茱萸水煎1小時，加紅糖調味，當茶飲，有滋補肝腎、養陰補血的功效。
煮粥	補血益氣：熟地黃10克，黑米100克，生薑2片。黑米淘淨，加水煮粥。另取砂鍋，熟地黃煎後取汁，等黑米粥煮成時，加入地黃汁和生薑2片，粥沸即可食用。
泡酒	滋陰養血：熟地黃60克，洗淨，泡入500毫升白酒中。用不透氣的塑膠皮封嚴口，浸泡7日後飲用。
燉湯	益氣養陰：枸杞子30克，熟地黃15克，黃耆10克，紮入布包。甲魚宰殺後去甲殼、頭、爪，洗淨切塊，放砂鍋內，加水和藥包，武火煮沸，文火煮至甲魚熟透，去藥包，加鹽調味即可。

白芍

調經健脾平肝陽

白芍有平抑肝陽，補血柔肝，緩急止痛之效，可用於陰虛血虧而肝陽偏旺所引起的月經不調、胸脅脘腹疼痛、四肢拘攣疼痛等。

| 性 | 涼 | 歸經 | 肝、脾 |
| 味 | 苦、酸 | 毒性 | 無 |

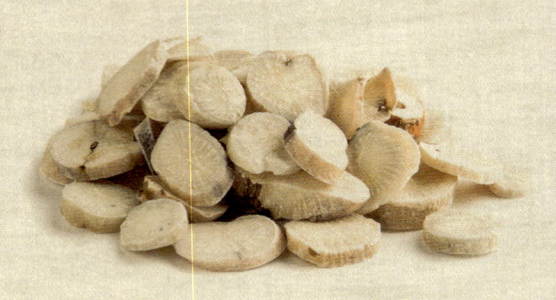

使用禁忌

一般禁忌：白芍性涼，抑制陽氣，陽衰虛寒的人不可單獨服用。

病症禁忌：虛寒性腹痛泄瀉者忌食；小兒出麻疹期間忌食。

服用禁忌：反藜蘆，二者不可搭配應用。

▶別名

白芍藥、金芍藥、可離、將離。

▶道地藥材

主產於浙江、安徽、山東等地。

▶挑選儲存

以根粗長勻直、皮色光潔、質堅實、斷面粉白色、粉性大、無白心或裂隙者為佳。儲存時應經常檢查翻曬，防止受潮和蟲蛀，翻曬時忌烈日。

▶用法用量

煎服：配伍其他藥一同煎服，一般用量為10～15克。

▶本草成分

白芍含白芍總苷，有擴張血管、增加器官血流量的作用，還有鎮痛、抗炎、抗潰瘍、增強細胞等等的作用。

傳世名方

【主治】腳氣腫痛。
【配方】白芍藥一百八十克，甘草三十克。
【制法】共研為末。
【用法】白開水點服。
——出自《歲時廣記》

調經用法

女性月經不調，可用白芍10克，當歸、熟地黃各15克，川芎8克，水煎服。若痛經可加香附12克，延胡索10克；兼有氣虛者，可加入黨參、黃耆各18克；若血虛有寒者，則加入肉桂粉4克，炮製薑4片；若出現崩漏，則加入茜草根8克，艾葉、阿膠各10克，水煎服用。

白芍60克，乾薑24克。共研為細末，分成8包，月經來時，每日服1包，黃酒為引，連服3周。可治療痛經。

功效延伸

平肝養陰 老年人高血壓，伴有頭痛目脹，頭暈目眩，煩躁易怒，失眠多夢，可用白芍、牛膝、決明子各10克，牡蠣30克，先將牡蠣打碎，煎煮半小時，再放入其他藥材煎2次，每次半小時，合併藥汁，分早中晚服用，有平肝養陰的功效。

白芍10克，靈芝20克，洗淨潤透，切片，豬瘦肉300克，洗淨切塊。同入燉鍋內，加生薑、蔥段、鹽和適量水。燉鍋置武火上燒沸，再用文火燉煮約50分鐘至熟即成。可平抑肝陽。

補血養顏健脾 中老年人貧血，可用白芍10克，龍眼肉20克，大棗10枚，加水煎煮後

再加入紅糖適量調味，當茶飲，有養血健脾的功效。

女性貧血，氣色差，可取白芍15克，益母草30克，當歸10克，雞蛋2個。加適量水同煮，雞蛋煮熟後去殼，再煮數分鐘，吃蛋、喝湯，經前每日服1次，連服3～5日。有補血養顏的功效。

鑒別用藥

白芍、赤芍

在功效方面，白芍長於養血調經，斂陰止汗，平抑肝陽；赤芍則長於清熱涼血，活血散瘀，清瀉肝火。在應用方面，白芍主治血虛陰虧，肝陽偏亢諸症；赤芍主治血熱、血瘀、肝火所致諸症。

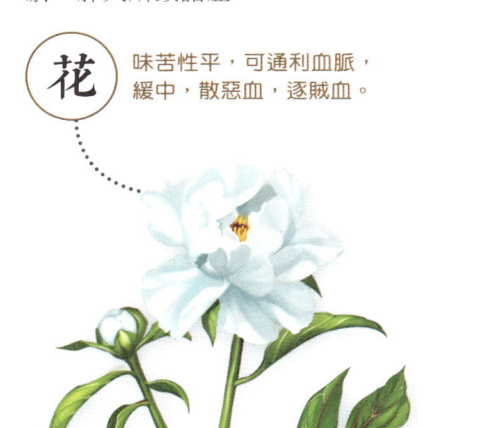

花：味苦性平，可通利血脈，緩中，散惡血，逐賊血。

📖 聽故事記中藥

東漢神醫華佗曾受贈一棵芍藥，把它種在了屋前。華佗嘗了這棵芍藥的葉、莖、花之後，覺得平平常常，似乎沒有什麼藥性。一日，華夫人血崩腹痛，用藥無效。她瞞著丈夫，挖起芍藥根煎水喝了。不過半日，腹痛漸止。她把此事告訴了丈夫，華佗才知道芍藥也可入藥。後來，華佗對芍藥做了細緻的試驗，發現它不但可以止血、活血，還有鎮痛、滋補、調經的效果。

家庭簡單用法

水煎	便秘：白芍40克，甘草15克，水煎服。每日1劑，分2次服用。
	胃潰瘍：白芍20克，白朮、甘草各10克，大棗5枚。水煎2次，合併藥汁，分早中晚，飯前半小時服用，有健脾養血、緩急止痛的功效。
	慢性肝炎（肝腎陰虛型）：白芍、金銀花各10克，柴胡、甘草各5克。水煎煮後飲用，有養血保肝的功效。
	類風濕性關節炎：白芍30克，五加皮、甘草各10克。水煎當茶飲，有祛風除濕、養血止痛的功效。
	改善睡眠：白芍10克，靈芝6克，酸棗仁15克，遠志9克，茯苓10克，蜂蜜適量。加水煎煮之後取汁，加入蜂蜜拌勻之後飲用。每日1劑，可連服7日，有補心血、安心神的功效。
燉湯	肝陽頭暈：白芍、枸杞子、薑片各10克，乳鴿300克，鹽、白糖、胡椒粉各適量。乳鴿斬塊汆水，白芍洗淨，淨鍋上火，加適量水、薑片、乳鴿、白芍、枸杞子，武火燒開，轉文火燉40分鐘，調入鹽、白糖、胡椒粉即可食用。
外用	祛斑美白（面膜）：白芍粉10克，以水調勻，均勻塗於面部。

大棗　調經補血安神

大棗具有補中益氣、養血安神、緩和藥性等功效。可用於氣血虛弱所致的月經不調；脾胃虛弱所致的氣短懶言、神疲體倦等；心脾氣血不足引起的失眠、健忘、驚悸、怔忡等。

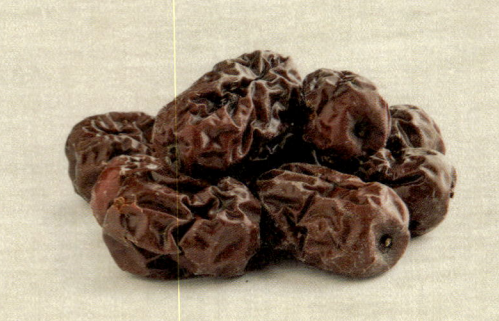

性	溫	歸經	脾、胃、心
味	甘	毒性	無

使用禁忌

一般禁忌：凡有濕痰、積滯、齒病、蟲病者，均不相宜。

服用禁忌：生吃應吐皮，因棗皮易滯留腸道不易排出；忌食用過多，否則會引起胃酸過多和腹脹；忌吃爛棗。

▸別名
紅棗、乾棗、美棗、良棗、大紅棗等。

▸道地藥材
主產於新疆、山西、河北、河南、山東、四川、貴州等地。

▸挑選儲存
以色紅、肉厚、核小、飽滿、味甜為佳。宜儲於陰涼、乾燥處。

▸用法用量
煎服：取一般用量10～30克，劈破煎服。

▸本草成分
大棗含有蛋白質、脂肪、碳水化合物、多種礦物質和維生素等，具有降血壓、降膽固醇、保肝護肝、抗腫瘤、延緩衰老、提高免疫力、抗過敏等作用。

傳世名方

【主治】反胃吐食。
【配方】大棗一枚（去核），斑蝥一枚（去頭翅）。
【制法】入內煨熟。
【用法】去蝥，空腹食之，白湯下。
——出自《本草綱目》

調經用法

大棗20枚，益母草、紅糖各10克，水煎服，每日2次。或者用大棗5枚，生薑2片，龍眼肉適量，同煮食，每日1次，連服數日。可治月經不調。

山楂50克，生薑15克，大棗15枚。用水煎服，分2次服，每日1劑。可活血化瘀，溫經止痛，行氣導滯。適用於痛經。

大棗也可用於氣血兩虛型閉經，症見頭暈目眩、心慌耳鳴、氣短懶言等。大棗20枚，米酒50克，紅糖15克。大棗洗淨，與米酒同入砂鍋，加適量水，用文火煨煮40分鐘，調入紅糖，拌和均勻即成。早晚分服，可補氣養血。

功效延伸

補脾和胃　用於脾胃虛弱所致的氣短懶言、神疲體倦、食慾缺乏、腹脹便溏等。大棗、粳米、糯米各50克。將大棗洗淨，用溫水浸泡30分鐘。粳米、糯米淘淨後入鍋，加水適量，先以武火煮沸，加入大棗及浸泡液汁，改以文火煨煮至米爛湯稠即成。當食粥，早晚分服。

益氣生津　用於氣津虧虛所致的氣短聲低、乾咳少痰等。去核大棗50枚，生地黃250克，阿膠、炙甘草各150克，分別焙乾、

研末。將4種藥末混合，每次取20克，加水600毫升，煎至400毫升，去渣取汁。溫服，每日2次。

補氣養血，護膚益顏 大棗200克，豬肘500克，冰糖30克，蔥段、薑片、鹽、料酒、醬油各適量。大棗洗淨，將豬肘除盡殘毛，刮洗乾淨，在開水鍋內汆一下，除去血水。取冰糖入鍋，用文火炒成深黃色糖汁。砂鍋中放入豬肘及清湯，武火燒沸，撇去浮沫，加入冰糖汁、大棗、蔥段、薑片、鹽、料酒、醬油，改用文火慢煨2～3小時，待豬肘煨至熟爛即成。佐餐當菜，隨意服食。主治氣血虧虛證，症見面色少華，神疲乏力等。

📖 **聽故事記中藥**

傳說周穆王巡遊西域，見一位身材高挑，深眼窩、高鼻樑、棕黃頭髮的姑娘格外搶眼，姑娘請周穆王嘗嘗手中石盤內擺放的棗。周穆王低頭一看，驚歎道：「這麼大的棗，走遍華夏，尚未見過。」隨即拿起一顆放進嘴裡，不覺然已陶醉地閉上眼睛。許久，周穆王緩緩睜開眼，連聲讚歎：「真想不到西漠竟有如此好棗。看來這裡氣候乾燥，烈日當頭，居然因此別有造化，也是天意。」

治療失眠 小麥30克，大棗10枚（去核），甘草、綠茶各6克。甘草和小麥研成粗末，每日用30～50克，倒入杯中，加綠茶、大棗，沖入沸水，蓋好蓋悶10～15分鐘，不拘時飲用，最後可將大棗嚼服。治療失眠，可在臨睡前1小時飲用。

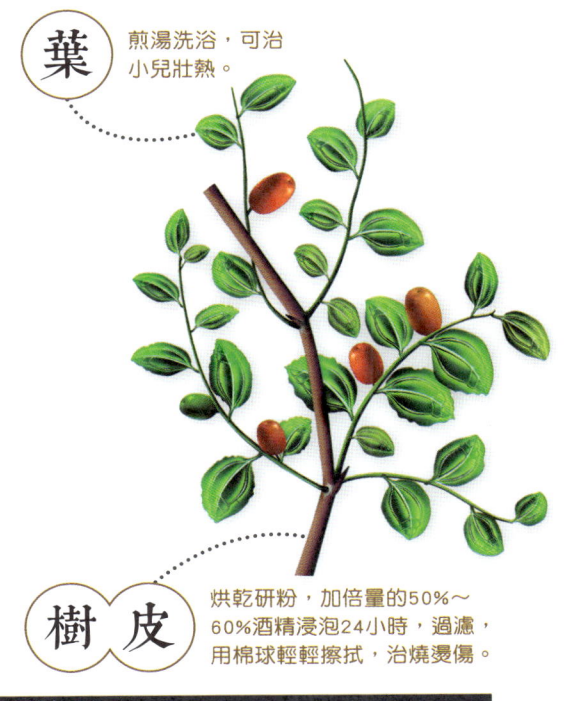

葉 煎湯洗浴，可治小兒壯熱。

樹皮 烘乾研粉，加倍量的50%～60%酒精浸泡24小時，過濾，用棉球輕輕擦拭，治燒燙傷。

家庭簡單用法

沖服	食慾缺乏，神疲體倦，面色少華：將麥麩30克揀去雜質，放入鐵鍋略炒，趁熱研成粗末，一分為二，放入綿紙袋中，封口掛線，備用。將大棗10枚洗淨，盛入碗中。每次取1袋麥麩、5枚大棗同放入大茶杯中，用沸水沖泡，加蓋悶15分鐘後即可飲用，一般每袋可連續沖泡3～5次，飲水吃棗。
	內痔出血：大棗30枚，地榆100克，置砂鍋或鐵鍋內混勻共炒，大棗與地榆呈焦炭狀時離火，涼後碾成細末。成年人每日15克，分3次飯前半小時以白開水送服，小兒酌減，6日為1個療程，如便血不止，可連續服用。
水煎	頭暈眼花，心悸失眠：大棗15枚，紅糖20克。大棗洗淨，以冷開水泡發片刻入鍋，再加適量水，煨煮至大棗熟爛呈花，調入紅糖拌化即可。早晚溫服，可健脾養血，護膚容顏。
燉湯	慢性肝炎（肝膽濕熱型）：玉米鬚60克，大棗10枚，黑豆30克，胡蘿蔔90克（切塊）。用水煮玉米鬚30分鐘，去鬚，用煮玉米鬚的水煮大棗、黑豆、胡蘿蔔，豆爛即成。早晚分食。可健脾養肝，利濕退黃。

產後少乳

赤小豆　下乳利水消腫

赤小豆具有通乳、補血、除熱毒、消脹滿、利尿之功效，主治乳汁不通、心腎臟器水腫、腮腺炎、癰腫膿血等症，尤以婦科中配藥方使用最多。

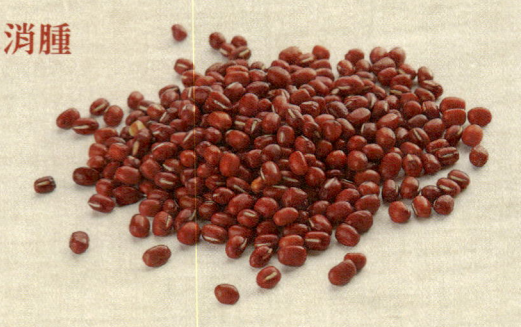

性	平	歸經	心、小腸
味	甘	毒性	無

使用禁忌

一般禁忌：陰虛而無濕熱者及小便清長者忌食。

服用禁忌：不宜久食；不宜與羊肉、羊肚同食。

▶別名
紅小豆、紅豆。

▶道地藥材
主產於廣東、廣西、江西等地。

▶挑選儲存
以顆粒飽滿均勻、表面光潔、色澤正常、無蟲眼、無碎粒、無黴變、無異味者為佳。置於乾燥、通風處，也可冷藏。

▶用法用量
煎服：9～30克。
外用：生研調敷。

通乳用法

赤小豆120克，粳米30克。加水適量，煮稀粥，分2次食。此法能益脾胃而通乳汁，可用於婦女氣血不足、乳汁不下。

赤小豆250克，煮湯取濃汁飲，每日早晚服用，連服3～5日，也可健脾利濕、通乳。可治療產後體虛缺乳。

功效延伸

補脾、補血　赤小豆、粳米各50克，花生仁30克。赤小豆、粳米、花生仁洗淨，冷水浸泡2小時後，同煮成粥，食用。每週2次。

健脾清熱，利水消腫　粟米150克，淘洗乾淨，放入鍋內，加適量水，用文火煮至半熟時，加入赤小豆200克，繼續熬至粟米軟爛、黏稠時即成。早、晚餐食用。可健脾清熱，利水消腫。

清除體內濕氣　赤小豆單獨熬粥、煮湯、蒸飯，都可起到利水消腫的作用。也可與薏苡仁一起熬湯喝，是清除體內濕氣最好的偏方。薏苡仁、赤小豆各50克，加水煮沸半小時，喝湯吃豆，對濕疹有特效。

葉　煎湯或煮粥食，止小便頻數、遺尿。

傳世名方

【主治】水腫坐臥不得，頭面身體悉腫。
【配方】桑枝、赤小豆適量。
【制法】桑枝燒灰，淋汁，煮赤小豆。
【用法】空腹食，令飽，饑即食盡，不得吃飯。

——出自《梅師集驗方》

通草

通乳利尿散腫

通草有通乳汁的作用，可治因乳汁不通引起的乳房痛腫，能起消散腫的功效。此外，尚能清除膀胱濕熱，可治由濕熱引起的小便不利和小便短赤澀痛的淋證、濕溫病及水腫等。

性	涼	歸經	肺、胃
味	甘、淡	毒性	無

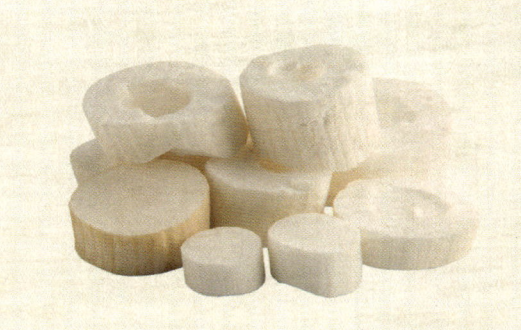

使用禁忌

一般禁忌：孕婦慎服。

別名
寇脱、離南、通脱木、木桶、大通草、五加風、大通塔、通花五加、大葉五加皮等。

道地藥材
主要產於貴州、雲南、臺灣、廣西、四川等地。

挑選儲存
以色潔白、心空、有彈性者為佳。放置於陰涼乾燥處，防黴，防蛀。

用法用量
煎服：6～12克。
外用：研末綿裹塞鼻。

傳世名方

【主治】鼻齆，氣息不通。
【配方】通草、細辛、附子（炮、去皮、臍）各等份。
【制法】上為末，蜜和。
【用法】綿裹少許，納鼻中。
——出自《三因方》

通乳用法

通草入胃經，通胃氣上達而下乳汁。且味甘淡，多用於產後乳汁不暢或不下。通草5克，花生仁50克，王不留行14克，粳米50克，紅糖適量。先將通草、王不留行水煎，去渣，取汁。再用藥汁與花生仁、粳米一起煮粥，食用前可加紅糖調味。可治產後乳汁不足，食慾欠佳、便秘等。

功效延伸

利尿通淋 用於淋證、水腫。通草引熱下降而利小便，既通淋，又消腫，尤宜於熱淋之小便不利，淋漓澀痛，常與冬葵子、滑石、石葦同用。

和胃補脾，溫中益氣，補精填髓 通草3克，豬蹄1隻，雞腿2隻，墨魚50克，鹽適量。豬蹄和雞腿處理乾淨，分別切塊。墨魚洗淨，泡發。將所有原料放入砂鍋中，加適量水一起煲湯，加鹽調味。喝湯，食肉。

治淋病澀痛、小便不利 通草9克，冬葵子8克，滑石12克，石葦6克。水煎，去渣，分溫3服。

治腎腫、水腫尿少 通草（蜜塗炙乾）、木豬苓各等份，地龍、麝香各少許。將以上4味中藥研成細末。每服5克，米湯送服。

王不留行

下乳活血通經

王不留行有催生下乳、行血通經的作用，並可消腫止痛。對乳汁不通而成的乳癰效果好。亦可治婦女瘀血不行的月經不通、難產、風濕痺痛、癰腫等症。

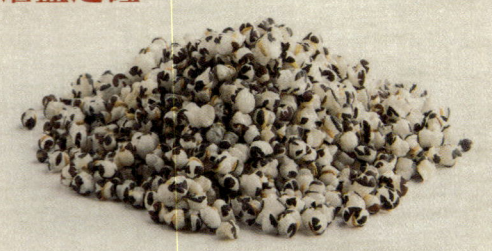

性	平	歸經	心、小腸
味	甘	毒性	無

使用禁忌

一般禁忌：孕婦及月經過多者禁服。

通乳用法

王不留行能行血脈、通乳汁，為治療產後乳汁不下常用之品。王不留行15克，通草6克，豬蹄1隻，生薑、鹽各適量。豬蹄處理乾淨，切塊，放入砂鍋中，加入王不留行、通草、生薑及適量水，武火燒開後，文火燉煮2小時，除去藥渣，加鹽調味。喝湯，食豬蹄。分3次食用。

功效延伸

活血通經 用於血瘀經閉、痛經、難產，常配當歸、川芎、香附、紅花等藥用。

治帶狀皰疹 王不留行適量。炒黃，研碎，過篩，取細末。如患處疹未破潰，用香油將藥末調成糊狀外塗；如皰疹已潰破，可將藥末直接撒於潰爛處。每日3次。

去頭皮屑 王不留行、白芷等量。將2味藥共研末，每次取適量乾抹於頭上，第二天清晨用篦子篦去，可有效去除頭皮屑。此法可長期使用。

鼻血不止 王不留行（連莖、葉）10克。煎成濃汁，溫服。

▶別名

麥藍菜、奶米、大麥牛等。

▶道地藥材

主產於河北、山東、遼寧、黑龍江等地。

▶挑選儲存

以乾燥、子粒均勻、充實飽滿、色烏黑、無雜質者為佳。置於通風乾燥處儲存。

▶用法用量

煎服：5～10克。
外用：研末調敷。

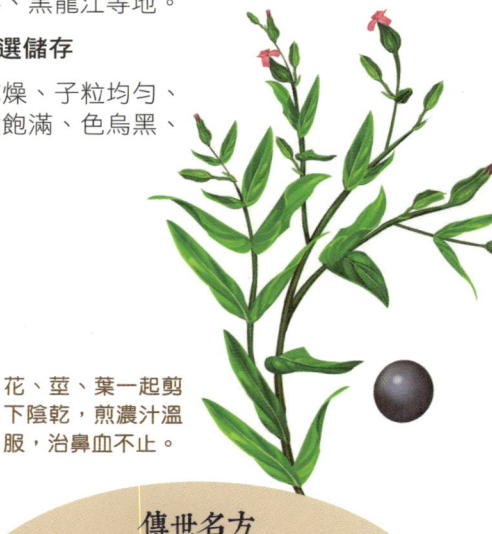

花、莖、葉一起剪下陰乾，煎濃汁溫服，治鼻血不止。

傳世名方

【主治】乳癰初起。
【配方】王不留行三十克，蒲公英、瓜蔞仁各十五克，當歸梢九克。
【制法】酒煎。
【用法】服之。
——出自《本草匯言》

絲瓜絡 通乳活血止痛

絲瓜絡狀如網，善走血絡，甘寒清熱，有通行經絡和涼血解毒的作用，可治氣血阻滯、經絡不通的乳汁不通、熱毒癰腫瘡瘍以及胸脅疼痛、關節酸痛等症。

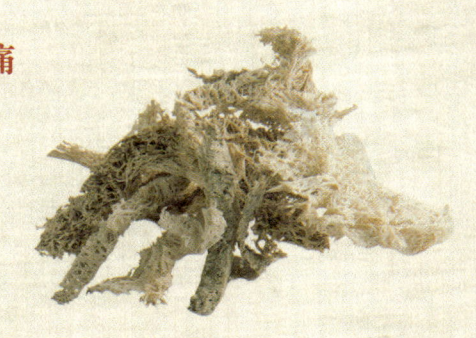

| 性 | 平 | 歸經 | 肺、胃、肝 |
| 味 | 甘 | 毒性 | 無 |

使用禁忌

使用禁忌：無禁忌。

通乳用法

絲瓜絡體輕通利，善通乳絡，常用於產後乳少或乳汁不通。絲瓜絡30克，鯽魚500克（或豬蹄500克），生薑、蔥、蒜、酒、鹽各適量，加水800毫升，煮至400毫升。每次200毫升，一日2次，連用3～4日。此湯有通絡下乳之功，用於產後乳少或乳汁不通，補而不膩，通而有度。

功效延伸

清熱降脂 絲瓜絡10克，夏枯草30克，冰糖適量。夏枯草、絲瓜絡水煎，去渣，取汁，再將冰糖熬化，加入藥汁煮10～15分鐘即可，代茶飲。

治關節痛 絲瓜絡150克，白酒500毫升。將絲瓜絡浸於酒中，密封浸泡7天，去渣，飲酒，每次1小杯，每日2次。

治脫肛 絲瓜絡、雄黃各15克。將絲瓜絡燒成灰，與雄黃一同研成細末，加入雞蛋清及香油，攪拌均勻後，用棉簽沾取適量，塗抹於患處。每日3次。

> **別名**

絲瓜筋、絲瓜布天蘿筋、絲瓜網、絲瓜殼、瓜絡、天羅線、絲瓜瓤、千層樓等。

> **道地藥材**

中國各地均產，又以浙江、江蘇所產品質為佳。

> **挑選儲存**

以筋細、質韌、潔白、無皮者為佳。置於通風乾燥處儲存。

> **用法用量**

煎服：5～15克。

研末：每次1.5～3克。

外用：適量，燒存性研末調敷。

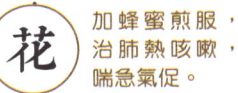

花 加蜂蜜煎服，治肺熱咳嗽，喘急氣促。

傳世名方

【主治】經事不行。
【配方】絲瓜絡適量。
【制法】煆，研。
【用法】每次十五克，酒下。
——出自《魚子》

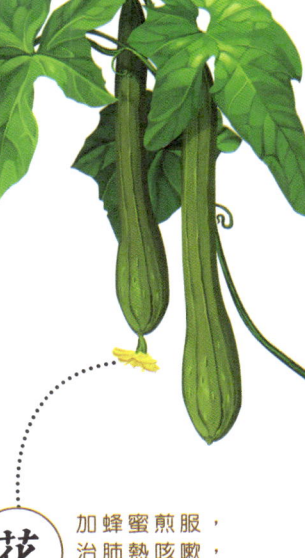

利尿

車前子
利尿清熱明目

車前子有利尿清熱明目的作用，可治小便不利、短少澀痛的淋證，以及肝火上炎所致的眼睛紅腫、作痛或肝腎陰虛目所致的暗昏花等症。既能利小便、除濕濁而止瀉，又能止大便泄瀉。

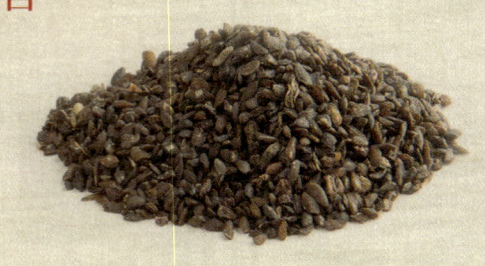

性	微寒	歸經	腎、肝、肺
味	甘	毒性	無

使用禁忌

一般禁忌：車前子性微寒，無濕熱者及孕婦忌用。

病症禁忌：腎虛、遺精慎用。

➢別名
車前實、蛤蟆衣子、當道、牛舌、地衣。

➢道地藥材
主要產於江西、河南等地。

➢挑選儲存
以粒大、飽滿、色黑、完整者為佳。置於通風乾燥處儲存。

➢用法用量
煎服：5～15克，宜包煎。

外用：適量，搗敷。

➢本草成分
本品含黏液質、琥珀酸、膽鹼、車前子鹼、脂肪油、維生素A、維生素B等，有顯著的利尿、袪痰作用，對各種桿菌和葡萄球菌均有抑制作用，還可預防腎結石形成。

傳世名方

【主治】小便熱秘不通。
【配方】車前子五十克、川黃柏二十五克、白芍十克、甘草五克。
【制法】水煎。
【用法】徐徐服。
——出自《普濟方》

利尿用法

車前子善通利水道，清膀胱熱結。用於小便不通，可取車前子500克，水3000毫升，煎至1500毫升，分數次服用。

車前子、茯苓、豬苓、黃耆各10克，大棗3枚。水煎當茶飲，也可清熱利尿。

車前子10克，赤小豆125克，糯米250克，冰糖適量。車前子洗淨，入鍋，加適量水煎取汁液，濾去雜質備用。車前子汁中放入赤小豆煮至半爛，再放入糯米，煮至糯米熟爛時加冰糖拌勻即可。此法有健脾利水之效。

功效延伸

滲濕止瀉 用於泄瀉。車前子能利水濕，分清濁而止瀉，即利小便以實大便。尤宜於小便不利之水瀉，可單用本品研末，米飲送服。

車前子10克，紅茶3克。以上2味用沸水沖泡濃汁，加蓋悶10分鐘即可，當茶飲用，每日1～2劑，分2次趁溫飲用。有健脾利水、化濕止瀉的作用，主治腎虛型腹瀉。

明目 用於目赤腫痛，目暗昏花，翳障。車前子善清肝熱而明目，故治目赤澀痛，多與菊花、決明子等同用；若肝腎陰虧，兩目昏花，則配熟地黃、菟絲子等養肝明目藥。車前子、黃連各50克，研成末混合。飯後用溫

酒服用5克，每日2次，可治風熱目暗澀痛。

祛痰 用於痰熱咳嗽。車前子能清肺化痰止咳。治肺熱咳嗽痰多，多與瓜蔞、浙貝母、枇杷葉等清肺化痰藥同用。車前子20克，粳米100克。將車前子放入紗布袋，加水煎煮，取汁。將粳米放入車前子藥汁，同煮為粥。可祛痰止咳。

清熱利尿 用於小便帶血，可用車前子與高粱米一起煮粥吃，引熱下行，很快痊癒。車前子與紫菜同煎湯飲，可用於治療水腫、濕腳氣。車前子用布包好後與田螺肉共煮，可用於治療膀胱濕熱、小便短赤、淋瀝不暢。

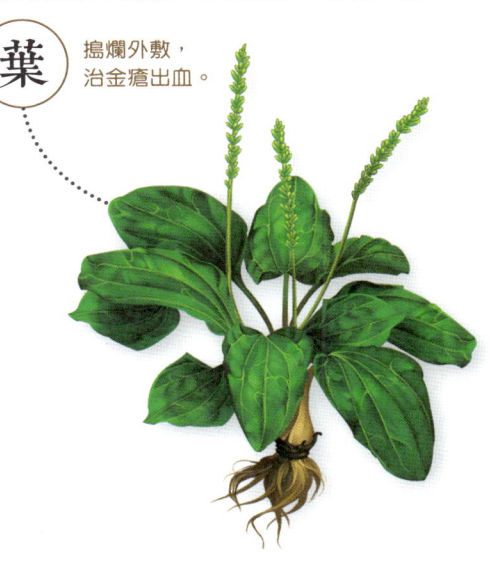

葉 搗爛外敷，治金瘡出血。

📖 聽故事記中藥

漢代名將霍去病，在一次抗擊匈奴的戰鬥中，由於地理生疏，全軍被匈奴圍困在一個沙漠地帶。時值盛暑，天晴無雨，夜無甘露。由於缺霧水，時間一長，將士們紛紛病倒，出現小便淋瀝、尿赤尿痛、面部水腫等症狀，霍去病很是焦急。一部將發現所有的戰馬都安然無恙，經他細細觀察，原來這些戰馬都是由於吃了生長在戰車前面的一種無名野草。他把這一情況向霍將軍作了彙報。霍去病立即命令所有的將士們都用這種野草煎湯喝。病情果然很快得到了控制，將士們一個個奇跡般地痊癒了。霍去病摘起一株車前草，仰天長歎：「真乃天助我也。」

家庭簡單用法

水煎	腎炎：車前子、茯苓、豬苓、黃耆各10克，大棗5枚。水煎當茶飲。
	小兒腹瀉：車前子10克，炒麥芽、高粱糠（炒）各20克。煎濃汁，口服。每日3次。
	糖尿病（併發腎病）：車前子25克，冬瓜皮、玉米鬚、蘆根各30克。將車前子用布包好，與其他藥一起入鍋，水煎當茶飲，用於治療屬濕熱內盛者。有清熱利尿通淋之功效。
	高血壓（肝火上炎型）：車前子8克，夏枯草18克，地龍、五味子各15克。水煎當茶飲。
	糖尿病（氣陰兩虛型）：車前子15克，熟地黃90克，山茱萸、麥冬各60克，玄參30克。水煎當茶飲。
燉湯	濕性腳氣：車前子、紫菜各25克。加水適量同煎，喝湯吃紫菜，有清熱祛濕的作用。
	解熱祛暑：車前子15克，豬腎1個，空心菜100克，生薑、鹽、香油各適量。車前子洗淨，加水800毫升，煎至400毫升。豬腎、空心菜洗淨，豬腎切片，空心菜切段。再將豬腎、空心菜放入車前子湯中，加入生薑和鹽，繼續加熱，同煮至熟，淋香油即可。

茯苓

利尿健脾安神

茯苓有利水滲濕、健脾和中、寧心安神等功效，使停留在體內的水濕從尿道排泄，適用於痰濕不化、小便不利等症，也適用於心脾兩虛、心神不安、驚悸失眠等。

性	平	歸經	心、脾、肺、腎
味	甘、淡	毒性	無

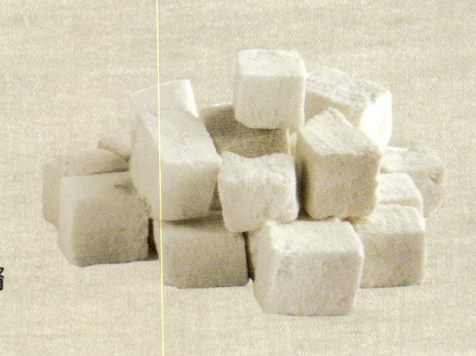

使用禁忌

一般禁忌：陰虛火旺、口乾咽燥者不宜用。

病症禁忌：腎虛、小便過多、尿頻遺精者慎用。

服用禁忌：茯苓不可與酸性食物同食，會降低藥效；茯苓也不能與辛辣食物同食；此外，服用茯苓時忌酒。

▶別名
茯兔、松薯松。

▶道地藥材
主要產於雲南、安徽、湖北、河南、四川等地。

▶挑選儲存
以體重堅實、外皮呈褐色而略帶光澤、皺紋深、斷面白色細膩、黏牙力強者為佳。置於通風乾燥處儲存。

▶用法用量
煎服：9～15克。

▶本草成分
茯苓含茯苓聚糖、茯苓酸、蛋白質、脂肪、卵磷脂、膽鹼、組胺酸、麥角固醇等，具利尿作用，能增加尿中鉀、鈉、氯等電解質的排出。此外，還有鎮靜和降低血糖作用。

利尿用法

茯苓能補能滲，藥性平和，既可袪邪，又可扶正，利水而不傷正氣，實為利水消腫之要藥。

可用治寒熱虛實各種水腫。治療水濕內停所致水腫、小便不利，常與澤瀉、豬苓、白朮、桂枝等同用。《金匱要略》中所記載的「防己茯苓湯」，就是取茯苓18克，防己、黃耆、桂枝各9克，甘草6克，將5味藥加水1200毫升，煮取400毫升，分3次溫服，有益氣健脾、溫陽利水的功效。

茯苓和蔥白適量搗碎，敷於氣海穴和關元穴上，上蓋熱水袋。治療產後尿瀦留，療效顯著。

功效延伸

利水滲濕 取茯苓12克，白朮16克，研為粗末，水煎去渣取汁，飯前飲用。可治療小便不利，脾虛水腫等症狀。

傳世名方

【主治】濕瀉。
【配方】白朮三十克，茯苓（去皮）二十二克。
【制法】上細切，水煎三十克。
【用法】食前服。
——出自《素問玄機原病式》

養胃健脾 用於脾虛泄瀉。茯苓能健脾滲濕而止瀉，尤宜於脾虛濕盛泄瀉，可與山藥、白朮、薏苡仁同用。取茯苓15克，陳皮5克，水煎，飲服時，加入薑汁10滴左右，有健脾和胃之功效。

寧心安神 用於心悸，失眠。茯苓益心脾而寧心安神。取茯苓粉、麵粉各等份，加白糖和水調成糊狀，煎成餅。每日6克左右，可治療心悸、失眠、食少、便溏等症狀。

潤膚美顏 鮮茯苓去皮，磨漿，曬成白粉後，即得茯苓霜。《紅樓夢》中詳述了其最養生的吃法：「第一用人乳和著，每日早起吃一盅，最補人的；第二用牛奶子；萬不得，滾白水也好。」此外，李時珍披露了一個養顏秘方，用酒漬茯苓，每日吃一塊，可使肌膚潤澤、延年耐老、面若童顏。

補氣血 烏骨雞1隻，茯苓、當歸、黃耆各10克，鹽適量。將烏骨雞宰殺、去毛、洗淨，在雞身中間開小口，掏去雞內臟雜物。把當歸、黃耆、茯苓放入雞肚中。砂鍋中放入適量水，然後把雞放入砂鍋中煮爛熟。揀去雞肚中的藥渣，加鹽調味即可。

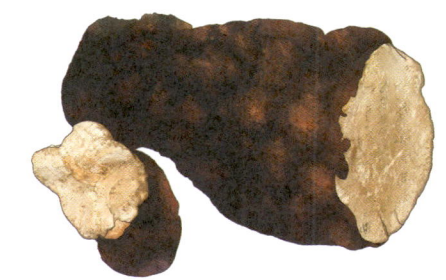

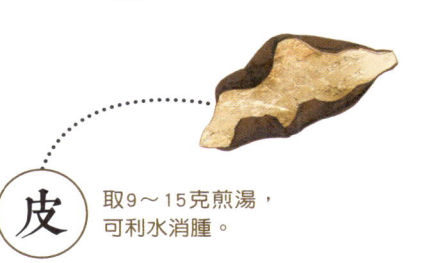

📖 聽故事記中藥

相傳成吉思汗在中原作戰時，小雨連綿不斷地下了好幾個月，大部分將士水土不服，染上了水濕症，眼看兵敗垂成，成吉思汗十分著急。後來，有少數幾個士兵因偶爾服食了茯苓，得以痊癒，聽說此事後，成吉思汗大喜，他急忙派人到盛產茯苓的地區運來大批茯苓給將士們吃，將士們吃後病情好轉起來，成吉思汗最後打贏了仗，茯苓治病的神奇功效也被廣為傳誦。

皮 取9～15克煎湯，可利水消腫。

家庭簡單用法

沖服	脂溢性脫髮：茯苓1000克，研末，每次取10克，溫開水送服，早、晚各1次。
	哮喘：茯苓20克，乾薑10克。分別用打粉機打成粉末，然後混合在一起，裝在密封的容器裡備用，每天取出一些沖水喝。
水煎	陽痿早洩：茯苓10克，芡實15克。水煎當茶飲。
煮粥	脾胃虛弱、食少便溏：茯苓15克，栗子25克，大棗10枚，粳米100克，白糖適量。栗子去殼，大棗、粳米分別洗淨，一起放入鍋中煮粥。茯苓研末，待米半熟時放入，攪勻，煮至栗子熟透，調入白糖即可。
	心陰不足、心胸煩熱、口乾舌燥：茯苓、麥冬各15克，粟米100克。茯苓、麥冬煎水，取汁，粟米洗淨，加水煮粥，待米半熟時，加藥汁，一同煮熟食用。
燉湯	咳嗽（風熱型）：茯苓15克，川貝母10克，梨500克，冰糖適量。茯苓洗淨，切成小方塊，川貝母去雜洗淨，梨去蒂，切成丁。茯苓、川貝母放入鍋中，加入適量水，用中火煮熟，再加入梨、冰糖繼續煮至梨熟，出鍋即可。有清熱生津、潤肺化痰、止咳平喘的功效。

玉米鬚　利尿祛暑排毒

玉米鬚具有利尿消腫、清肝利膽、利濕退黃的功效。可以用於治療腎炎水腫、腳氣、黃疸肝炎、高血壓、膽囊炎、膽結石、糖尿病、鼻出血、鼻淵、乳癰等。

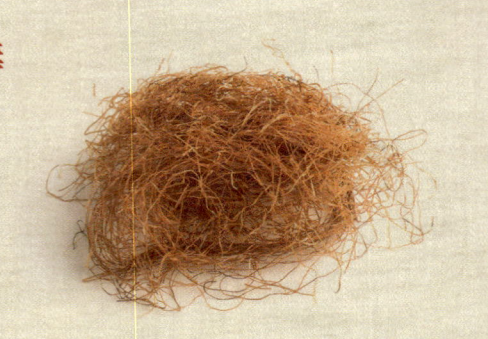

| 性 | 平 | 歸經 | 膀胱、肝、膽 |
| 味 | 甘 | 毒性 | 無 |

使用禁忌
一般禁忌：陰虛火旺者忌用。
病症禁忌：尿急、尿頻症狀者忌用。

利尿用法
治療水腫，小便不利，可單用玉米鬚大劑量煎服；或與澤瀉、冬瓜皮、赤小豆等利水藥同用。新鮮玉米鬚80克（乾品30克），冬瓜皮50克（乾品30克），陳皮15克。同入鍋，加適量水後，先武火煮開，再文火熬煮20分鐘，當茶飲用。主治產後氣滯型小便不通。

治療小便不利、水腫，可取玉米鬚、冬瓜皮、赤小豆各30克。水煎服用。

功效延伸
祛暑瀉熱，排毒　玉米鬚用水熬煮後即成龍鬚茶。龍鬚茶最宜在夏天飲用，可以祛暑瀉熱，有利身體排毒，常喝還可降血脂、降血壓、降血糖，尤其適宜「三高」病人飲用。喝玉米鬚茶還可以預防習慣性流產、妊娠腫脹、乳汁不暢等症。

補氣養陰、利水消腫　白茅根、玉米鬚各30克，綠茶5克，泡茶喝。可用於氣陰兩虛型糖尿病性腎病，對水腫、血壓升高症狀者，有補氣養陰、利水消腫之功效。

別名
玉麥鬚、棒子毛、玉蜀黍。

道地藥材
主產於陝西、甘肅、河南、湖北等地。

挑選儲存
以柔軟、有光澤者為佳。置於陰涼乾燥處。

用法用量
煎服：一般劑量15～30克，大劑量60～90克。

外用：燒煙吸入。

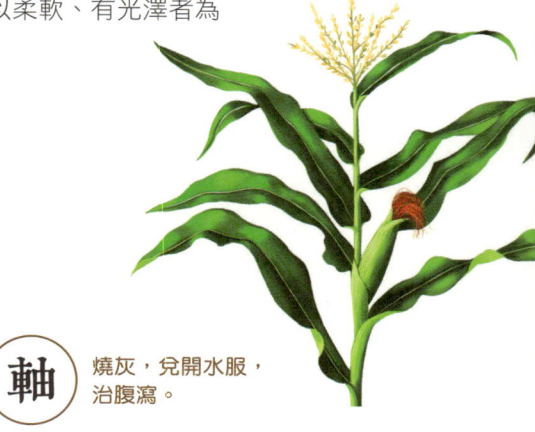

軸　燒灰，兌開水服，治腹瀉。

傳世名方
【主治】糖尿病。
【配方】玉米鬚三十克。
【制法】水煎。
【用法】服之。
——出自《浙江民間草藥》

澤瀉

利尿滲濕促代謝

澤瀉有利尿作用，能增加尿量，增加尿素與氯化物的排泄，對腎炎患者利尿作用更為明顯。可治小便不利的水腫和因濕熱引起的口渴、泄瀉、淋證以及陰部出汗等症。

| 性 | 寒 | 歸經 | 腎、膀胱 |
| 味 | 甘 | 毒性 | 無 |

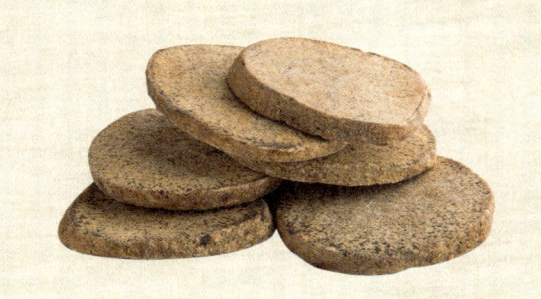

使用禁忌

一般禁忌：澤瀉入腎經，善瀉熱瀉水，無濕熱者忌用。

病症禁忌：腎虛精滑忌用。

服用禁忌：澤瀉與海蛤、文蛤相克，不可同食。

利尿用法

澤瀉有利水滲濕之效，可用於小便不利、水腫脹滿、泄瀉尿少、痰飲眩暈。澤瀉15～30克，粳米50～100克。將澤瀉洗淨，煎汁去渣，放入洗淨的粳米共煮成粥食用。可利尿消腫。

功效延伸

調整人體代謝、降血糖 澤瀉有輕度降血糖作用，可用於糖尿病的輔助治療。將澤瀉先煎取汁，用汁與赤小豆、薏苡仁同煮，用於肥胖型糖尿病所致的脾虛濕困，有健脾化濕之功效。

祛痰濁 澤瀉還可祛除痰濁。澤瀉500克，水煎，去渣，加蜂蜜250克熬成膏，每次服用2湯匙，每日服2次，可用於風熱咳嗽有痰者。配白朮同用，還可治療體內濕熱導致的頭目昏眩等症。

▷ **別名**

水瀉、澤芝、及瀉、天鵝蛋、天禿。

▷ **道地藥材**

主產於福建、四川、江西、貴州、雲南等地。

▷ **挑選儲存**

以個大、質堅、色黃白、粉性足者為佳。置於陰涼乾燥處。

▷ **用法用量**

煎服：6～12克。

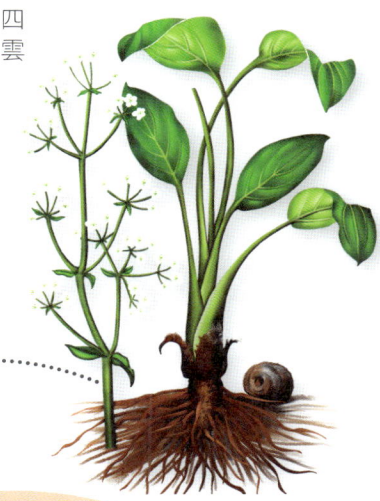

莖 止瘧疾，消痰退熱。

傳世名方

【主治】濕熱黃疸，面目身黃。
【配方】茵陳、澤瀉各三十克，滑石九克。
【制法】水煎。
【用法】服之。
——出自《備急千金要方》

止汗

五味子

斂汗補腎生津

五味子具有收斂固澀、補腎寧心、益氣生津的功效。可以用於治療肺虛或肺腎兩虛所致的咳喘不止、呼多吸少、氣短乏力等症；氣津兩傷所致的久瀉不止、畏寒怕冷、手足不溫等。

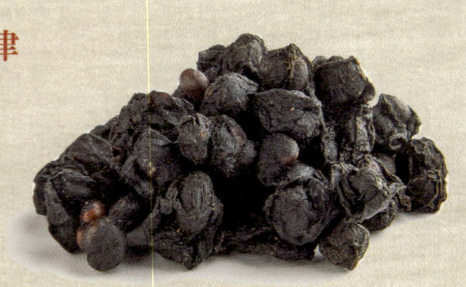

性	溫	歸經	肺、腎
味	酸	毒性	無

使用禁忌

一般禁忌：五味子有收斂固澀作用，外感風寒風熱、內有實熱者忌用。
病症禁忌：咳嗽初起、痧疹初發者忌用。

▶別名
玄及、五味、藥五味子、面藤、五梅子等。

▶道地藥材
主產於黑龍江、遼寧、吉林、河北等地。

▶挑選儲存
以粒大、果皮紫紅、肉厚、柔潤者為佳。置於陰涼乾燥處。

▶用法用量
煎湯：3～6克。
研末：每次1～3克。
外用：研末摻，或煎水洗。

葉 強陰，益男子精。

止汗用法

五味子五味俱全，以酸為主，善能斂肺止汗。治自汗、盜汗者，可與山茱萸、石斛等同用。石斛10克，五味子、山茱萸各6克。石斛先水煎，再加山茱萸、五味子，加適量水煎煮後服用，每日1劑，分為2次服用。可用於盜汗。

治療酒後吐瀉、虛汗，五味子與桑葚水煎後服用。

功效延伸

治療早洩、遺精 五味子與核桃仁同食，對腎虛耳鳴及神經衰弱之失眠有效。五味子加冰糖煎取藥汁飲用，能益陰生津、澀精止遺，可用於早洩、遺精者。五味子煎汁，加入蜂蜜飲，可治療早洩、遺尿、腰膝酸軟、體虛潮熱、不自覺流汗、多汗、咳喘無痰、口燥咽乾等病症。

治療糖尿病 五味子還是用於糖尿病輔助治療的良藥，可取五味子250克，雞蛋10個，先將五味子煮汁，待冷後，放入雞蛋，浸泡6～7日。每日早晨用沸水或黃酒沖服雞蛋，用於糖尿病併發氣管炎屬肺腎氣虛者，有補益肺腎、納氣平喘之功效。

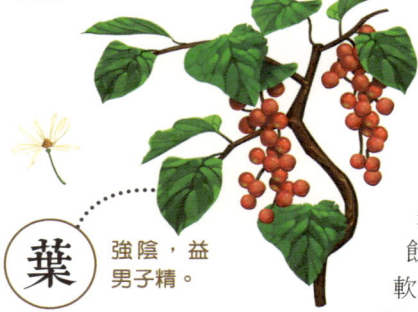

傳世名方

【主治】痰嗽並喘。
【配方】五味子、白礬等份，生豬肺適量。
【制法】五味子、白礬為末，生豬肺炙熟。
【用法】每服九克，以豬肺蘸末細嚼，白湯下。
——出自《普濟方》

女貞子

止汗補腎明目

女貞子具有退熱止汗、補肝滋腎、清熱明目等功效。可以用於治療肝腎陰虛導致的虛汗盜汗、陰虛發熱、目暗不明、視力減退、鬚髮早白、腰酸耳鳴及老年人大便虛秘等。

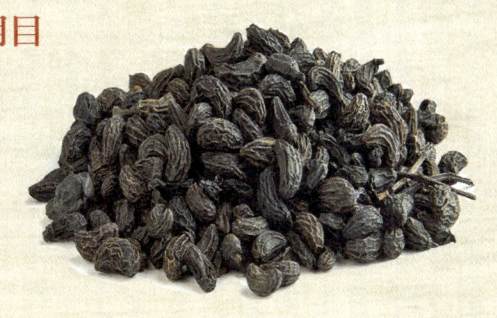

性	平	歸經	肝、腎
味	甘、苦	毒性	無

使用禁忌

一般禁忌：女貞子清熱，有滑腸作用，脾胃虛寒、陽虛氣弱者不宜服用。

病症禁忌：大便溏瀉不宜服用。

止汗用法

女貞子有退熱除蒸之效，可用於肝腎虧虛所致的發熱、盜汗、遺精。女貞子、地骨皮各9克，青蒿、夏枯草各6克，同入砂鍋，加水適量，先浸30分鐘，再煎煮30分鐘，取汁。每日1劑，連服1周。可滋陰退熱，用於潮熱、盜汗、午後低熱。

功效延伸

滋補肝腎 可用於肝腎不足所致的腰膝酸痛、眩暈耳鳴、鬚髮早白、目暗不明。女貞子15克，枸杞子、熟地黃、黃精各10克。水煎，早、晚服用，有滋陰補腎、強腰明目的功效。

補腎烏髮 女貞子40克，黑芝麻30克，豬瘦肉60克，洗淨切塊。同入鍋內，加水適量，武火燒開後，再用文火煲1小時，可根據口味偏好加一些調料調味。能補腎烏髮。

▷別名

女貞實、冬青子、爆格蚤。

▷道地藥材

主產於浙江、江蘇、福建、湖南、廣西、江西、四川等地。

▷挑選儲存

以外形呈橢圓形、倒卵形或腎形，表面灰黑或紫黑色，皺縮不平，粒大、飽滿、質堅實者為佳。充分乾燥，密閉保存。

▷用法用量

煎服：6～12克。

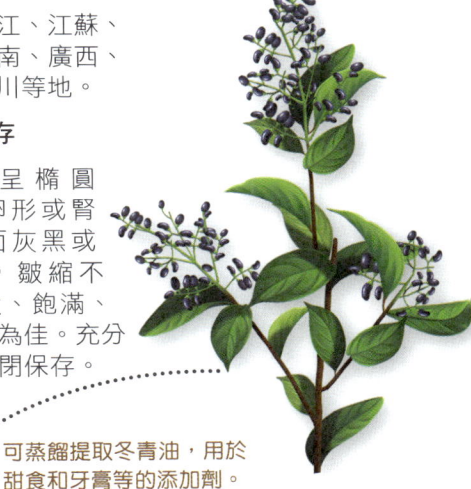

外用：適量，敷膏點眼。

葉 可蒸餾提取冬青油，用於甜食和牙膏等的添加劑。

傳世名方

【主治】風熱赤眼。
【配方】雅州黃連六十克，冬青葉一百二十克。
【制法】水浸三日夜，熬成膏。
【用法】點眼。
——出自《簡便單方》

止血

三七
止血活血化瘀

三七有止血行瘀、消腫定痛的作用；並有止血不留瘀血、行瘀不傷新血的優點，對於身體內外的各種出血症，如吐血、便血、崩漏下血、外傷出血，以及跌撲損傷瘀血作痛等症，不論內服或外敷，均有良效。

性	溫	歸經	肝、胃
味	甘	毒性	無

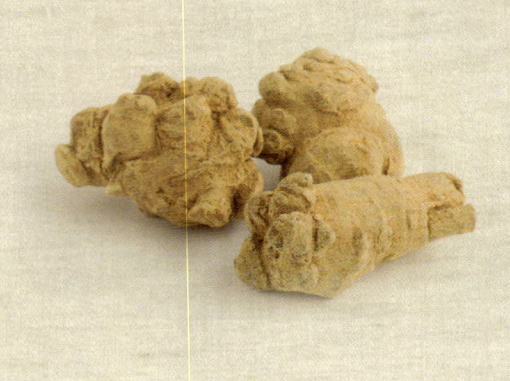

使用禁忌

一般禁忌：孕婦忌用。

病症禁忌：長期服用三七需要檢查凝血時間，防止出血性疾病的發生。

食用禁忌：三七含有皂苷，易與鐵離子結合沉澱，因此不可與富含鐵的動物血、瘦肉、菠菜等一同食用。皂苷在酸性環境極易水解失效，不可與富含有機酸的水果一同食用。

➢ 別名
田七、田三七、金不換、血參。

➢ 道地藥材
主產於雲南、廣西、貴州、四川等地。

➢ 挑選儲存
以個大、肥壯、體重、質堅、表面黃褐色、斷面灰綠色者為佳。置乾燥陰涼處，防蛀。

➢ 用法用量
研末：多研末吞服，1～3克。

煎服：3～9克。

外用：適量，研末外抹或調敷。

➢ 本草成分
三七含有三七醇、三七皂苷、黃酮苷、槲皮素、β-穀固醇等成分，有止血、抗凝血、鎮靜、鎮痛等作用。

止血用法

三七善止血，又能化瘀生新，有止血不留瘀，化瘀不傷正的特點，對內外各種出血，無論有無瘀滯，均有效果，尤以有瘀滯者為宜。單味內服外用均有良效。雲南白藥就是以三七粉為主要原料製作而成。三七粉3～5克，一次吞服，對經常鼻出血患者有好處。

用於外傷止血，可將三七30克研磨成粉，直接撒在傷口上，可以快速止血、止痛，而且不留傷疤。

功效延伸

活血化瘀 三七既能止血也能活血，對各種症狀的冠心病都有較好療效。輕度冠心病，可用三七粉1～2克，溫水或黃酒沖服，每日3次。

三七、綠茶各3克。先將三七洗淨曬乾，切片，與綠茶同放入杯中，用沸水沖泡，加蓋悶15分鐘，當茶飲用。可反復加水沖泡

傳世名方

【主治】赤痢血痢。
【配方】三七九克。
【制法】研末。
【用法】米泔水（洗米水）調服。
——出自《瀕湖集簡方》

3～5次，當天飲完。當茶飲完後，可嚼服三七片。可活血降脂。

消腫定痛 可用於瘀血所致的胸腹刺痛、心口絞痛。三七、西洋參各10克，大棗6個，老母雞半隻，薑片、鹽各適量。老母雞、大棗分別洗淨，與三七、西洋參、薑片一同放入鍋中，加適量水，煨熟，加鹽調味。吃雞肉，飲湯。此法有祛瘀止痛之效，但孕婦忌用。

健脾、減肥、祛瘀消腫 三七粉10克，鮮藕250克洗淨去皮切塊；生薑5克，切片；蔥10克切段。以上材料與鹽、香油同放蒸碗內，加上湯120克，上蒸籠置武火上蒸約45分鐘至熟即可。

活血化瘀 用於氣虛血瘀型冠心病，可取三七粉、紅參粉各1克，沸水沖泡，當茶飲用。還可用三七粉、紅參粉、延胡索粉各1克，沸水沖泡，當茶飲用。另外，用三七粉、川芎粉、丹參粉各1克，沸水沖泡，當茶飲用，也可用於氣虛血瘀型冠心病。

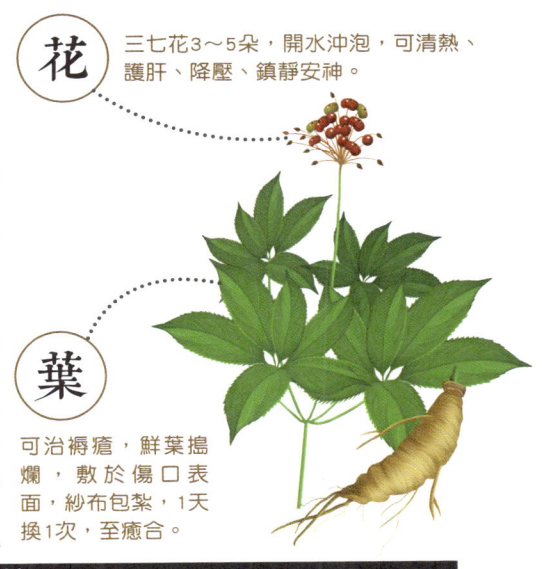

📖 聽故事記中藥

從前有兄弟二人，弟弟得了急症，七竅出血。哥哥刨了一棵草藥煎湯給弟弟服下，連服幾劑後，霍然痊癒。他便向哥哥要了一些草藥小苗栽在自家園子。鄰村有個財主也得了出血病，打聽到此事後便來弟弟家尋醫問藥。弟弟把園子裡那棵草藥挖出來，煎湯給他喝，幾劑之後，財主卻死了。財主家人告到縣官那裡，弟弟被抓。哥哥得知後，急忙前去申訴，說弟弟給財主用的確實是止血草藥熬的湯，只不過這種草藥才生長了一年，還沒有藥性，要長到三到七年時藥力才最強。後來，人們就給這種草藥起名叫三七，意思是生長三至七年的藥效最佳。

花 三七花3～5朵，開水沖泡，可清熱、護肝、降壓、鎮靜安神。

葉 可治褥瘡，鮮葉搗爛，敷於傷口表面，紗布包紮，1天換1次，至癒合。

家庭簡單用法

泡茶	活血化瘀：三七、紅花各10克。用沸水沖泡，當茶飲用。
沖服	慢性肝炎：三七粉、靈芝粉、生曬參粉各1克。開水沖服，早、中、晚分服，1個月為1個療程。
水煎	益氣活血：三七、黃耆、核桃仁各10克（打碎），紅花5克。用水煎煮，分早、中、晚服用。 胃炎：三七10克，厚樸、黃連各5克，甘草3克。水煎，當茶飲。 補肝活血：三七、川芎各10克，天麻、鉤藤各5克。水煎，分早、中、晚服用。
煮粥	高脂血症、高血壓：三七3克，製何首烏50克，粳米100克，大棗3枚，紅糖適量。將三七、製何首烏洗淨，放入砂鍋中煎煮，取濃汁。粳米淘洗乾淨，與大棗放入鍋中加水煮粥，然後放入藥汁攪勻，用文火燒沸，調入紅糖即可。高脂血症、高血壓者每週食用2次，可強心、降脂、降壓。
燉湯	止血行瘀：三七、人參、酸棗仁各10克，雞1隻，鹽適量。將雞洗淨，掏盡內臟後與人參、三七、酸棗仁共入鍋，加水適量，燉1～2小時後，用鹽調味即可。

艾葉

止血溫經安胎

艾葉氣芳香溫通、苦燥辛散，有溫通經脈、止血、止痛、調經、安胎的作用。常用於孕婦子宮出血和胎動不安，以及虛寒性的月經不調、腹痛等症。對於胸脘寒痛，也能很快見效。

| 性 | 溫 | 歸經 | 肝、脾、腎 |
| 味 | 辛、苦 | 毒性 | 小毒 |

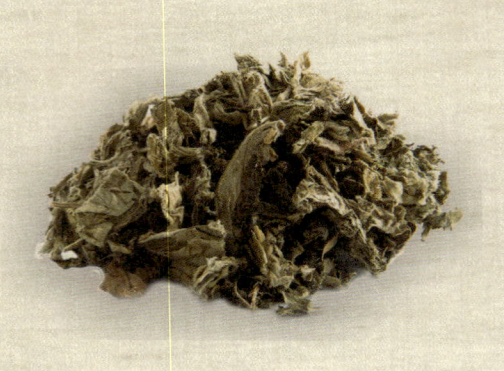

使用禁忌

一般禁忌：陰虛血熱者及宿有失血病者慎用。

服用禁忌：不宜大量服用。

➢ 別名
蘄艾、艾蒿、草蓬等。

➢ 道地藥材
中國境內大部分地區均產。

➢ 挑選儲存
以葉厚、色青、背面灰白色、絨毛多、質地柔軟、香氣濃郁者為佳。不宜暴曬以及重壓。

➢ 用法用量
煎服：3～9克。

外用：搗絨作炷或製成艾條熏灸，搗敷，煎水熏洗或炒熱溫熨。

傳世名方

【主治】氣痢腹痛，睡臥不安。
【配方】艾葉（炒），陳皮（湯浸去白，焙）等份。
【制法】上二味搗羅為末，酒煮爛飯和丸，如梧桐子大。
【用法】每服二十丸，空腹服之。
——出自《聖濟總錄》

止血用法

艾葉為止血之要藥，適用於虛寒性出血病症，尤宜於崩漏。主治下元虛冷，衝任不固所致的崩漏下血，可單用本品。外用於鼻出血，可取鮮艾葉10克，搓絨，塞於鼻內。

功效延伸

補腎安胎 可用於習慣性流產。艾葉（微炒）25克，桑寄生60克，炒至黃燥，研成粗末，加水500毫升，取汁200毫升，二煎加水300毫升，取汁200毫升，2汁混合，過濾，倒回砂鍋，加入阿膠50克烊化。早、中、晚分服。可補腎助陽，養血安胎。

溫經止痛 艾葉8克，粳米50克，紅糖適量。艾葉洗淨，煎水，去渣取汁，放入粳米，加紅糖煮粥。早、晚溫熱服用，但月經期間不宜服用。

艾葉6克，澤蘭葉9克，紅糖30克。水煎，分2次服用。月經開始前3～5日開始服用，至經來藥停。

果實
味酸性溫，主治濕痹邪氣，霍亂吐下，轉筋不止。

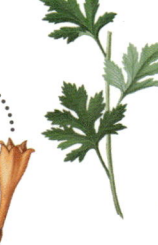

大薊

止血散瘀消癰

大薊具有涼血止血、散瘀解毒、消癰的功效，可以用於治療血熱妄行所致的出血症，如鼻出血、崩漏、尿血，以及熱毒癰腫等。大薊所含的三萜和甾體類、揮發油類、長鏈炔醇類和黃酮苷類化合物等成分，能顯著縮短凝血時間。

性	涼	歸經	心、肝
味	甘、苦	毒性	無

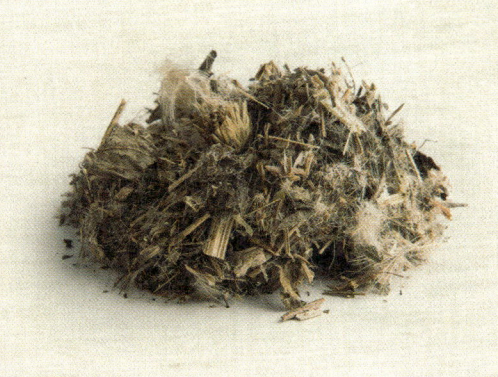

使用禁忌

一般禁忌：脾胃虛寒而無瘀滯者忌服。

止血用法

本品寒涼而入血分，功能涼血止血，主治血熱妄行之出血症，尤多用於吐血、咯血及崩漏下血。治九竅出血，常與小薊相須為用；治吐血、鼻出血、崩中下血，皆用鮮大薊根或葉搗汁服；若治外傷出血，可用本品研末外敷。

功效延伸

散瘀消癰 用於瘡癰腫毒。無論內外癰腫都可運用，單味內服或外敷均可，以鮮品為佳。

治虛勞吐血、咽喉腫痛 鮮大薊葉60克，雞蛋3個，食用油、鹽各適量。大薊葉洗淨，入沸水焯一下，撈出用水洗去苦味，擠乾水切碎。雞蛋打入碗內攪勻。油鍋燒熱，投入大薊葉炒，加入鹽炒入味，倒入雞蛋炒勻，炒至成塊即可出鍋。

鑑別用藥

大薊、小薊

二者均能涼血止血，散瘀解毒消癰，廣泛用治血熱出血諸症及熱毒瘡瘍。大薊散瘀消癰力強，止血作用廣泛，故對吐血、咯血及崩漏下血尤為適宜；小薊兼能利尿通淋，故以治血尿、血淋為佳。

▶別名

馬薊、虎薊、刺薊、山牛蒡、雞項草、雞腳刺、野紅花、茨芥、牛觸嘴、鼓椎等。

▶道地藥材

中國大部分地區均有產。

▶挑選儲存

以粗壯、無鬚根、蘆頭者為佳。置乾燥陰涼處，防蛀。

▶用法用量

煎服：10～15克，鮮品可用30～60克。

外用：取適量，搗敷患處。

葉 味甘性溫，可止吐血、鼻出血，令人肥健。

傳世名方

【主治】心熱吐血，口乾。
【配方】大薊葉及根。
【製法】搗絞取汁。
【用法】每服一小盞，頻服。
——出自《太平聖惠方》

地榆 止血解毒斂瘡

地榆具有涼血止血、解毒斂瘡的功效，可用於治療鼻出血、尿血、便血、痔血、血痢、崩漏、赤白帶下、瘡癰腫痛、濕疹、陰癢、水火燙傷、蛇蟲咬傷等。

| 性 | 寒 | 歸經 | 肝、大腸 |
| 味 | 苦、酸、澀 | 毒性 | 無 |

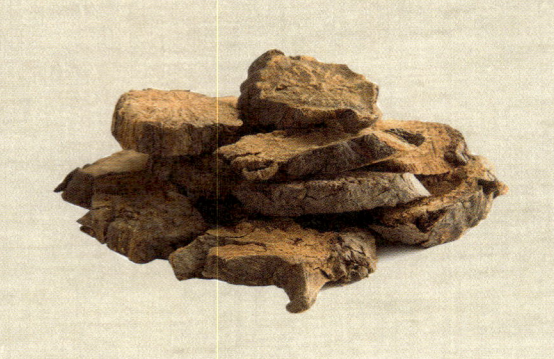

使用禁忌

一般禁忌：地榆性寒酸澀，凡虛寒性便血、下痢、崩漏及出血有瘀者慎用。

病症禁忌：對於大面積燒傷病人，不宜使用地榆製劑外塗，以防其所含鞣質被大量吸收而引起中毒性肝炎。

止血用法

地榆可涼血止血，尤宜於下焦之下血。用治便血因於熱甚者，常配伍黃芩、槐花等；用治痔瘡出血、血色鮮紅者，常與槐角、防風、黃芩、枳殼等配伍；對於血痢不止者亦有良效，常與甘草同用。

地榆、防風、槐角各15克，豬腸1段，調味品適量。將諸藥擇淨，豬腸洗淨，納諸藥於豬腸中，放於鍋中煮熟後，去藥，將豬腸切片，放回湯中，調味煮沸即成。可祛風止血，適用於痔瘡下血。

功效延伸

解毒斂瘡 用於燙傷、濕疹、瘡瘍癰腫。燒傷燙傷，可研末以香油調敷；用治濕疹及皮膚潰爛，可以濃煎外洗，或用紗布浸藥外敷；用治瘡瘍癰腫，無論成膿與否均可運用，搗爛外敷局部。此外，如治療蛇咬傷，可研末內服並用鮮地榆搗敷患處。

▷別名
馬猴草、玉箚、玉豉、血箭草等。

▷道地藥材
主要產於江蘇、安徽、河南、河北、浙江等地。

▷挑選儲存
以條粗、質堅、斷面粉紅色者為佳。置乾燥陰涼處，防蛀。

▷用法用量
煎服：6～15克，鮮品30～120克。

外用：適量，煎水或搗汁外塗；也可研末摻或搗爛外敷。

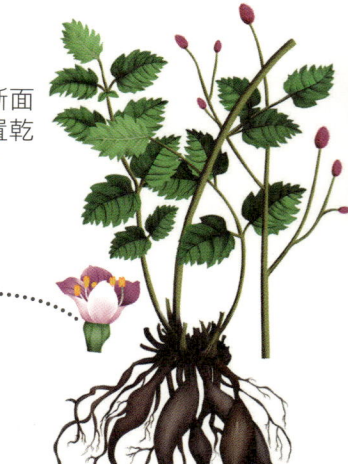

花 可止吐血、鼻出血、便血、月經不止。

傳世名方
【主治】小兒濕瘡。
【配方】地榆適量。
【制法】煮濃汁。
【用法】日洗二次。
——出自《備急千金要方》

家用中藥大補帖

茜草　止血通經化瘀

茜草味苦，性寒。炒炭有止血作用，既能化瘀止血，又能涼血止血。宜治血熱夾瘀的吐血、便血、鼻出血和月經過多、帶下不止、崩漏等症。生用能行瘀血，可治瘀滯經閉、跌打損傷、瘀血作痛及發熱等。

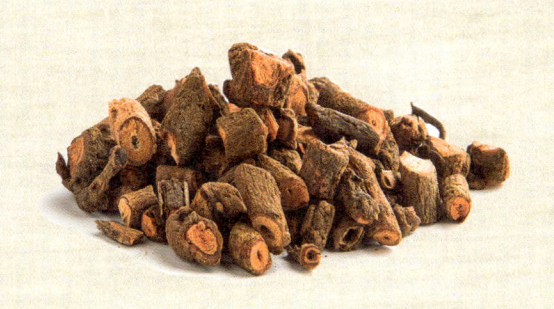

性	寒	歸經	肝
味	苦	毒性	無

使用禁忌

一般禁忌：脾胃虛寒及無瘀滯者忌服。

止血用法

茜草能涼血止血，又能活血行血，可用於血熱妄行或血瘀脈絡之出血症，對於血熱夾瘀的各種出血症，尤為適宜。治吐血不止，可取茜根1.5克，雞血藤膏6克，三七3克，共加水煎服。治衄血無時，取茜草根、艾葉各30克，烏梅肉15克。共研為細末，煉蜜丸如梧桐子大，用烏梅湯下30丸。

功效延伸

通經血瘀　用於經閉、跌打損傷、風濕痹痛。茜草能通經絡，行瘀滯，可用治經閉、跌打損傷、風濕痹痛等血瘀經絡閉阻之症，為婦科調經要藥。治血滯經閉，單用本品酒煎服，茜草30克，用黃酒煎煮，空腹服用。

烏髮　茜草500克，生地黃1500克。水煎3次，去渣，取汁，再熬成膏。每日1小勺，空腹溫酒送服。連續服用1個月。

治風濕痛、關節炎　鮮茜草根120克洗淨搗爛，浸500毫升白酒內1周，取酒燉溫，空腹飲。然後睡覺，蓋被取汗，每日1次。服藥後7日不能下水。

▶別名

血茜草、血見愁等。

▶道地藥材

主要產於安徽、江蘇、山東、河南、陝西等地。

▶挑選儲存

以條粗長、表面紅棕色、內深紅色、分歧少、無莖苗及細鬚根少者為佳。置乾燥陰涼處。

▶用法用量

煎服：10～15克，大劑量可用30克。止血炒炭用，活血通經生用或酒炒用。

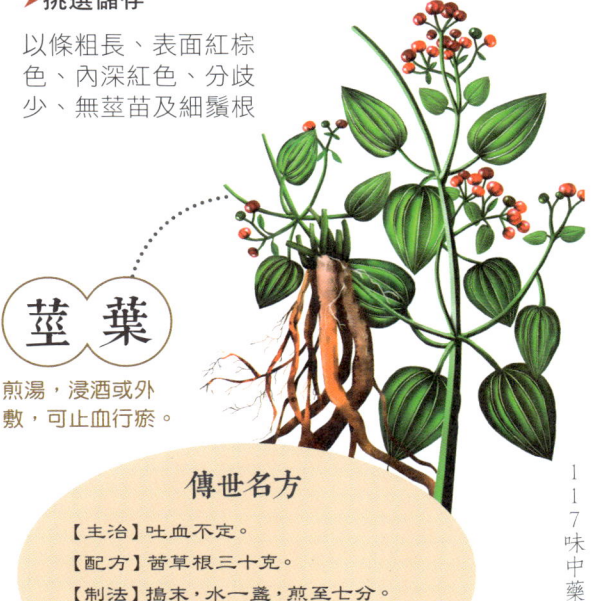

莖葉　煎湯，浸酒或外敷，可止血行瘀。

傳世名方

【主治】吐血不定。
【配方】茜草根三十克。
【制法】搗末，水一盞，煎至七分。
【用法】放冷，食後服之，每服六克。
——出自《簡要濟眾方》

117味中藥對症速查

中風後遺症

丹參　活血化瘀擴血管

實驗研究發現，丹參具有明顯的擴張冠狀動脈作用，而且丹參所含的有效成分還能抗血栓，加強血液與血管、心臟之間相互作用，達到防治冠心病的目的。

性	微寒	歸經	心、心包、肝
味	苦	毒性	無

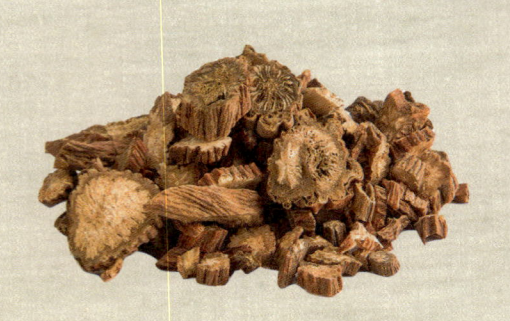

使用禁忌

一般禁忌：無瘀血者慎服；孕婦慎用。
病症禁忌：感冒時不能服用丹參，會加重病症。
服用禁忌：丹參不能與藜蘆、蔥同用，還不宜與其性味相反的榛子、蛋黃、醋同食；不宜與牛奶同飲。

活血用法

丹參、川芎各5克，當歸10克。將丹參、當歸、川芎放入鍋中，加水適量，煎煮2次，每次半小時，混合煎煮汁液，加糖適量，當茶飲。主治冠心病。

丹參10克，洗淨，曬乾或烘乾，研成粗末，與綠茶3克混合均勻，放入有蓋杯中，用剛煮沸的開水沖泡，加蓋悶10分鐘即成。代茶頻飲，可沖泡3～5次。可行氣活血、通絡。

傳世名方

【主治】寒疝（急性腹痛）。
【配方】丹參十五克。
【制法】銼，搗細羅為散。
【用法】每服，以熱酒調下六克。
——出自《太平聖惠方》

▶別名

赤參、山參、紫丹參、紅根、紅暖藥、紫黨參、紅參等。

▶道地藥材

主要分佈於遼寧、河北、河南、山東、安徽、江蘇、浙江、江西等地。

▶挑選儲存

以條粗、色紫紅、無蘆頭、無鬚根者為佳。密封儲存，置於陰涼、乾燥處。

▶用法用量

煎服：5～15克，大劑量可用至30克。

▶本草成分

丹參含有丹參酮類、丹參醌類等成分，對加強心肌收縮力、擴張血管、防止血栓形成有顯著作用。還可促進組織修復，保護肝臟和抗菌消炎。

功效延伸

養血、活血、調經　用於月經不調、閉經、痛經、產後瘀滯腹痛、血瘀心痛、跌打損傷等。丹參10克，三七、生曬參各5克。用水煎煮，分早、中、晚服用。可益氣活血。

丹參30克，洗淨切片，放入紗布袋，紮口，放酒罐中，倒入500毫升白酒，蓋好蓋，浸泡15天後飲用。主治月經不調。

去瘀血，補五臟　山楂25克，丹參、枸杞子各15克，蜂蜜、冰糖各適量。將山楂、丹參、枸杞子放入鍋中，用水煎煮，稍沸時放入冰糖，冰糖溶化後去渣取汁，溫涼後加入

蜂蜜拌勻。也可取丹參片15克，鵪鶉2只，薑片、蔥段、料酒、香油、鹽各適量。鵪鶉宰殺去毛、內臟和爪，洗淨。將丹參片、鵪鶉放入蒸鍋，加薑片、蔥段、料酒、香油、鹽和適量水蒸煮，約半小時至熟即可。

清心除煩 用於熱病煩躁神昏、心悸失眠等症。丹參15克和五味子30克煎湯藥，每日服用2次，可治療失眠。

治冠心病 丹參、川芎各5克，當歸10克。將丹參、當歸、川芎放入鍋中，加水適量，煎煮2次，每次半小時，混合煎煮汁液，加糖適量，當茶飲。

治療失眠 丹參治療失眠，主要是取它的活血化瘀作用。如果患有長期失眠，可以用丹參15克，五味子30克，煎湯，每日服用2次。

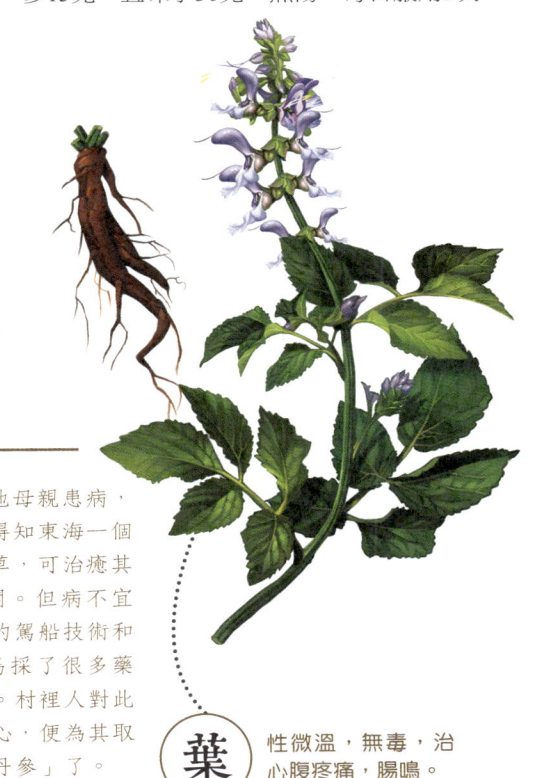

📖 **聽故事記中藥**

相傳，東海岸漁村裡有個青年叫阿明。有一年，他母親患病，經常崩漏下血，請了很多大夫都未治癒。他偶然得知東海一個無名島上，生長著一種花紫藍色、根呈紅色的藥草，可治癒其母病，可海路暗礁林立，水流湍急，猶如鬼門關。但病不宜遲，阿明救母心切，毅然決定出海。他憑著高超的駕船技術和水性，繞過暗礁，沖過激流險灘，終於順利登島採了很多藥草。回村後，在阿明侍奉下，其母很快就痊癒了。村裡人對此事非常敬佩。都說這種藥草凝結了阿明的一片丹心，便為其取名「丹心」。後來在流傳過程中，就漸漸變成「丹參」了。

葉 性微溫，無毒，治心腹疼痛，腸鳴。

	家庭簡單用法
水煎	前列腺增生（瘀血阻滯型）：丹參、蜂蜜各30克，海藻15克。丹參洗淨，切片，與海藻同放入紗布袋中紮口，放入砂鍋，加水浸泡30分鐘，先用武火煮沸後，改用文火煨煮30分鐘，取出藥袋，調入蜂蜜，拌勻即成。早晚分服，可活血軟堅。
水煎	高脂血症：紅花5克，丹參15克，紅糖適量。紅花揀雜、洗淨。丹參洗淨，切成薄片，與紅花同入砂鍋，加水濃煎2次，每次30分鐘，用潔淨紗布過濾，合併濾汁，去渣後回入鍋中，濃縮至300毫升，調入紅糖，攪拌均勻即成。早晚2次分服。可養血和血，活血降脂。
煮粥	月經不調：紅花、當歸各10克，丹參15克，水煎去渣，加糯米100克煮粥。每日2次，空腹食用。每日1劑。
外用	胃痛：當歸30克，丹參20克，乳香、沒藥各15克，分別揀雜，洗淨，曬乾或烘乾，切碎後共研為極細末，加薑汁適量調製成糊狀。取藥糊分別塗敷於上脘穴、中脘穴、足三里穴，每日3～5次，有活血止痛之效。

川芎

活血行氣止疼痛

川芎辛散溫通，既能活血化瘀，又能行氣止痛，為「血中之氣藥」，具通達氣血功效，故治氣滯血瘀之胸脅、腹部諸痛。若治心脈瘀阻之胸痺心痛，常與丹參、桂枝、檀香等同用。

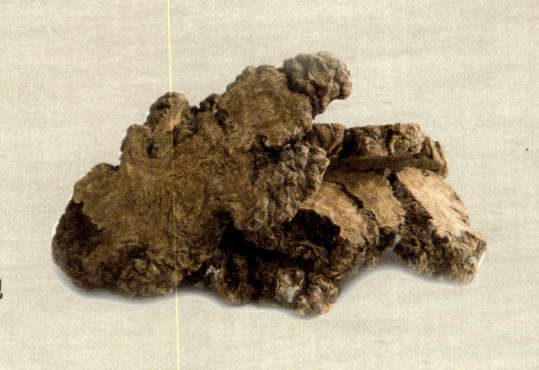

性	溫	歸經	肝、膽、心包
味	辛	毒性	無

使用禁忌

一般禁忌：陰虛火旺者忌用；孕婦慎用。

病症禁忌：多汗、熱盛及無瘀無出血症均當慎用。

服用禁忌：川芎不可單用，必須與補氣、補血藥配合使用，川芎也不可長期服用。

▶別名
山鞠窮、芎香果、胡馬銜芎、芎窮、京芎等。

▶道地藥材
主產於四川、雲南、貴州、廣西等。

▶挑選儲存
以個大飽滿、質堅實、斷面色黃白、油性大、香氣濃者為佳。宜放置於乾燥、陰涼處儲存。

▶用法用量
煎湯：3～10克。

研末：每次1～1.5克。

外用：適量，研末撒；或煎湯漱口。

▶本草成分
川芎含有揮發油、生物鹼、酚類等成分，有擴張血管、抗血栓形成、緩解痙攣的作用。

活血用法

治療氣虛血瘀型冠心病，可用川芎粉、三七粉、丹參粉各1克，沸水沖泡，當茶飲用。除此之外，也可準備川芎、丹參各5克，五加皮10克，水煎當茶飲。

治療陽虛型冠心病，可用川芎5克，淫羊藿、山楂各10克，水煎當茶飲。

治療氣陰兩虛型冠心病，可用川芎、五味子各5克，西洋參、麥冬各10克，水煎當茶飲。

功效延伸

活血行氣，化瘀 川芎活血行氣，為婦科良藥。與補血藥配合，可改善女性月經不調的症狀，對於婦女閉經有治療效果。可用「婦科養血第一方」的四物湯，常規用量是當歸9克，熟地黃12克，川芎6克，炒白芍10克，用水煎煮後服用，每日2次。

傳世名方

【主治】風熱頭痛。

【配方】川芎三克，茶葉六克，水一盞。

【制法】煎五分。

【用法】食前熱服。

——出自《簡便單方》

祛風止痛 川芎、白芷、大棗、生薑各適量，魚頭1個。大棗去核，生薑切片，魚頭沖水洗淨，洗去血污、斬件。將所有藥材、食材放入燉盅，加適量水，蓋上蓋，放入鍋內，隔水燉約4小時。加鹽調味，即可飲用。有滋補祛風的功能，可治頭痛，對婦女尤宜。

治療冠心病 川芎6克，當歸15克，鱔魚500克，料酒、鹽各適量。將鱔魚切成絲，當歸、川芎裝入紗布袋。將鱔魚絲、藥袋放入鍋中，加入料酒、適量水，用武火煮沸，去浮沫，再用文火煎熬1小時，撈出藥袋，加鹽調味即可。

📖 聽故事記中藥

唐朝初年，藥王孫思邈偕徒弟雲遊到四川青城山採藥，忽見林中山澗邊一隻患急病的大雌鶴頸垂腳顫，不斷哀鳴。幾日內，他發現雌鶴愛去一個長著一片綠草的古洞，雌鶴食幾日綠草後，身子竟已完全康復了。藥王本能地聯想到，雌鶴的病癒與這種草有關，便進行嘗試，發現其根莖苦中帶辛，具有特異的濃郁香氣。根據多年的經驗，他斷定此品有活血通經、祛風止痛的作用，便讓徒弟攜此藥下山，用它去為病人對症治病，果然靈驗。藥王興奮地隨口吟道：「青城天下幽，川西第一洞。仙鶴過往處，良藥降蒼穹。」「川芎」便由此得名。

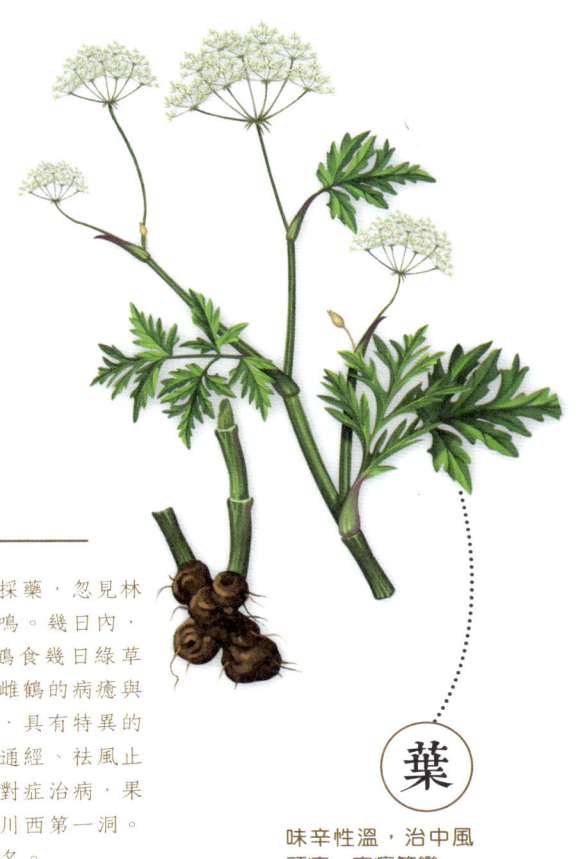

葉
味辛性溫，治中風頭痛，寒痺筋攣。

家庭簡單用法

沖服	風熱型頭痛：川芎5克，天麻6克，酸棗仁10克。將以上3味中藥研成細末，開水浸泡10分鐘，當茶服用。
水煎	血瘀型頭痛：川芎6克，紅花3克，綠茶適量。用水煎煮後取汁，當茶飲用。
水煎	風寒型偏頭痛：川芎15克，白芷10克，分別去雜，洗淨後曬乾或烘乾，切片，同放入砂鍋，加適量水，中火煎煮15分鐘，用潔淨紗布過濾，取汁即成。代茶頻飲。主治風寒型偏頭痛，症見頭部抽引掣痛，或拘急收緊，遇風受涼後偏頭痛加重或發作，得溫可減輕。
燉湯	肝腎不足：川芎6克，丹參12克，雞蛋2個。將川芎、丹參、雞蛋加水同煮，雞蛋熟後去殼再煮片刻，吃蛋喝湯。
燉湯	月經不調：川芎12克，魚頭1個，蔥白10根，食用油、鹽各適量。蔥白洗淨，切段，魚頭洗淨，除去血污、內臟，入油鍋中略煎，放入水，加川芎用武火煮沸，改文火慢熬，90分鐘後，放入蔥白，再次煮沸，加鹽調味即可。

乳腺增生

香附 疏肝調經理氣

香附具有疏肝解鬱、調經止痛、理氣調中的功效。可以用於治療肝鬱氣滯引起的胸脅脹痛、脘腹脹痛、消化不良、月經不調、經閉、痛經、寒疝腹痛、乳房脹痛等。

| 性 | 平 | 歸經 | 肺、腎 |
| 味 | 甘、苦、澀 | 毒性 | 小毒 |

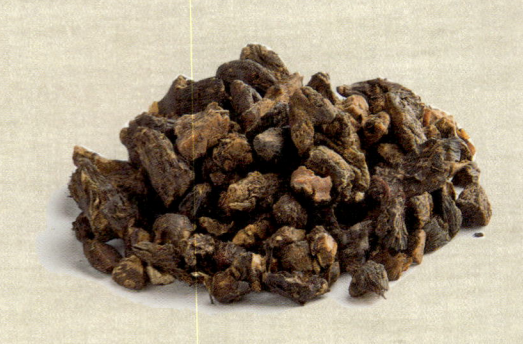

使用禁忌

一般禁忌：陰虛、血熱者忌用；氣虛無滯者慎用。

疏肝理氣用法

香附有疏肝理氣止痛之效，凡胸部兩側和胃腹部脹痛者，可與柴胡、鬱金、延胡索、白芍等配伍，以疏肝理氣止痛。凡肝氣鬱滯，月經先後無定期者，可與當歸、川芎、熟地黃等配伍。凡血熱瘀阻，月經不調或經行腹痛者，可與赤芍、牡丹皮、益母草、當歸等同用，以加強活血調經止痛之功效。

功效延伸

治療月經不調 香附炒制後研細末，用醋和丸，每次服6～9克，早晚各1次，溫水送服，對月經不調有療效。

活血化瘀、治療惡露不盡 香附與山楂、紅糖煎汁，能活血化瘀、理氣止痛，可用於食積脹滿，或因血瘀引起的惡露不絕者。香附與牛肉燉食，能疏肝理氣、調經，可用於肝鬱血滯引起的產後惡露不盡及月經不調者。將香附、佛手煎汁，與米酒配飲，可用於治療肝鬱氣滯所致的月經不調。

▶別名
雀頭香、香附子、雷公頭、香附米等。

▶道地藥材
主要產於山東、河南、湖南、浙江等地。

▶挑選儲存
以個大、色棕褐、質堅實、香氣濃者為佳。置陰涼乾燥處，防熱，防蛀。

莖葉
新鮮（莖葉）洗淨，搗爛貼敷，治癰疽腫毒。

▶用法用量
煎湯：5～10克。

外用：適量，研末撒，調敷。

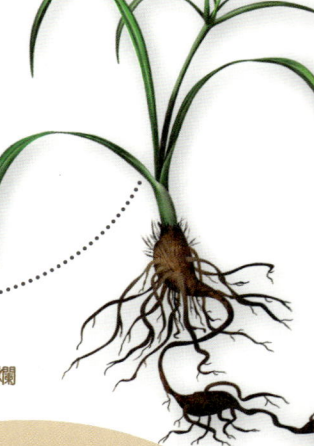

傳世名方

【主治】乳癰（急性乳腺炎），一切癰腫。
【配方】香附（細末）三十克，麝香一克，蒲公英六十克。
【制法】香附、麝香研勻，加蒲公英，煎酒去渣，以酒調藥。
【用法】熱敷患處。
——出自《醫學心悟》

青皮 疏肝破氣消積

青皮具有疏肝破氣、消積化滯的功效，可以用於治療肝氣鬱滯引起的胸脅脹痛、疝氣、乳核、乳癰、食積腹痛等。

性	溫	歸經	肝、膽
味	甘、辛	毒性	無

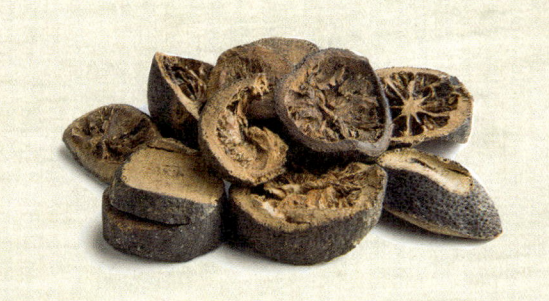

使用禁忌

一般禁忌：氣虛者慎服。

別名
四花青皮、個青皮、青皮子、青橘皮、青柑皮等。

道地藥材
主產於福建、浙江、四川等地。

挑選儲存
以質堅實、個整齊、皮厚、香氣濃者為佳。

用法用量
煎服：3～10克。

疏肝理氣用法

青皮具有疏肝破氣、消積化滯的功效，可以用於治療肝氣鬱滯引起的乳房腫痛、胸脅脹痛、疝氣疼痛等。治乳房脹痛或結塊，常配柴胡、浙貝母、橘葉等；治乳癰腫痛，常配瓜蔞皮、金銀花、蒲公英等；治肝鬱胸脅脹痛，常配柴胡、鬱金、香附等。

青皮5克，玫瑰花、菊花各10克。沸水沖泡，當茶飲用。可輔助治療乳腺增生。

功效延伸

疏肝理氣，消積化滯 青皮10克，山楂15克，粳米50克。青皮和山楂水煎，去渣，取汁。用藥汁和粳米一起煮粥。每日早、晚分服。

理氣活血 青皮、紅花各10克。青皮晾乾後切成絲，與紅花加水浸泡30分鐘，煎煮30分鐘，去渣，取汁即成。當茶頻頻服用，或早、晚兩次分服。對氣滯血瘀型盆腔炎有較好療效。

鑒別用藥

陳皮、青皮

二者皆可用於脾胃氣滯之脘腹脹痛，食積不化等症。但陳皮性溫，行氣力緩，偏入脾肺，長於燥濕化痰，用於咳嗽氣喘、嘔噦、腹痛、泄瀉等；青皮行氣力猛，偏入肝膽，能疏肝破氣，散結止痛，消積化滯，主治肝鬱乳房脹痛或結塊，脅肋脹痛，食積腹痛等症。

傳世名方

【主治】瘧疾寒熱。
【配方】青皮三十克（燒存性）。
【制法】研末。
【用法】發前溫酒服三克，臨時再服。
——出自《太平聖惠方》

玫瑰花　疏肝活血止痛

玫瑰花善疏肝解鬱、調中醒脾，有活血行瘀止痛的功效，可用於肝胃不和、胸脅脹痛、噁心嘔吐、胃納不佳等，並治婦女血滯、經行不暢，以及損傷瘀血作痛等症。

| 性 | 溫 | 歸經 | 脾、肝 |
| 味 | 甘、微苦 | 毒性 | 無 |

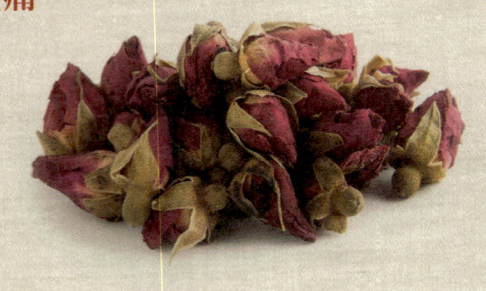

使用禁忌

一般禁忌：玫瑰花行氣活血，陰虛有火者忌用。

病症禁忌：上火時忌用玫瑰花。

食用禁忌：不宜與綠茶同用，因為綠茶中含有大量的鞣酸，會影響玫瑰花疏肝解鬱的功效。

傳世名方

【主治】新久風痹。
【配方】玫瑰花九克，紅花、全當歸各三克。
【制法】玫瑰花去淨蕊蒂，陰乾，與另兩味藥共水煎，去渣。
【用法】好酒和服七劑。
——出自《百草鏡》

▶別名
徘徊花、筆頭花、湖花、刺玫花。

▶道地藥材
主要產於江蘇、浙江、福建、山東、四川等地。

▶挑選儲存
以花蕾大、完整瓣厚、色紫鮮、不露蕊、香氣濃者為佳。置陰涼乾燥處，避光、防潮。

▶用法用量
煎服：1.5～6克。

▶本草成分
玫瑰花中主要含有橙花醇、丁香油酚、香茅醇、苦味質等成分，有促進新陳代謝、去除器官硬化、修復細胞、抗病毒等作用。

疏肝理氣用法

玫瑰花有疏肝解鬱、醒脾和胃、行氣止痛之功。用治肝鬱犯胃之胸脅脘腹脹痛，嘔惡食少，可與香附、佛手、砂仁等配伍。玫瑰花、菊花各10克，青皮5克。沸水沖泡，當茶飲用。可輔助治療乳腺增生。

玫瑰花善調經、疏解肝鬱，用於肝氣鬱滯之乳房脹痛、月經不調。玫瑰花10克，置於大杯中，用沸水沖泡，每日當茶飲，可調經活血。或者用玫瑰花10克、粳米50克煮粥，將熟時加入紅糖，再略煮即可。

功效延伸

活血止痛 玫瑰花能活血散瘀以止痛，可用於跌打傷痛。治療跌打損傷，瘀腫疼痛，可與當歸、川芎、赤芍等配伍。

調節情緒 《本草正義》記載玫瑰花「香氣最濃，清而不濁，和而不猛……。」玫瑰花的藥性非常溫和，心情抑鬱者或是抑鬱症患者，飲用適量玫瑰花茶最適宜，如同時有腹脹，可在茶中加入橘絡。女性在月經前或

月經期間常會有情緒上的煩躁,喝點玫瑰花茶可以起到調節作用。

排除毒素、鬆弛神經、理氣、散寒、止痛 用於促進體內毒素的排出,鬆弛緊張的神經,以及理氣、散寒、止痛,可將玫瑰花與紅糖熬成膏,用溫水服用。泡玫瑰花時可以根據個人的口味加蜂蜜或冰糖,氣虛者可加大棗3～5枚,腎虛者可加入枸杞子15克。

用於消化不良 玫瑰花與白蘿蔔同食,能疏肝健胃、消食止嘔,可用於消化不良者的食療。玫瑰花與粳米同煮粥,能疏肝理氣、健脾,可用於肝鬱脾虛證患者食用。

清熱解毒 玫瑰花6克,杏仁9克,綠豆粉30克,海帶絲50克,紅糖適量。鍋裡加適量清水,放入玫瑰花、杏仁、綠豆粉,武火煮開後轉文火煮20分鐘。再放入海帶絲煮5分鐘,加紅糖調味即可。

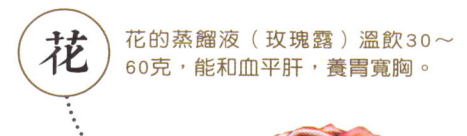

花 花的蒸餾液(玫瑰露)溫飲30～60克,能和血平肝,養胃寬胸。

📖 聽故事記中藥

古希臘傳說中玫瑰是花神克羅斯創造的。起初玫瑰只是一顆尚無生命的種子,一天,花神克羅斯偶然在森林中的一塊空地上發現了它。克羅斯賜予它生命,並請求愛神阿佛洛狄忒賦予了它美麗的容貌;讓酒神狄俄尼索斯給它澆灌了神酒,使它擁有了醉人的芬芳;又請美惠三女神將魅力、聰穎和歡樂賜予了它。隨後,西風之神吹散了雲朵,太陽神阿波羅得以照耀它,玫瑰就這樣盛開了,可以說它的誕生來自眾神的祝福。玫瑰既是美神的化身,又融進了愛神的鮮血。在世界範圍內,玫瑰都是用來表達愛情的通用語言。

家庭簡單用法

飲品	女性經期情緒煩躁:玫瑰花10克,大豆50克,蜂蜜適量。大豆提前一天泡上,泡好後將玫瑰花瓣和大豆一起放入豆漿機中打好,根據個人口味加入蜂蜜調味。
水煎	青春痘:玫瑰花、槐花、月季花、金銀花、雞冠花各10克,生石膏30克(先煎半小時),紅糖適量。水煎,再放入蜂蜜適量,放涼、裝瓶,每次1湯匙,每日2～3次,溫水沖服。
	月經期間頭痛:玫瑰花、茉莉花各12克,月季花、金銀花各15克,杜紅花10克,旋覆花6克(紗布包裹)。水煎當茶飲,月經來潮前4日開始服用,連服10劑,下次月經前4日再開始服用。
	抑鬱症:玫瑰花6克,金橘餅半塊,切碎。沸水沖泡,悶15分鐘,當茶飲用,可沖泡3～5次,每日1劑,嚼服玫瑰花瓣、金橘餅。適用於抑鬱兼有胸脅脹痛。
	肥胖(氣滯血瘀型):玫瑰花15克,烏梅3枚,紅茶包1包。鍋中倒入250毫升水,放入烏梅煮沸,再將烏梅汁沖泡紅茶,最後撒上玫瑰花稍浸泡即可。

柴胡

疏肝解鬱調經

柴胡能使鬱開火瀉，有瀉肝火和解肌熱的作用。可用於因肝膽鬱熱引起的頭暈、口苦、嘔吐、兩脅作痛等，亦可用於肝鬱氣滯所致的婦女月經失調、痛經或小腹脹痛、情志抑鬱等。

| 性 | 涼 | 歸經 | 肝、膽 |
| 味 | 苦 | 毒性 | 無 |

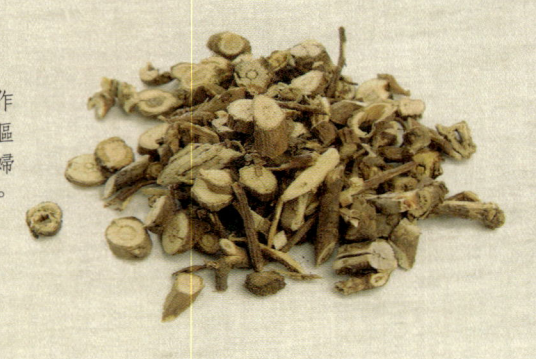

使用禁忌

一般禁忌：柴胡有發汗作用，真陰虧損、肝陽上亢及陰虛火旺者忌用。

病症禁忌：有嘔吐症狀忌用。

疏肝理氣用法

用於肝失疏泄，氣機鬱阻所致的胸脅、少腹脹痛、情志抑鬱或婦女月經失調、痛經等症，常與香附、川芎、白芍同用。陳皮（醋炒）、柴胡各6克，川芎、香附、枳殼（麩炒）、白芍各5克，炙甘草3克。水一盅半，煎至八成，食前服。

柴胡、玫瑰花各10克，蘋果半顆，冰糖適量。將柴胡和玫瑰花用水洗淨，蘋果切成丁。將柴胡放鍋內，加適量水，用武火煮開，轉文火煮10分鐘。將蘋果丁和玫瑰花倒進鍋內，轉大火煮沸後，關火，燜5分鐘左右，加適量調味，煮開即可。有疏肝解鬱，除煩養胃之效。

功效延伸

治療感冒發燒 柴胡善解熱，是治療感冒發燒的良藥，中醫著名方子「小柴胡湯」就是以柴胡為主藥。柴胡30克，黃芩、人參、半夏、炙甘草、生薑各18克，大棗12枚。上述7味藥，加水適量，煎至五成，去渣，再煎至三成，取一成溫服，每日3次。

治外感風寒，頭疼身痛，瘧疾初起 柴胡3～6克，防風、甘草各3克，陳皮4.5克，白芍6克，生薑3～5片。水一盅半，煎至七八成，熱服。

治積熱下痢 柴胡、黃芩等份。半酒半水，煎至七成，浸冷，空腹服用。

養血保肝 柴胡入肝經，對各種症狀的肝炎有顯著療效，常與白芍、金銀花、甘草、大棗、山楂、白朮、當歸等配伍。慢性肝炎或乙型肝炎，用柴胡、甘草各5克，白芍、金銀花各10克，水煎飲，有養血保肝的功效。

治療氣虛型便秘 柴胡、菊花、冰糖各15克，決明子20克。以上藥材用水煎煮，每日當茶飲。

治療脂肪肝 柴胡、枳殼、白芍、木香、山楂各10克，甘草5克，水煎當茶飲。還可用柴胡、白朮、白芍、當歸、人參各10克，甘草5克，水煎當茶飲。

治噯氣 綠萼梅、柴胡、佛手、香附各等份。水煎，去渣，取汁，溫服。

> **別名**

地熏、茹草、紅柴胡、黑柴胡。

> **道地藥材**

主產於遼寧、甘肅、河北等地。

> **挑選儲存**

以根粗長、無莖苗、鬚根少者為佳。宜置陰涼乾燥處,防黴,防蛀。

> **用法用量**

煎服:3～10克。解表退熱用量宜稍重,且宜用生品;疏肝解鬱宜醋炙;升陽舉陷可生用或醋炙;其用量均宜稍輕。

> **本草成分**

柴胡含有柴胡皂苷、固醇、柴胡醇、丁香酚等成分,具有解熱、鎮靜、鎮痛、鎮咳、抗菌、抗病毒、抗炎、增強免疫功能、降膽固醇、抗腫瘤、抗輻射以及保肝等作用。

> 📖 **聽故事記中藥**

《紅樓夢》第八十三回:太醫王濟仁為黛玉診過脈後說:「六脈皆弦,因平日抑鬱所致。」隨後開了處方。賈璉見藥方有一味柴胡,不禁有疑:「黛玉之症已經出現了『陰虛火旺』的證候,如若用柴胡之類的升舉陽氣之品,豈不是抱薪救火,以藥助邪?」王太醫笑了笑說:「二爺但知柴胡是升提之品,為吐衄所忌。豈知鱉血拌炒,非柴胡不足以宣少陽肝膽之氣。以鱉血制之,使其不致升提;且能培養肝陰,制退陰火。所以《內經》說:『通因通用,寒因寒用』。」王太醫一番引經據典的話,說得賈璉連連稱是。

根:春、秋二季採挖其根,除去莖葉及泥沙,乾燥入藥。

傳世名方

【主治】傷寒少陽證。
【配方】柴胡二十四克,黃芩、人參、炙甘草、半夏、生薑各九克,大棗四枚。
【制法】水煎,去渣。
【用法】溫服,每日三服。
──出自《傷寒論》

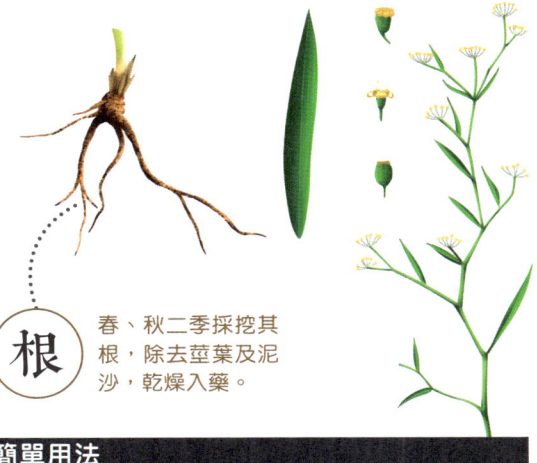

家庭簡單用法

水煎	慢性肝炎(肝鬱脾虛型):柴胡、丹參各5克,五味子、靈芝各10克,大棗5枚。水煎當茶飲。
	頭痛(風熱型):柴胡、升麻各10克,白芷5克,細辛3克。水煎當茶飲。
煮粥	清熱除濕:柴胡、赤芍、延胡索、山楂各10克,粳米60克,馬齒莧25克,大棗10枚,白糖適量。柴胡、馬齒莧、赤芍、延胡索放入鍋內,加水1000毫升,武火煮開,文火煮半小時,取汁,用藥汁煮粳米、大棗至粥熟,加山楂、白糖拌勻即可。
燉湯	清熱養肝:柴胡15克,豬肝200克,菠菜50克,鹽、澱粉各適量。菠菜去根洗淨,切小段。豬肝洗淨切片,加澱粉拌勻。柴胡放入鍋內,加水1500毫升,武火煮開後轉文火煮20分鐘,去渣留湯。將豬肝加入柴胡湯中,轉武火,並下菠菜,等湯再次煮沸,加鹽調味即可。
	消熱去燥、止咳化痰:氣候乾燥的秋季,人們常有皮膚瘙癢、口鼻乾燥症狀,有時乾咳少痰,可用柴胡6克,梨1顆,煮湯喝,有消熱去燥、止咳化痰的作用,若加適量紅糖還有暖身效果。

皮膚過敏

蟬蛻　抗過敏止癢利咽

蟬蛻有止癢、抗過敏等作用，用於治療蕁麻疹、風疹和哮喘等病症，也可以有效地緩解過敏性鼻炎患者出現的鼻塞、鼻癢等症狀。常與荊芥、防風、苦參等同用。

性 涼　　**歸經** 肺、肝
味 甘、酸　**毒性** 無

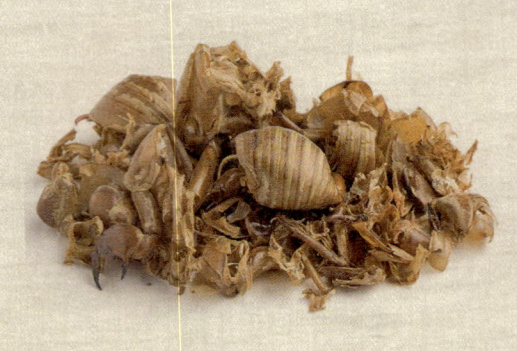

使用禁忌

一般禁忌：孕婦慎服。
病症禁忌：虛勞失音忌服。《本草經疏》記載「痘疹虛寒證不得服」。

傳世名方

【主治】皮膚瘙癢不已。
【配方】蟬蛻、薄荷葉等份。
【制法】為末。
【用法】酒調五克，日三服。
——出自《姚僧坦集驗方》

▶別名

蟬衣、土蟬衣。

▶道地藥材

主產於山東、河北、河南、湖北、江蘇、四川等地。

▶挑選儲存

以體輕、完整、色黃亮、沒有泥沙者為佳。放在通風乾燥處，防潮防蛀。

▶用法用量

煎服：3～6克。
外用：煎水洗或研末調敷。

抗過敏用法

用於慢性蕁麻疹，可將蟬蛻洗淨曬乾，炒焦，研末過篩，煉蜜為丸（約9克）。每次溫開水送服1丸，每日2～3次。

用於咽喉腫痛、喉癢、吐痰不利等，可取牛蒡根500克，蟬蛻100克，黃酒1500毫升。將牛蒡根切片，與蟬蛻一同放入容器中，加入黃酒，密封，浸泡5日後，過濾去渣，備用。每次服10～20毫升，每日2次。有散風宣肺、清熱解毒利咽的功效。但脾胃寒濕腹瀉者忌服。

功效延伸

聲音嘶啞　蟬蛻有宣散風熱之功，適用於外感風熱或溫病初起所致的聲音嘶啞。蟬蛻18克，開水浸泡20分鐘，加冰糖適量，每天3次。

夏季暑熱煩渴、痱子、水腫、口舌生瘡
西瓜皮200克，綠豆衣30克，蟬蛻10克。將西瓜皮、綠豆衣、蟬蛻洗淨，放入鍋中，加水1000毫升，煮沸即可。有清熱瀉火、清暑祛風功效。

風熱喉痹失音，急慢性咽炎　綠茶10克，蟬蛻5克，粳米50～100克，冰糖適量。綠茶、蟬蛻加水適量煎煮，去渣取汁，加入粳米，待米熟後調入冰糖，再稍煮為稀粥即成。早晚服用，可疏風清熱、利咽開音。

防風　止癢止痛防感冒

防風能祛風止癢，可以治療多種皮膚病，尤其以風疹瘙癢較為常用，為「治風之通用藥」。常與荊芥配伍使用。現代研究證實防風具有抗炎、抗過敏等作用，對蕁麻疹等引起的皮膚瘙癢有效果。

性	溫	歸經	膀胱、肝、脾
味	甘、辛	毒性	無

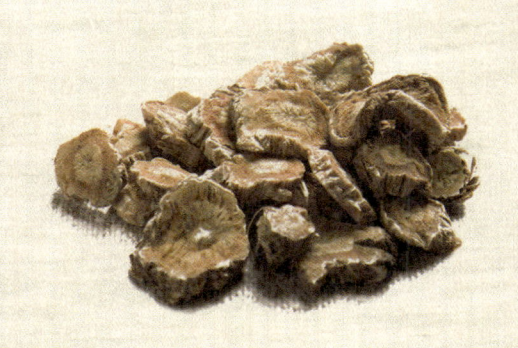

使用禁忌

一般禁忌：防風藥性偏溫，陰虛虧虛、熱病動風者不宜服用。

▶別名
銅芸、茴雲、茴草、百枝、百種。

▶道地藥材
主產於黑龍江、吉林、內蒙古、河北。

▶挑選儲存
主要藥用部位為根，以條粗壯、整齊、皮細而緊、質地柔軟，橫斷面黃白色，中心顏色黃者為佳。放在通風乾燥處，防潮、防黴、防蟲蛀。

▶用法用量
煎湯，5～10克。

外用：取適量，煎水熏洗。

一般生用，止瀉炒用，止血炒炭用。

抗過敏用法

防風、荊芥各10克，甘草7克，加水煎煮，溫服，可治療蕁麻疹。防風、蟬蛻各10克，苦參、地膚子各15克，加水煎煮，溫服，可治療皮膚瘙癢。

功效延伸

止痛　防風能除濕止痛。防風30克，地龍、漏蘆各60克，搗碎為散，每次取6克，以溫酒調服，適用於風寒濕痹、肌肉關節疼痛等。

治療風寒感冒　防風5～10克，蔥白適量，粳米50克。防風煎水，取汁，加粳米煮粥。待粥將熟時，加入蔥白，再煮片刻，食用。每日1～2劑，連續服用3～5日。

治療遍身瘡腫瘙痛　防風、苦參、何首烏、薄荷等份。共研粗末，每次15克，加水、白酒各一半，煎沸10次，溫熱洗浴，於避風處睡一晚。

治痤瘡　防風200克，黃芩100克，共研為末。每次取1小匙，沖水服用。

葉　3～6克，煎服，主治風熱汗出。

傳世名方
【配方】防風三十克，黃耆、白朮各六十克。
【制法】研末。
【用法】每日二次，每次六至九克，大棗煎湯送服；亦可作湯劑，水煎服，用量按原方比例酌減。
——出自《究原方》

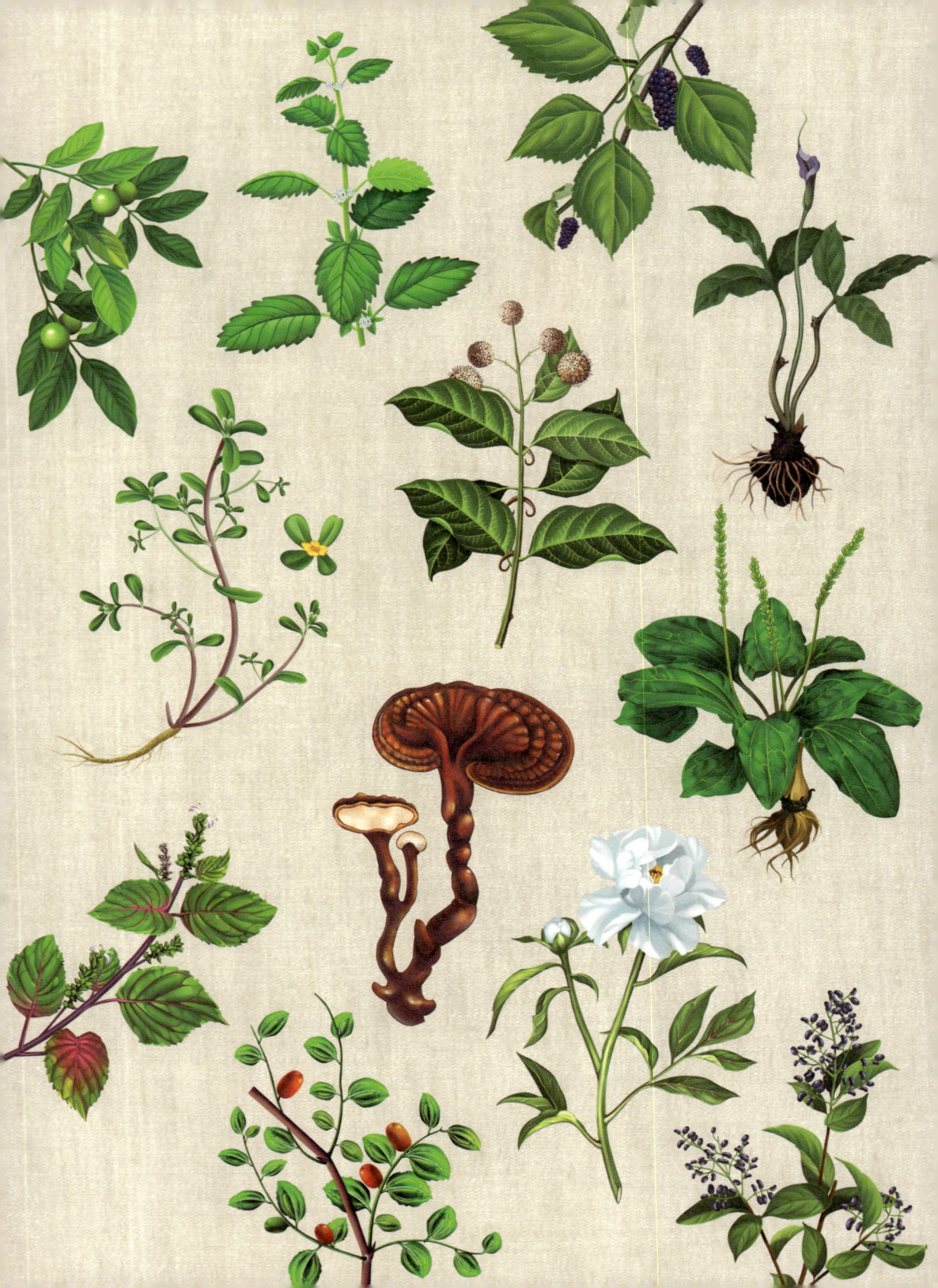

第二章

會用中藥才見效

現在針對各種病症的成方很多，可是在家如何選擇用藥才見效？中藥禁忌有哪些？怎樣煎藥和服用起效更快？如何掌握用量？怎樣看懂大夫開的中藥方……。要成為一名合格的「家庭保健醫生」，這些都有講究。翻開本章，你不用排隊掛號問醫生，就可以直接去店裡抓藥，回來自己煎藥，在家也能科學養生治病。

在家如何選用中藥

現在針對各種病症的成方很多，在用藥時，要根據病情輕重，慎重地選擇用藥。在本書中老中醫會給你介紹平價、有奇效的藥方，耐心地貫徹不同人不同方。你可以依藥方去店裡抓藥（孕婦、兒童除外），回來自己煎藥，在家就能輕輕鬆鬆養生治病。

單方平價起效快

單方就是民間流傳專治某種病症的藥方。一般用藥極簡單，取材很方便。如單方車前子散，僅用一味藥物製成，煎藥方便，價格十分親民，而在治療單純性腹瀉方面卻效果顯著。據說宋朝學士歐陽修腹瀉很嚴重，換了很多藥方，都不見效果，後來有人推薦車前子散，歐陽修服用後竟痊癒了。自此單方車前子散聞名天下，俗諺有「單方氣死名醫」之說。

秘方簡單效果奇

古往今來，每個醫生都有祖傳的秘而不宣的藥方，用藥簡單而效果神奇，這就是秘方。如中國現代中醫學家蒲輔周先生有家傳秘方走馬通聖散，專門治療傷寒表實證，效果顯著；生於中醫世家的耿鑒庭先生，是中國著名的耳鼻喉專家，有專門治療頑固性鼻炎的家傳秘方金蓮花茶。諸如此類的秘方很多，效果不僅神奇，甚至可以治癒部分「疑難雜症」。

單方秘方巧選取

單方秘方源於中草藥，而中草藥的選擇應根據患者的體質與病症而定。例如，車前子散對症用於濕邪下注型腹瀉；若腹瀉是大腸濕熱、脾虛失運、脾腎陽虛等引起的則無效。又如黃芩湯用於邪熱蘊肺型咳嗽可能效果奇佳，而對風寒咳嗽、風燥咳嗽則無效，甚至不利於疾病的康復。所以在單方秘方的選擇上要根據病症的起因而定。

除此之外，不少單方秘方是由「峻猛藥」、「劫霸藥」組成，如大辛大熱的附子、肉桂、乾薑，峻下逐水的芫花、大戟、甘遂，甚至毒性較大的「虎狼藥」，如砒石、馬錢子、斷腸草所組成。因此，若非成竹在胸、辨證準確或病情急切需要，不要輕易使用。

單方秘方的用量方面一般數倍於常規用量，對體質較弱者或老年人、嬰幼兒及孕婦，應該慎用或者根據醫囑而酌情減量。

漢代以前的方子慎用

經方是漢代及以前的方劑。其最大的優點是針對性強、配伍嚴謹、加減有度並重視用量、用法與服法等。但是，以前的方子並不一定適合當代人的病症及體質，而且之前的醫療技術水準有限，對中藥的認識及運用有一定的片面性，所以漢代以前的方子要慎用。

漢代以後的方子適用廣

漢代張仲景之後的醫家所創制的方劑稱為時方。如清代葉天士、吳鞠通的《溫熱名方》及陳念祖編著的《時方歌括》、《時方妙用》等著作中所收載的方劑都被稱為時方。

相對於漢代方子要慎用的原則，時方的適用性比較廣泛。時方是在經方基礎之上發展起來的，他們有繼承與發展的關係。有的時方自經方變化而來，如三拗湯

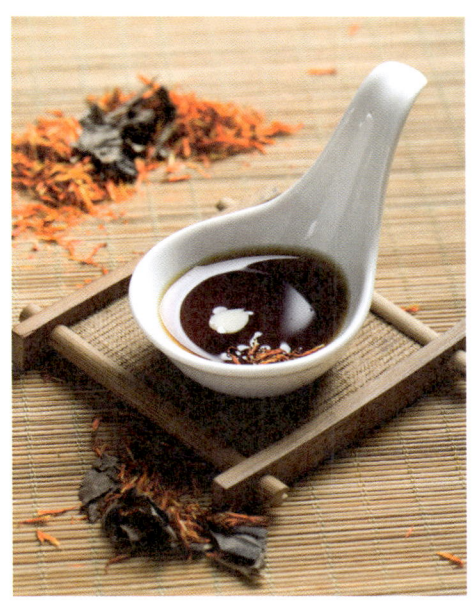

時方配伍用藥比較靈活，或尚精簡，或好繁雜；適應證廣，能更大範圍地適應複雜的病情。

脫胎於麻黃湯，成為外感傷風邪、肺氣失宣證的通用方；濟生腎氣丸和十補丸均由金匱腎氣丸加味而成，分別增加了利水消腫和溫腎益精的功效。

應用經方、時方須注意

時方向來有平穩輕靈之稱，針對小病輕症，用藥應選平淡；劇病重症，則須大方重劑，不能以輕劑、補劑敷衍了事，如傷寒表實證，該用麻黃湯即不可代以蔥豉湯或蘇羌達表湯。

而且時方與經方可以相互配合，前人曾經驗證過，將經方梔子豉湯與時方溫膽湯合用，在治療膽經鬱熱引起的失眠症方面，效果顯著。

時方之間也可配合應用，最典型者如焦樹德三合湯，彙集百合烏藥湯、良附丸、金鈴子散三方以治胃脘痛，療效相當不錯。

有一點需要引起注意，不少時方、單秘方及中成藥將動物入藥用，但目前犀牛、老虎、羚羊、麝等屬於稀有或珍貴的動物，已停止使用。所以應當積極尋找替代品，保護珍稀動物。

中藥禁忌要牢記

有的藥物配伍之後會增加毒性，應用後會對人體造成損害，所以，從古流傳下來的「十八反」、「十九畏」及歌謠就反映了這一情況。經過科學驗證「十八反」和「十九畏」是有一定道理的，如甘遂、大戟、芫花與甘草相反，確實不能夠配伍應用。

十八反

甘草（反）——大戟、芫花、甘遂、海藻。

藜蘆（反）——人參、丹參、沙參、玄參、苦參、細辛、白芍。

烏頭（反）——半夏、瓜蔞、貝母、白蘞、白及。

歸納成歌訣

本草明言十八反，半蔞貝蘞及攻烏，
藻遂戟芫俱戰草，諸參辛芍叛藜蘆。

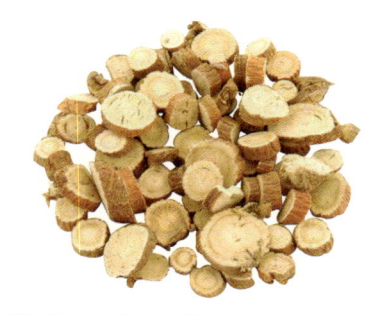

甘草性平味甘，有補益心脾、潤肺止咳、瀉火解毒、緩急止痛、緩和藥性等功效。

十九畏

硫黃（畏）——樸硝	水銀（畏）——砒霜
狼毒（畏）——密陀僧	巴豆（畏）——牽牛子
丁香（畏）——鬱金	牙硝（畏）——京三棱
川烏（畏）——犀角	草烏（畏）——犀角
人參（畏）——五靈脂	肉桂（畏）——赤石脂

歸納成歌訣

硫黃原是火中精，樸硝一見便相爭，
水銀莫與砒霜見，狼毒最怕密陀僧。
巴豆性烈最為上，偏於牽牛不順情。
丁香莫與鬱金見，牙硝難合京三棱。
川烏草烏不順犀，人參最怕五靈脂，
官桂善能調冷氣，石脂一見便相欺。

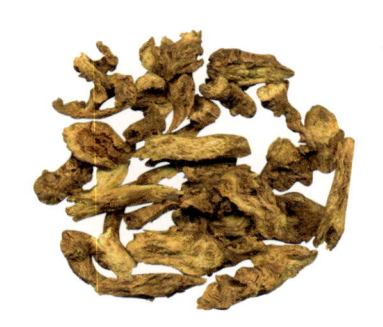

丹參性微溫味苦，具有明顯的擴張冠狀動脈的作用，可行氣活血，通絡，主治冠心病。

禁用藥與慎用藥

禁用藥，一般說不能應用，因為這部分藥物大多數是毒性較強或藥性峻烈的藥物，例如巴豆、水蛭、虻蟲、大戟、芫花、麝香、三稜、莪術、水銀、斑蝥等。

還有慎用的藥物，大多具有破氣、破血，或大辛、大熱，滑利沉降等特性，例如枳實、檳榔、桃仁、紅花、附子、肉桂、川烏、草烏、冬葵子、瞿麥、磁石、代赭石等。

如果患者是孕婦，需要特別注意，應當在迅速把病消除的同時，注意保胎，這樣才有利於母子的健康。對於慎用的藥物，如果病情急需，也可根據「有故無殞，亦無殞也」（源自《黃帝內經》）的原則，酌情使用。

根據長期的經驗積累，古人將孕婦用藥禁忌歸納成歌訣。

螈斑水蛭及虻蟲，烏頭附子配天雄，

野葛水銀並巴豆，牛膝薏苡與蜈蚣，

三稜芫花代赭麝，大戟蟬蛻黃雌雄，

牙硝芒硝牡丹桂，槐花牽牛皂角同，

半夏南星與通草，瞿麥乾薑桃仁通，

硇砂乾漆蟹爪甲，地膽茅根都失中。

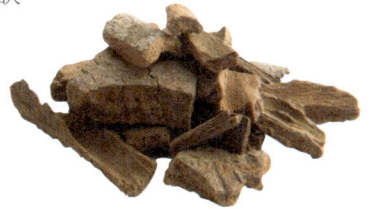

注：

螈——即虺，與蝮蛇同類	斑——斑蝥
野葛——即水莽草	代赭——代赭石
麝——麝香	黃雌雄——即雄黃、雌黃
牡丹——即牡丹皮	桂——肉桂
牽牛——牽牛子	通——即木通
蟹爪甲——即螃蟹爪、穿山甲	
地膽——即芫菁	茅根——白茅根

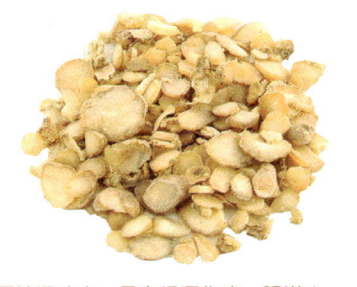

肉桂性熱，味辛、甘，具有補火助陽、散寒止痛等功效。

半夏性溫味辛，具有燥濕化痰、降逆止嘔、消痞散結、外用消腫止痛的功效。

隨著現代藥理研究的深入，某些中草藥腎損害問題不斷浮出了水面。我根據54年的臨床經驗，總結出會給腎造成損害的中草藥有：馬兜鈴、關木通、防己、天仙藤、青木香、尋骨風、朱砂蓮、土木香、雷公藤、斑蝥、全蠍、鉤吻、烏頭、雄黃、朱砂、蒼耳子、相思子、巴豆、巴豆霜、牽牛子、馬錢子、附子、鴉膽子、川楝子、苦楝皮、輕粉、膽礬、昆明山海棠、麗江山慈菇、砒霜等，在開方吃藥的時候，應謹慎注意。

中藥起效快，煎煮和服用很關鍵

煎藥用的鍋，煎藥的時間與溫度，服藥時的禁忌等都有講究。一般先武火後文火，這樣既能防止藥液溢出，又可減少水分蒸發；質地堅硬的藥物宜先煎，易揮發的藥物要後下；蘿蔔和人參不能一起食用……，翻開書，煎煮、服用就是這麼簡單。

煎藥用具選砂鍋

首選砂鍋

性質穩定，不易與中藥中的化學成分起反應，煎出湯劑品質可靠，加之砂鍋傳熱性能好，受熱均勻，價格親民，是煎藥用具首選。

忌用鐵鍋、鋁鍋

雖然鐵鍋傳熱性能好，但化學性質不穩定，易氧化，如中藥內的鞣質可與鐵化合形成難溶的絡合物，鐵與有機酸發生化學反應，產生鹽，均影響中藥的效果。此外，鐵鍋煎煮中藥還會使湯液顏色改變。如訶子、地榆、蘇木等含酚羥基類化合物，與鐵結合後變成深紫色或黑綠色、紫黑色等。由鐵鍋煎出的中藥有鐵銹味，易使患者產生噁心、嘔吐等不良反應。

煎藥用水要清潔

古人常用泉水、井水、河水、露水、雨水、雪水煎煮中藥，緣於其乾淨清潔。同一方劑的藥量，在一定條件下，加水越多，浸出物含藥量越高。一般平均每克藥需加水10毫升左右，對於吸水性較強的中藥，還可適當多加些水，反之可少加些水。總之，應根據藥物性質，適量增減。一般以水面高出藥物約3釐米為宜，大約相當於每50克藥加水250毫升。

藥物浸泡應重視

中藥絕大部分為乾品，有一定的體積和厚度，若煎煮前不予以浸泡，即以武火煎煮，會使藥物表面蛋白凝固，澱粉糊化，影響有效成分的滲出。

煎藥前浸泡，可使藥物濕潤變軟，細胞膨脹或脹破，使其有效成分溶解到藥材組織水分中，再擴散到中藥外部的水中。浸泡生藥的時間，一般花、莖、根莖、種子、果實等宜浸泡1小時左右，用涼水，不宜用溫水或沸水，以防藥物酶解。

一煎與二煎

中藥含可溶性和難溶性成分，易煎出的成分有苷類、多糖類、揮發油等，這些成分在第一煎中出量較多，而難煎的苷元、樹脂、樹膠、脂肪油等，只能在第二煎中浸出較多，為使兩煎的有效成分均勻一致，故常將一煎、二煎藥液混合均勻，分2～3次服用。

煎藥時間與溫度

藥物的煎藥時間不宜過長，溫度不宜過高，故傳統的煎藥經驗「武火急煎，文火緩煎」是有一定科學道理的。一般情況下，先用高溫使藥液煮沸，第一煎從煮沸開始計算時間，煎煮20～30分鐘，均用文火使之微沸；第二煎時間一般在15～20分鐘。解表藥、理氣藥時間宜短，第一煎10～15分鐘，第二煎15～20分鐘；滋補藥時間宜長，第一煎需30～40分鐘，第二煎需25～30分鐘。

先用武火再用文火

1. 先用武火煎煮，使鍋內藥汁溫度急劇上升快煮，也就是武火。
2. 沸後再改文火煎煮，使鍋內藥汁溫度緩慢上升，也就是文火。這樣既能防止藥液溢出，又可減少水分蒸發，避免揮發成分過多損耗和高溫導致的有效成分破壞。
3. 煎藥過程應每隔7～8分鐘攪拌1次，使煎出的藥汁均勻一致。但不宜頻頻攪拌，以防揮發油耗損過多。
4. 過濾藥液時，最好加壓過濾，防止藥渣中殘留藥液，可以提高煎出率。

質地堅硬的藥物宜先煎

貝殼類、礦石類藥物，如龜甲、鱉甲、代赭石、石決明、珍珠母、生牡蠣、生龍骨、磁石、生石膏等，因質地堅硬，難以煎出藥味，應打碎先煎，煮沸後10～20分鐘，再下其他藥物，以使藥物有效成分充分煎出。泥沙多的藥物，如灶心土（伏龍肝）、糯稻根等，以及質輕量大的植物藥，如蘆根、白茅根、荔枝草、夏枯草，宜先煎取汁澄清，然後取其藥汁代水煎其他藥物。

易揮發的藥物後下

氣味芳香，借其揮發油取效的藥物，如薄荷、砂仁、木香等，宜在一般藥物即將煎好時放入，煎2分鐘後即可，以防有效成分散失。有些中藥有其特殊性，如生大

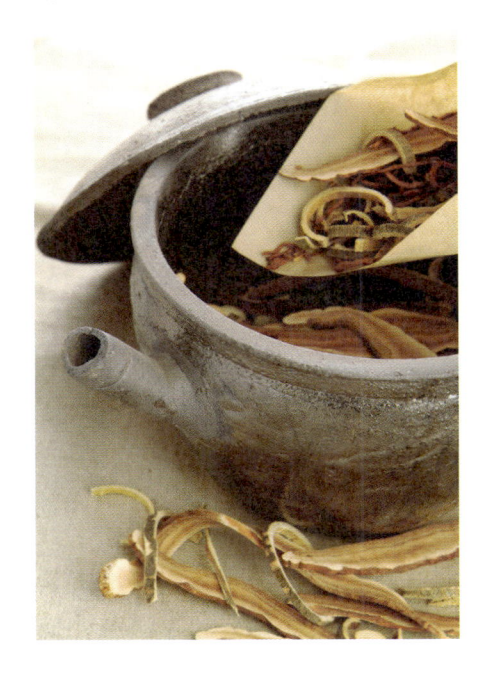

黃所含蒽醌衍生物能刺激大腸，增加蠕動而促進排便，但久煎後有效成分大部分被破壞，瀉下力大為減弱，應後下，煎煮2分鐘即可。

包煎

某些對咽喉有不良刺激與易浮水面的藥物，如旋覆花、蒲黃、車前子、蘇子等，以及煎後藥液混濁的藥物，如赤石脂、滑石等，要用紗布袋將藥包好，再放入鍋內煎煮。

另燉或另煎

某些貴重藥，為了儘量保存其有效成分，避免同煎時被其他藥物所吸收，可將藥物切成小薄片，放入加蓋盅內，隔水燉1～2小時，或取鍋加水另煎取汁服用，如人參、冬蟲夏草等。對於貴重而有效成分又難以煎出的藥物，如鹿茸等，還可用磨汁或銼粉方法調服。

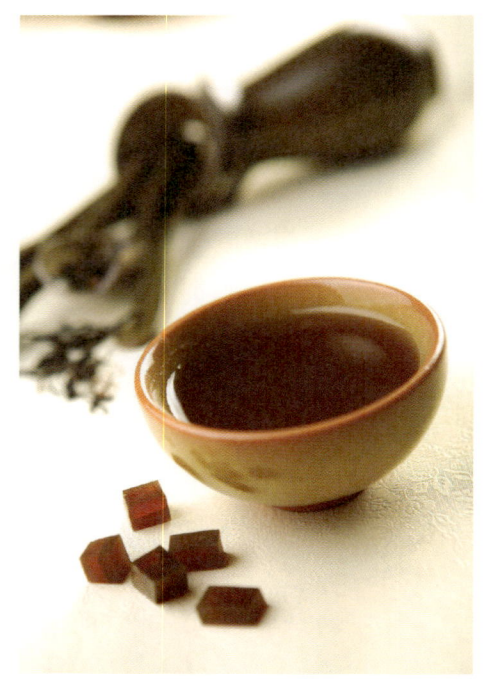

血虛頭暈，面色萎黃者，可用阿膠紅茶來調理。

烊化（溶化）

膠性、黏性大而且容易溶解的藥物，用時應另行加溫溶化，再加入去渣的藥汁趁熱和勻，或微煮溶解後服用，以免同煎時在鍋底煮焦，且黏附他藥，而影響其有效成分的煎出，如阿膠、鹿角膠、龜甲膠、飴糖等。

沖服

散劑、丹劑、小丸、鮮汁，以及某些芳香或貴重藥物，應放入碗內，然後將煎好的藥汁沖入碗中，和勻後服。如沉香末、肉桂末、三七粉、紫雪丹、六神丸、生藕汁、生蘿蔔汁等。

湯劑內服方法要得當

服藥方法是否正確，與療效密切相關。所以中藥複方的服用方法，一定要遵從醫囑，或者按照以下的服藥時間、服藥方法來進行，並注意服藥期間的飲食禁忌。

服藥時間

一般情況	服藥宜在飯前一小時左右
對胃腸有刺激的藥物	宜在飯後服用
滋補藥	宜空腹服
治瘧藥物	宜在發作前2小時服
安神藥	宜睡前服
急病的藥物	不拘時間
慢性病的藥物	服丸、散、膏、酒者應定時服

服藥方法

湯劑

一般情況下，湯劑1劑分為兩服或三服；病情緊急的可1次頓服。目前臨床服藥多為1日1劑，如遇特殊情況也可1日連服2劑，以增強藥力。對於一些感染性疾病、發熱性疾病，建議患者每6小時服用1次，目的是維持藥物在血液中的有效濃度，以更好地達到治療效果。

湯劑一般多用溫服。服發汗解表藥時，除溫服外，藥後還宜加衣避風，使遍身持續微微出汗。熱證用寒藥，宜冷服；寒證用熱藥，宜溫服。

丸、散、膏、丹等中成藥

一般為每日2次，但也有少數規定為1次或3次。對於小有毒性的藥則必須按規定劑量服用，或遵醫囑服用。小兒和老年人服藥，劑量當酌減。服用成藥多用溫開水送服。

服藥期間應忌口

飲食禁忌，也就是忌口。在服用某些藥物或服藥期間，對影響病情或者療效的食物，應注意避免或節制食用。我根據五十多年的臨床經驗，並翻閱相關醫學古籍，得出不可同食的中藥或食物，列舉如下：

人參＋蘿蔔、茶──影響藥力。

西洋參＋茶──因茶中含有的鞣酸，會破壞西洋參的有效成分。一般服用西洋參3日後，才可飲茶。

何首烏＋蔥、蒜──影響何首烏的效果。

天冬＋鯉魚──二者效用相克。

黑木耳＋蘿蔔──蘿蔔破氣，影響效力。

另外，由於疾病的關係，亦須注意飲食宜忌。如麻疹表證，不宜食油膩酸澀之物；瘡癤腫毒、皮膚瘙癢，不宜食魚、蝦、牛、羊等腥膻、刺激之品；熱證，不宜食辛辣膽膩等食物；寒證，不宜食生冷瓜果等食物；經常頭暈、失眠、性情急躁者，應忌食胡椒、辣椒、酒、茶；消化不良者，應忌食油炸黏膩物及生冷食物等。

如何掌握用量

中藥的用藥量，也稱為劑量，指每一味藥的成人一日量，也有指方劑中每味藥物之間的比較分量，即相對劑量。中藥用量的大小，一般與藥物的性質、配伍、劑型以及病人病情、體質、年齡等個體差異這些因素有關。此外，還應注意根據氣候、季節及地域等具體情況靈活掌握。

秘訣一：以藥物的性味確定用量

用量宜大：氣味平淡、作用緩和、無毒副作用的藥物，如茯苓、山藥、薏苡仁、蓮子等。

用量宜小：氣味濃厚、作用峻猛的藥物，如麻黃、細辛、附子、肉桂、麝香、冰片、甘遂、水蛭、虻蟲等。

秘訣二：以藥物有無毒確定用量

用量宜大：無毒的藥物，如黃耆、黨參等。

用量宜中：小毒的藥物，如杏仁、桃仁等。

用量宜小：大毒的藥物，常從小劑量開始，視病情需要，再考慮逐漸增加，一旦病勢已減，應逐漸減量或立即停服，以防中毒或產生副作用。

秘訣三：以藥物質地確定用量

用量宜大：質重的礦物、貝殼以及結構緻密的植物根、果實類藥，如石決明、石膏、磁石、龜甲、鱉甲、牡蠣、熟地黃、薏苡仁等；新鮮的植物類藥，一般鮮品的用量為乾品的2～3倍。

用量宜小：通常質輕的花、葉、枝及中空的莖類藥物及芳香辛竄之品，如菊花、荷梗、桑葉、桂枝、橘絡、通草、燈心草、麝香、冰片等；乾燥的植物類藥，用量宜輕。

秘訣四：以處方的配伍確定用量

用量宜大：若一味藥單用，用量宜重，如單用一味蒲公英治瘡癰，可用至50克；同一處方中，君藥相對量最重。

用量宜小：複方配伍，用量宜輕，如蒲公英配伍他藥，只能用15～20克，臣藥、佐藥相對量較輕，使藥更輕。如補陽還五湯為例，君藥黃耆用120克，而其他6味藥物用量的總和不及黃耆的1/5。

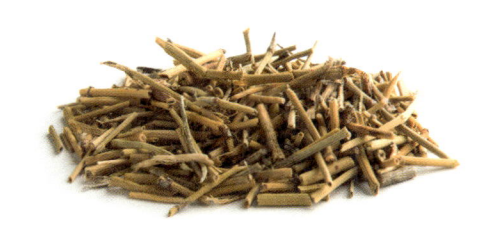

麻黃性溫，味苦、辛，有升浮之功，可發汗解表，止咳逆上氣。

會用中藥才見效

秘訣五：以藥物的炮製方法確定用量

用量宜大：中藥炮製後質地變重的，處方劑量當比未炮製時大，如炙黃耆、炙款冬花、炙紫菀等；毒副作用變小，用量可稍重，如法半夏、熟大黃、制附子等。

用量宜小：中藥炮製後作用增強的，處方用量當比未炮製時要小，如醋元胡、薑半夏、酒當歸等；質地變輕，處方用量當比未炮製時輕，如炮薑、杜仲炭等。

秘訣六：以處方的劑型確定用量

用量宜大：湯劑。

用量宜小：散劑、丹劑、膏劑、丸劑等（近年研製的新劑型，如針劑、片劑、沖劑、膠囊劑、氣霧劑等，經過提取精製而成，其劑量應嚴格按要求使用）。

秘訣七：以地理條件確定用量

用量宜大：北方氣溫偏低，居民腠理緻密，解表藥宜重；在四川、雲南、貴州等寒濕偏重之地，用量可大。

用量宜小：南方氣溫偏高，中國南方及港澳臺的人腠理疏鬆，解表藥宜輕；在福建及江浙、上海、沿海一帶，用量宜小。

秘訣八：以季節氣候確定用量

用量宜大：夏季暑熱多濕，芳香化濕藥可略重；秋季氣候乾燥，重用潤養藥；冬季寒冷，溫補、發表之品可稍重。

用量宜小：春季升發，風藥用量宜輕；夏季暑熱多濕，解表藥、溫熱藥、散寒藥宜輕；長夏季節，用滋陰柔潤之品當謹慎；秋季氣候乾燥，要輕用燥藥；冬季寒冷，苦寒、清熱、通利藥物量要輕。

秘訣九：以病情確定用量

用量宜大：一般重病及病情頑固的，用量宜重；急性病患者正氣未衰，邪氣方盛，應速戰速決，處方藥味宜少，但每味藥的用量宜大；大實大虛之證，用藥量應大，以免藥力不力而貽誤病情。

用量宜小：病情輕用量宜輕；慢性病，患者正氣漸衰，邪氣日弱，證多虛實夾雜，應慢調緩治，處方藥味稍多，且每味藥的用量應小。

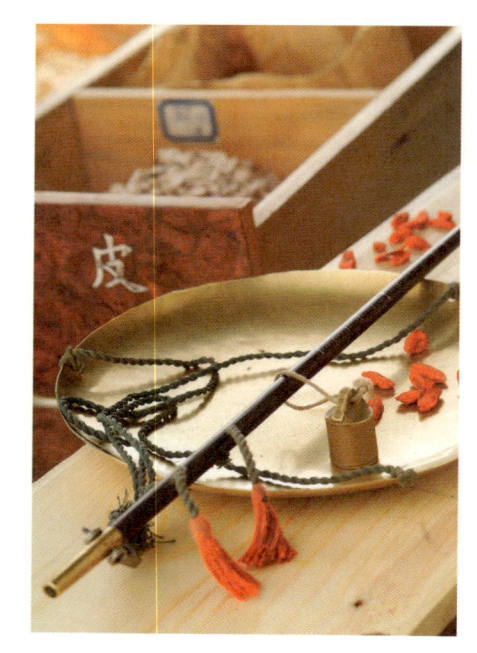

秘訣十：以患者確定用量

用量宜大：平素體質壯實者，用量宜重；青壯年，對藥物的耐受力較強，用量宜重。

用量宜小：體弱者，用量宜輕；對某種藥或多種藥物特別敏感或過敏體質，一般應避開不用，若非用不可，宜從小劑量開始，以免導致嚴重的不良後果；老年人臟腑氣血功能衰退，對藥物的耐受力較差，其用藥量應適當低於青壯年；兒童藥量宜輕，一般是6歲以上兒童，可按成人量減半，5歲以下通常用成人量的1/4，嬰幼兒應更少；婦女的用藥量通常略低於男性，尤其在月經期、妊娠期、哺乳期，對某些藥，如活血祛瘀藥及有毒等性能峻猛的藥物，更應小量慎用。

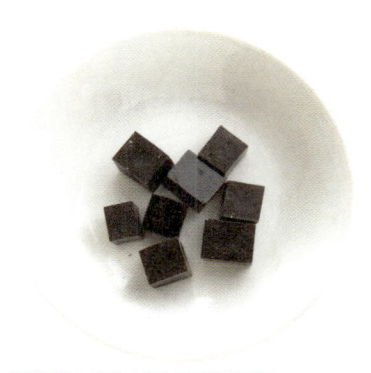

兒童應在醫生輔導下服用阿膠。

臨床處方一般用量

普通飲片，10～15克，如黃耆、當歸等。

質地較輕的飲片，3～6克，如燈心草、薄荷等。

質地較重的藥物，10～15克，或60克以上，如熟地黃、何首烏、石膏等。

在湯劑中分沖的散粉藥物，3～6克，如川貝母粉、三七粉、肉桂粉等。

新鮮植物藥材，30～60克，如鮮生地黃、鮮茅根等。

有毒藥物中，毒性小的0.15～0.3克，如雄黃等，毒性較大的0.03～0.06克，如砒霜等。

本書各藥所標注的用量，除特別注明者外，都是指乾燥後的生藥在湯劑中的成人1日內服量而言。若用於小兒，可按上述比例酌情減少。

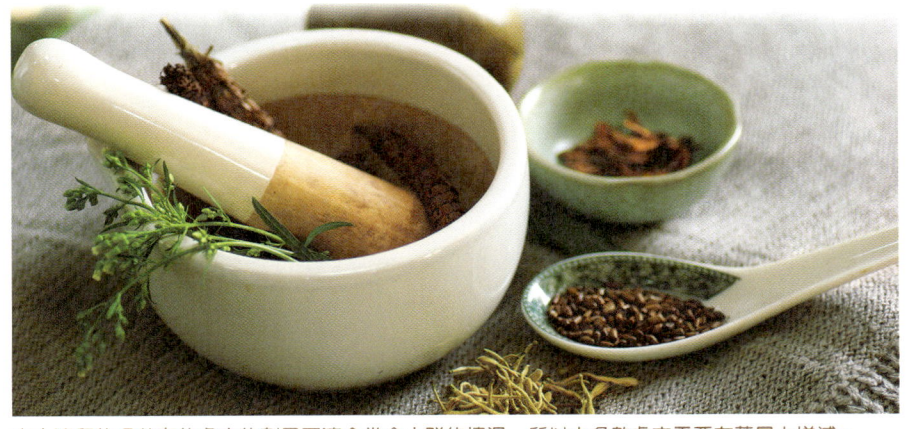

古人遺留的多數有效處方的劑量不適合當今人群的情況，所以大多數處方需要在藥量上增減。

看懂大夫開的中藥方

醫生為什麼這樣開方？開方的原則有哪些？好中醫如何掌握用量……。

從醫50年的老中醫為你揭開秘密，主症不同，藥味加減，從症狀入手，辨體施治，去掉幾味藥，增加幾味藥，巧妙配伍。輕輕鬆鬆看懂藥方，找到適合自己的中藥方。

開方原則

醫生開藥方不是將功效一致的中藥任意堆砌，而是根據一定的原則，以兩味藥或多味藥相配合，從而發揮其最大的效用。

1＋1＞2療效加倍

藥物與藥物配伍在一起，可以增強其中一種藥物的功效，也可以綜合或增強所有藥物的功效，相當於1＋1＞2。

兩味或兩味以上藥物組合熬製，增進功效可分為兩種情況：一種情況是單純地在每一味藥效果上量的累積；第二種情況則是由於協同作用而大大地超過單味藥的量與質的總和。所謂「藥有個性之特長，方有合群之妙用」說的就是這個意思。

我從醫50多年，在治療便血、痔血和膿血便時，經常將地榆炭與槐花同用。地榆炭屬於止血藥，可涼血止血，解毒斂瘡；槐花也有涼血止血的功效。二者加在一起，便能達到出乎意料的止血效果，比地榆炭或者槐花單味的效果要好很多。

又如，我在治療氣虛病症（症見氣短乏力，腰膝酸軟，食少懶言，聲音低怯，容易心慌，勞則加重）時常將炙黃耆、黨參、山藥、白朮同用，其目的就是為了增強療效。

地榆炭＋槐花──涼血止血，有效治療便血、痔血、膿血。

炙黃耆＋黨參＋山藥＋白朮──補氣，有效治療氣虛病症。

1＋1＜2減低烈性和毒性

大多數中藥是可以安全服用的，但部分中藥有一定的毒性，如杏仁、桃仁，有小毒，尤其在單味大劑量運用時尤為明顯。所以在藥物配伍的時候，選用性味相反或者能夠相互克制毒素的藥物配伍，不僅能夠明顯減低藥物的烈性和毒性，還可達到預期的治療功效。

以《金匱要略》中的烏頭東加減為例，經驗方中川烏、草烏、細辛具有麻醉止痛的作用，雖經炮製後毒性有所減少，但仍有小毒，而且有性熱燥烈、傷

陰動火之弊病。在原來的基礎上配伍當歸、白芍、白芷、甘草，不僅增強止痛之功效，又防止了小毒和性烈傷人。

減少弊病及不良反應

部分中藥服用後會有不良反應，產生一些弊病，中醫開處方時可通過合理的配伍得到糾正。如用大劑量的熟地黃滋陰補血時，效果顯著，但熟地黃味甘質膩，單味運用會加重胃寒、生痰，對身體不利。若配以砂仁、陳皮之類健脾益胃的藥物，則不僅增加了熟地黃的功效，又可避免其弊病和不良反應。

改變原有功效

幾種藥物配伍組成處方，可以改變其原有功效，可引導處方主要發揮某方面的作用或直達病所。

我在運用桃仁、紅花、丹參、地龍等活血化瘀通經藥物治療腦中風後遺症時，常加入炙黃耆、黨參兩味補氣藥，與以上四味藥發揮「氣旺生血」的作用，以推動血行，化瘀導滯。

同時，根據患者的具體情況，採用不同的引藥。如果患者上肢發麻、疼痛，則配以桂枝或桑枝以引導藥物運行上肢的經脈，通經活絡；若患者下肢活動不便，則用川牛膝或牛膝達到推動下肢血氣運行的目的。

炙黃耆＋黨參——補氣。

桃仁＋紅花＋丹參＋地龍——補血。

應付病情多變

單味藥雖然也具有多方面的作用，但難以適應複雜多變的病情變化。組成複方之後，才能補其不足，擴大治療範圍。例如黃耆為最常用的補氣藥，但氣虛證有多種表現，肺氣虛弱、表衛不固可配以浮小麥、麻黃根、牡蠣等藥；肺虛咳喘可配以五味子、炙麻黃、蘇子等藥；氣虛易於感冒者可配以白朮、防風等藥；脾虛水腫可配以豬茯苓、車前子、玉米鬚等藥；氣虛血瘀可配以黨參、丹參、紅花等藥，這樣配伍更能符合病情變化和多種類型的需要。

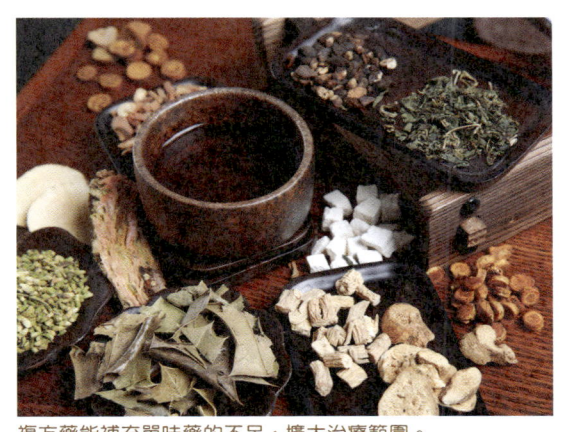

複方藥能補充單味藥的不足，擴大治療範圍。

處方的君、臣、佐、使

君臣佐使是中醫方藥配伍組成的基本原則。藥方中的君藥、臣藥、佐藥、使藥其實就類似於朝政體系。君藥針對主病或者疾病的主要方面，起主要治療作用。臣藥輔助君藥加強治療，或者治療兼病、兼症。佐藥可加強君藥和臣藥的作用，或消除其毒烈之性。使藥就是我們常說的「藥引子」，可引藥力直達病患之處，或者調和諸藥。

君藥（主藥）：主治藥

君藥是針對疾病的主症和主病，起主要治療作用的藥物；同時也包括因為病情來勢比較急，根據「急則治其標」的原則，針對患者的個別症狀，對症治療的藥物。可以由一味藥或兩味藥以上構成，在一張處方中，君藥必不可少。君藥較輔藥、佐藥藥味少而用量較大。

臣藥（輔藥）：加強藥效

臣藥是輔助君藥加強治療的藥物，一般用來加強藥效。

佐藥：輔佐君臣

佐藥取輔佐之意。可能用來配合君藥、臣藥以加強治療作用；也可能用來消除或減弱君藥、臣藥的烈性，減少對身體的傷害；也可能是與君藥藥性或作用相反而又能在治療中起相成作用的藥物。

使藥：調和諸藥

使藥在一張處方中可能用來做調和藥，即調和方中諸藥性味；也可能用來做引經藥，即能引方中諸藥直至病所的藥物，如肺部疾患常以桔梗為引，下部疾患常以牛膝為引等。

以《溫病條辨》中的銀翹散為例。

處方：金銀花、連翹、薄荷、荊芥穗、淡豆豉、竹葉、牛蒡子、桔梗、生甘草、蘆根。

功效：辛涼透表、清熱解毒。

主治：風熱感冒，發熱頭痛，口乾咳嗽，咽喉疼痛，小便短赤。

圖解君、臣、佐、使如下：

君藥

金銀花、連翹：清熱解毒，清中有透，辛涼透表，輕宣疏散，以透散風熱之邪。

臣藥

薄荷、牛蒡子、荊芥穗、淡豆豉：疏風透表，以助金銀花、連翹透散解表之功。

佐藥

桔梗、蘆根、竹葉：清上焦邪熱，加強金銀花、連翹清熱；宣肺利咽，既助君藥、臣藥透表，又治其兼症（桔梗為肺經引藥，故又兼使藥之義）。

使藥

生甘草：調和諸藥。

桔梗
宣肺止咳

蘆根
清熱生津

竹葉
清上焦熱

荊芥穗　淡豆豉
辛溫之性助君藥開皮毛而逐邪，芳香僻穢

薄荷　牛蒡子
辛溫之性疏風而利咽喉

臣　佐

辛涼透表　　　清熱利咽，生津止渴

君

使

生甘草
既可調和諸藥、護胃安中，又可合桔梗清利咽喉

金銀花　連翹
既有心涼透血、清熱之功，又具芳香僻穢、解熱毒之效

會用中藥才見效

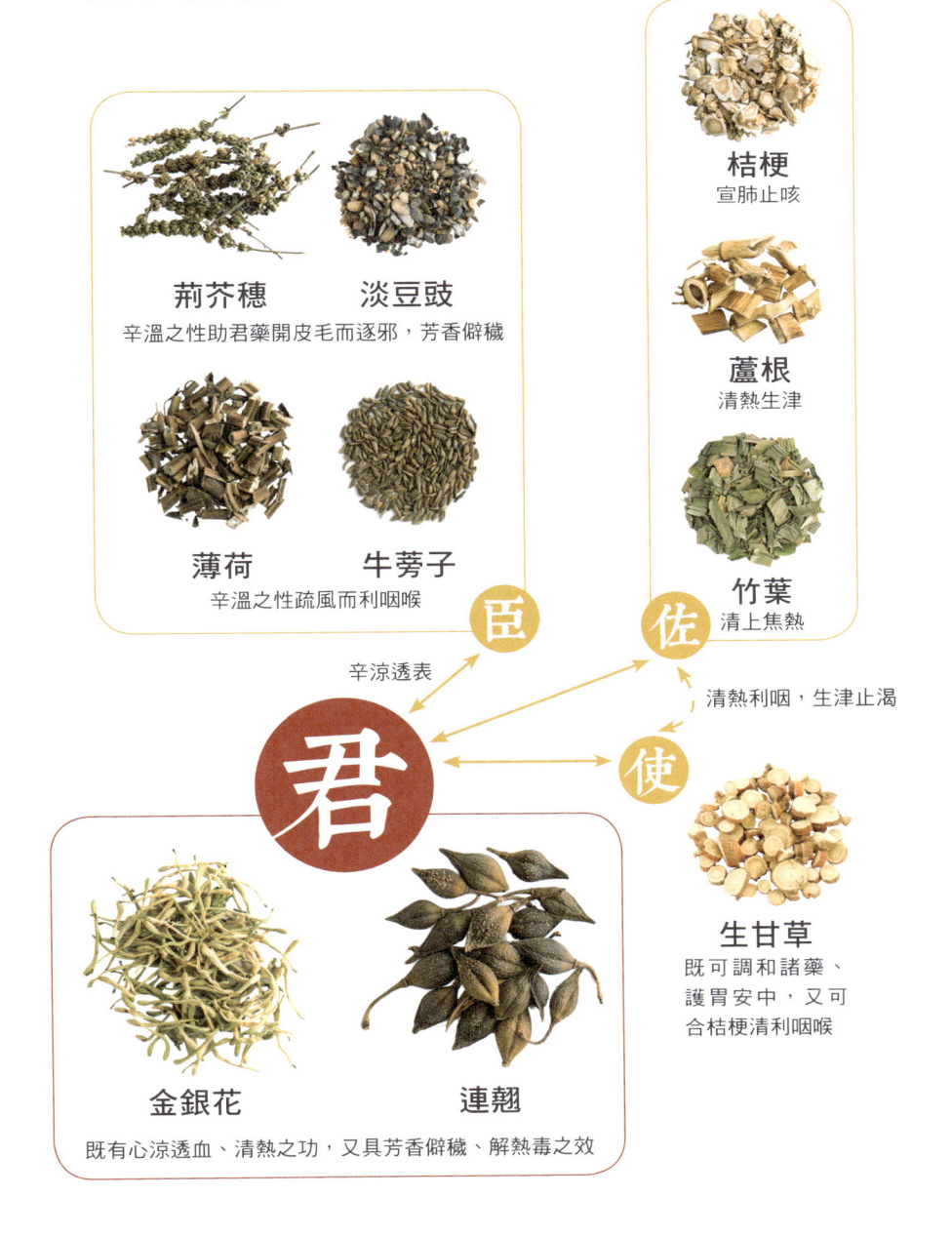

219

劑型不同，功效有差異

藥物配伍組成處方之後，還必須根據病情需要或藥物特點選擇適宜的劑型，才能更好地發揮治療作用。劑型，是按照一定工藝，加工製成一定形狀的藥物。各種不同的劑型有各自不同的特點與用處。

1＋1＞2療效加倍

湯劑（煎劑）——靈活加減

製作方法：將處方中的每劑藥物混合均勻，加水泡浸後，再煎煮一定時間，然後去渣取汁，所得的藥液。

特點：製作簡單，易於服用，吸收快，見效迅速，而且便於靈活加減，是中醫臨床應用最廣的一種劑型。

散劑——節約藥材

製作方法：藥物配好後，曬乾或烘乾，混合均勻，碾研粉碎成粗末或細末。

特點：散劑有粗細末之分，內服外用之別。製作簡便，便於服用及攜帶，節約藥材，性質較穩定，不易變質，可大量生產。

膏劑——滋補作用顯著

製作方法：將藥物用水或植物油煎熬去渣濃縮而成的劑型。

特點：有內服和外用兩種。滋養補潤作用顯著，體積小，含量高。

內服膏劑分為流浸膏、浸膏、煎膏（亦稱膏滋）三種，外用膏劑分為軟膏劑和硬膏劑兩種。

1.煎膏（膏滋）

製作方法：將藥物加水反覆煎煮，不斷去渣取汁濃縮後，加入蜂蜜或者糖製成的半固體或固體。

特點：體積小，含藥量高，口味甜，便於服用，滋補作用顯著。較適合於久病體虛者服用，如瓊玉膏、參芪膏等。

2.軟膏（藥膏）

製作方法：用植物油、豬油或蜂蠟將藥材加熱，提取有效成分，或將藥材細粉攪入植物油、豬油、蜂蠟中。混合均勻而成為一種易於塗布於皮膚、黏膜的半固體外用製劑。

特點：具有一定耐黏稠性，塗於皮膚、黏膜或創面後，能漸漸軟化或溶化，有效成分即被緩緩吸收，呈現緩和而持久的藥效。但其作用是局部的，適用於外科瘡瘍癤腫、皮膚病、燒燙傷、軟組織損傷、跌打損傷等，如三黃軟膏、生肌玉紅膏、燒燙傷藥膏等。

3.硬膏（膏藥）

製作方法：用油類將藥材煎熬至一定程度，去渣後再加黃丹、白蠟等收膏，呈暗黑色的膏藥，塗於布或棉紙等材料上，供貼敷於皮膚的外用劑型。

特點：常溫時呈固體狀態，故稱硬膏。臨用前加熱烘烤（36～37℃時即可熔化），使之軟化後貼於患處。適用於跌打損傷、風濕痹痛、癰瘍早期等症，如麝香止痛膏、拔毒膏等。

酒劑（藥酒）——補益散寒

製作方法：以黃酒或白酒浸出藥材，然後去渣取汁的液體。

特點：酒能溫通血脈、溫經散寒，故常用於風寒濕痹阻經脈的關節疼痛、筋骨疼痛、跌打損傷等症，如追風活絡酒、木瓜酒等。此外，用補益藥製成的藥酒，適宜於作為補益飲品，如枸杞子酒、靈芝酒、參茸酒、人參藥酒、史國公藥酒等。

茶劑——隨時服用

製作方法：將藥材與茶葉共碾成粗末，加入黏合劑製成的塊狀固體。

特點：使用時，打碎置於有蓋的容器內，以沸水沖泡，或煎煮後取汁代茶。可用於治療各種疾病的早期、恢復期，服用湯、丸劑不方便的患者，如午時茶、減肥茶、二花茶等。

沖劑（顆粒劑）——起效迅速

製作方法：將藥材提煉成稠膏，加入適量糖粉或其他輔料（澱粉、糊精）或藥材細粉等，烘製成乾燥顆粒狀製劑的劑型。

特點：克服了湯劑需要煎煮等缺點，作用又比丸劑、片劑迅速，且服用、攜帶都比較方便。但是易於吸潮，應置密閉容器中儲存，一般採用塑膠袋分劑量包裝備用。同時，劑型固定，難以隨病情的變化而靈活加減。如板藍根沖劑、小柴胡沖劑等。

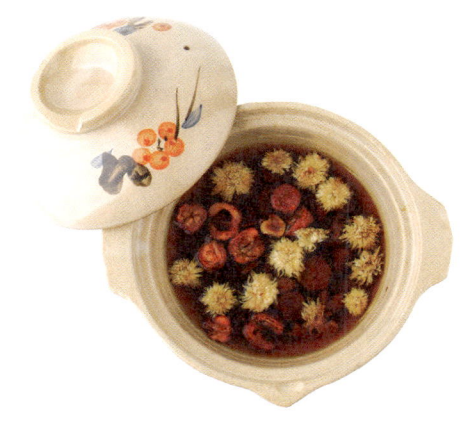

菊花與山楂泡茶飲用，有健脾消食、清熱降脂的功效，適合高血壓、高血脂、糖尿病患者。

糖漿劑——適用慢性病

製作方法：將藥材煎煮去渣取汁，煎熬成濃縮液，加入適量的蔗糖溶解而成的劑型。

特點：味甜可口，適用於慢性疾病、虛弱性疾病和小兒諸疾，如十全大補糖漿、急支糖漿等。缺點是不適合糖尿病患者選用。

膠囊劑——掩蓋藥味

製作方法：將藥材細末裝於兩節嵌合的空心膠囊內而成的製劑。

特點：膠囊劑是散劑衍化而成的新劑型，適用於一般疾病。優點是用量準確，便於服用，吸收較好，見效比丸劑、片劑快，還可掩蓋藥物的不良氣味，攜帶及儲存均方便。

其他

還有丹劑、丸劑、錠劑、針劑、露劑、條劑、片劑、線劑、灸劑、滴丸、微型膠囊、氣霧劑、海綿劑、油劑、栓劑、餅劑、灌腸劑、洗劑、霜劑等多種劑型。

附錄
·本書中藥注音索引·

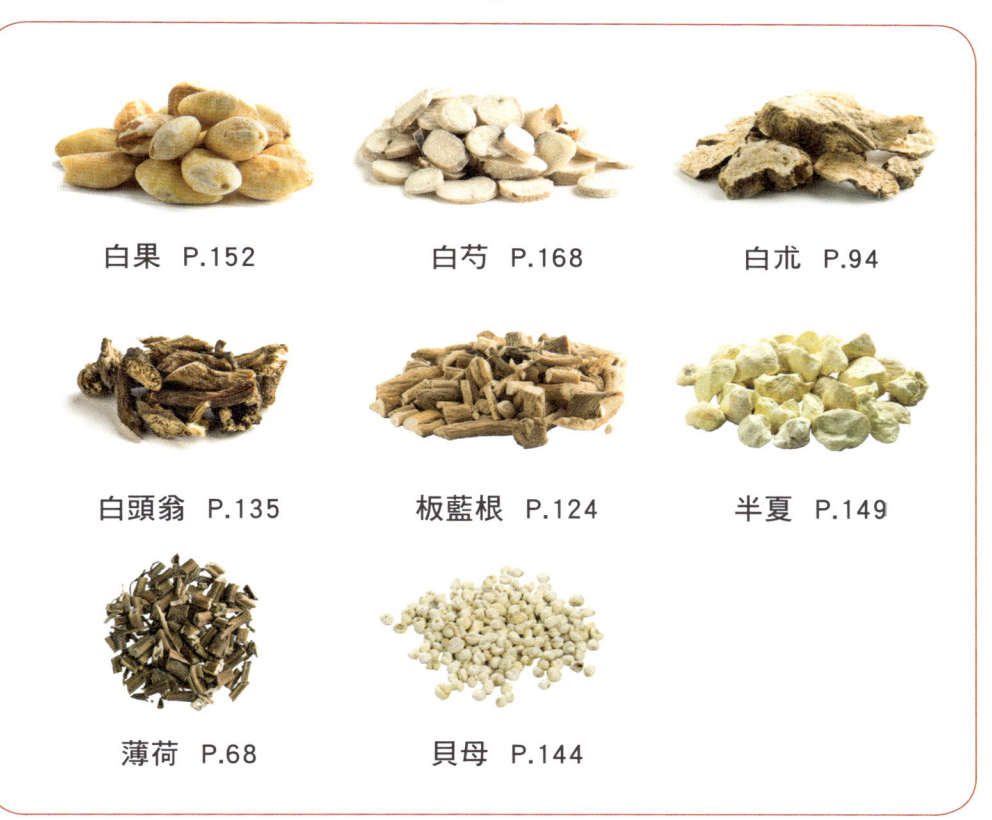

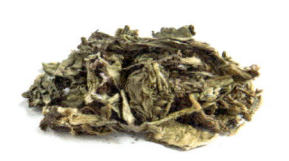

ㄅ

白果 P.152　　白芍 P.168　　白朮 P.94

白頭翁 P.135　　板藍根 P.124　　半夏 P.149

薄荷 P.68　　貝母 P.144

ㄆ

膨大海 P.140　　枇杷葉 P.76　　蒲公英 P.120

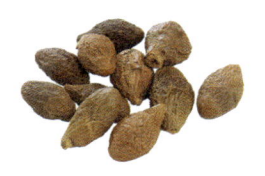

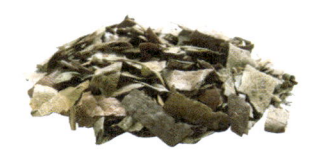

ㄇ

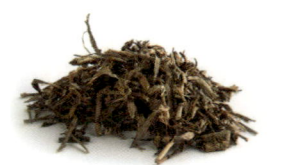

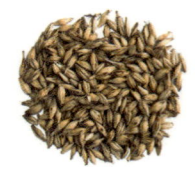

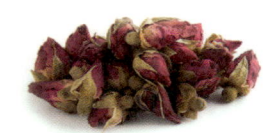

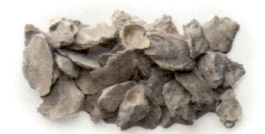

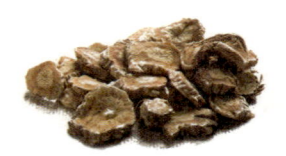

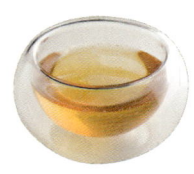

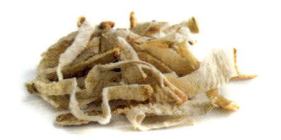

馬齒莧 P.122　　麥芽 P.98　　玫瑰花 P.196

牡蠣 P.138 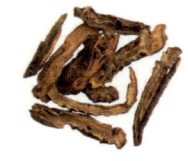　　木瓜 P.117 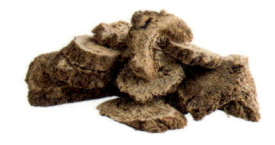　　木香 P.90

ㄈ

防風 P.201　　蜂蜜 P.100　　佛手 P.86

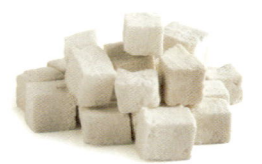

茯苓 P.178

ㄅ

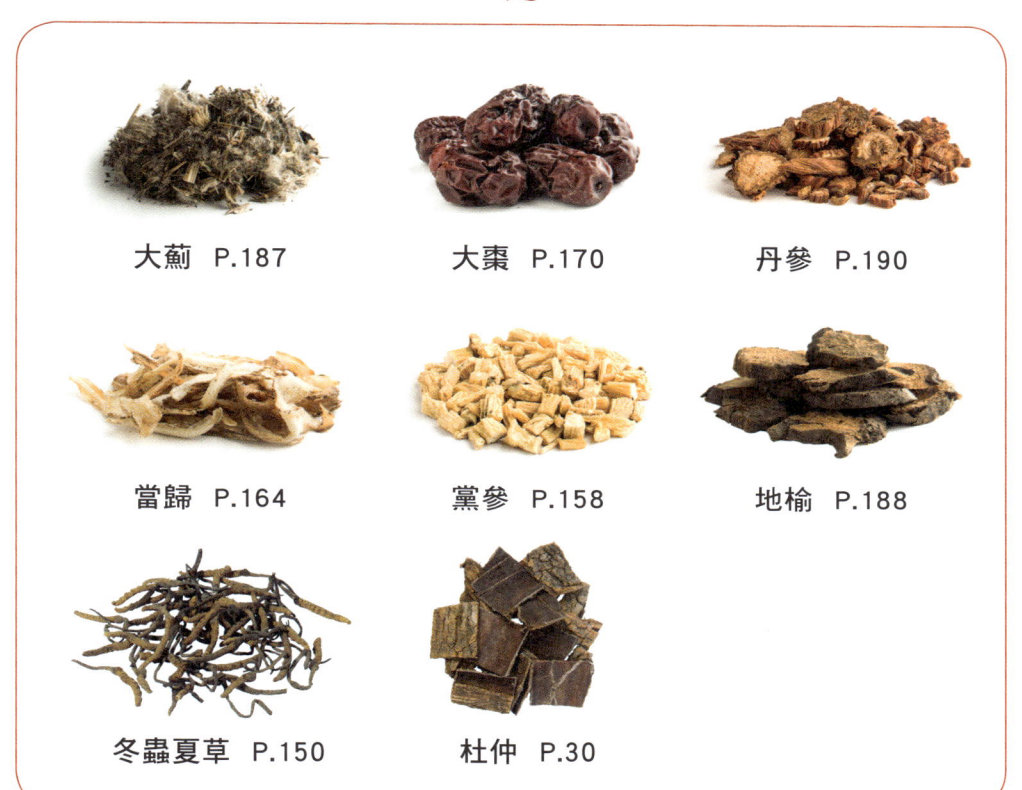

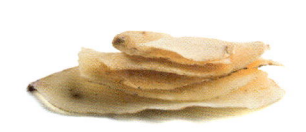

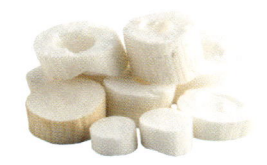

大薊 P.187	大棗 P.170	丹參 P.190
當歸 P.164	黨參 P.158	地榆 P.188
冬蟲夏草 P.150	杜仲 P.30	

ㄊ

天麻 P.136	通草 P.173

ㄋ

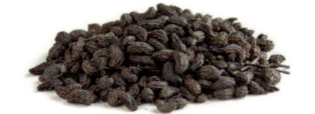

女貞子　P.183

ㄌ

萊菔子　P.99　　連翹　P.133　　蓮子　P.104

靈芝　P.50　　龍眼肉　P.156　　鹿茸　P.61

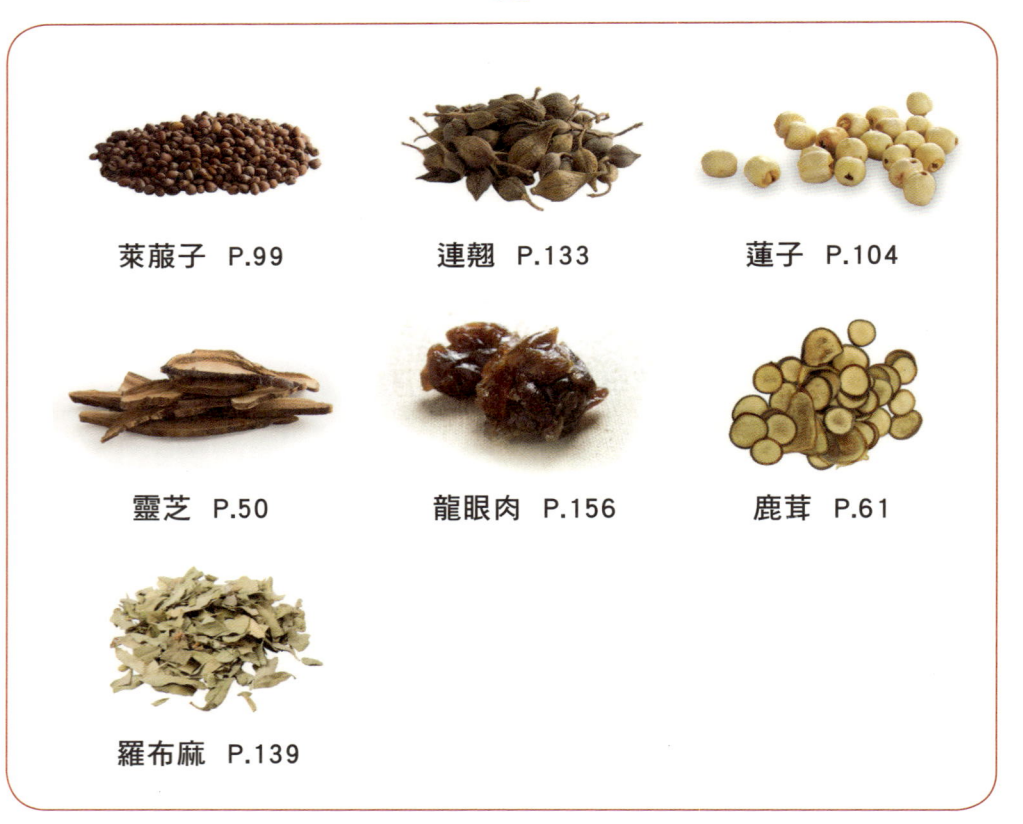

羅布麻　P.139

ㄍ

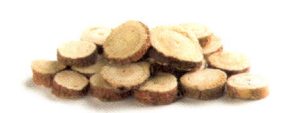

甘草 P.82

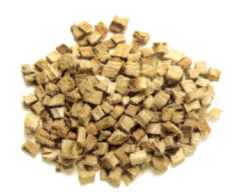

葛根 P.20

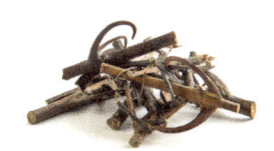

鉤藤 P.137

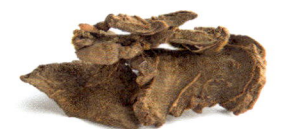

狗脊 P.119

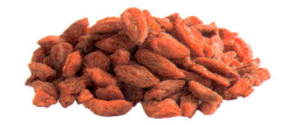

枸杞子 P.34

瓜蔞 P.148

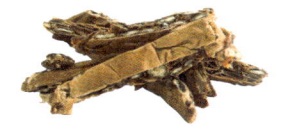

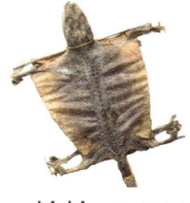

蛤蚧 P.151

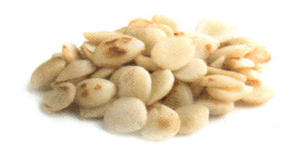

ㄎ

苦杏仁 P.78

ㄏ

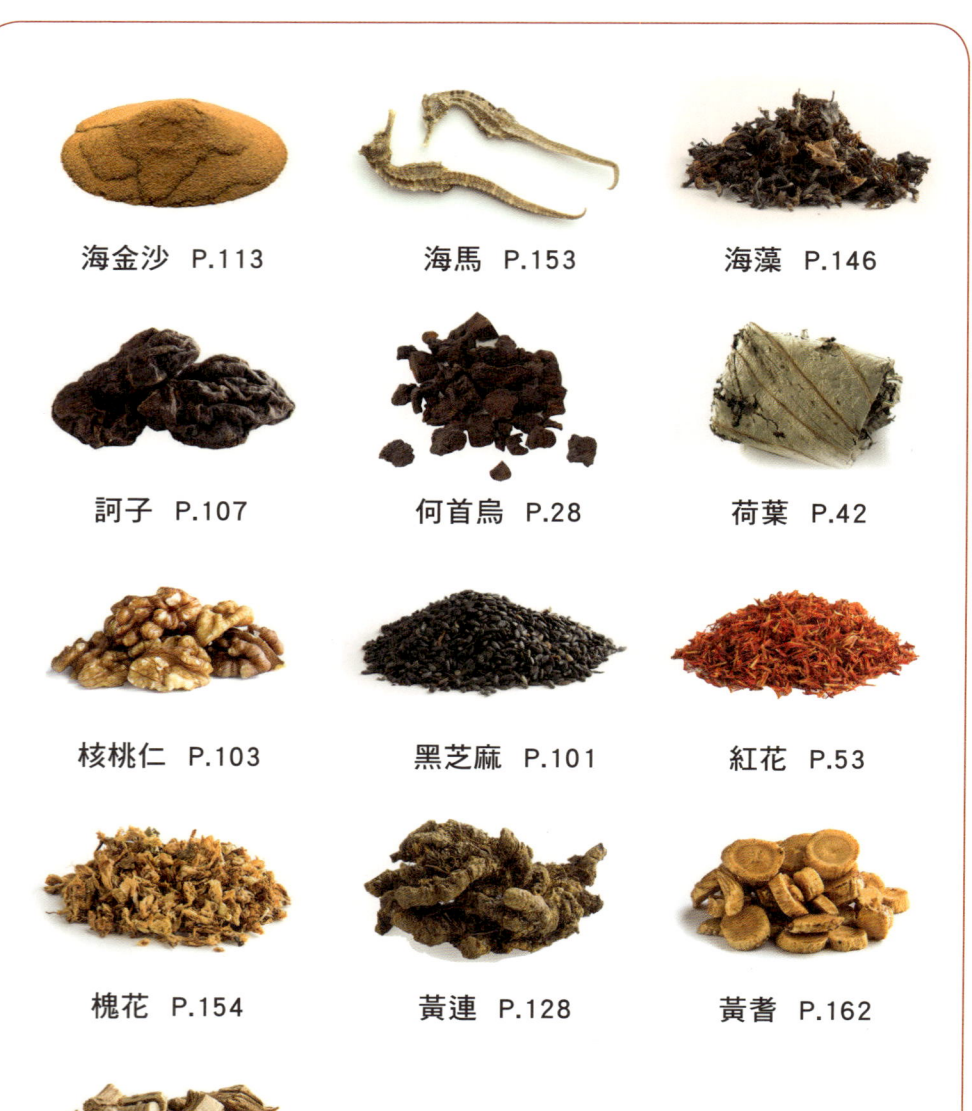

海金沙 P.113	海馬 P.153	海藻 P.146
訶子 P.107	何首烏 P.28	荷葉 P.42
核桃仁 P.103	黑芝麻 P.101	紅花 P.53
槐花 P.154	黃連 P.128	黃耆 P.162
藿香 P.70		

ㄐ

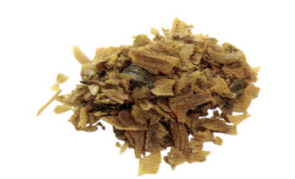

雞內金　P.110

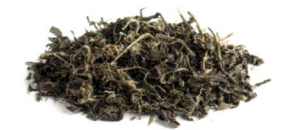

絞股藍　P.40

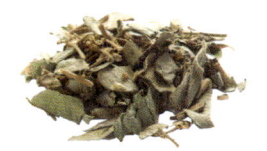

金錢草　P.112

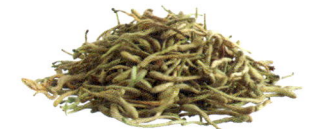

金銀花　P.126

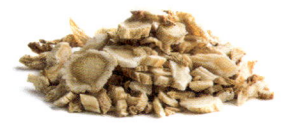

桔梗　P.142

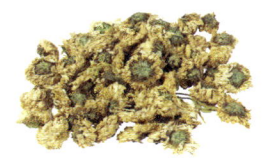

菊花　P.32

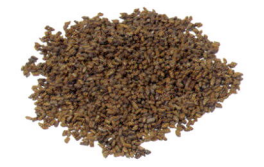

決明子　P.38

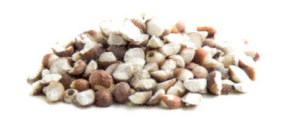

ㄑ

芡實　P.108

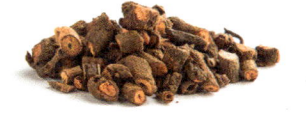

茜草　P.189

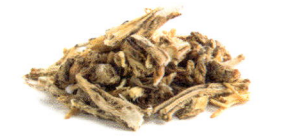

秦艽　P.116

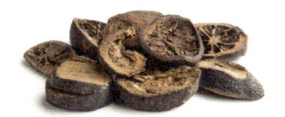

青皮　P.195

ㄒ

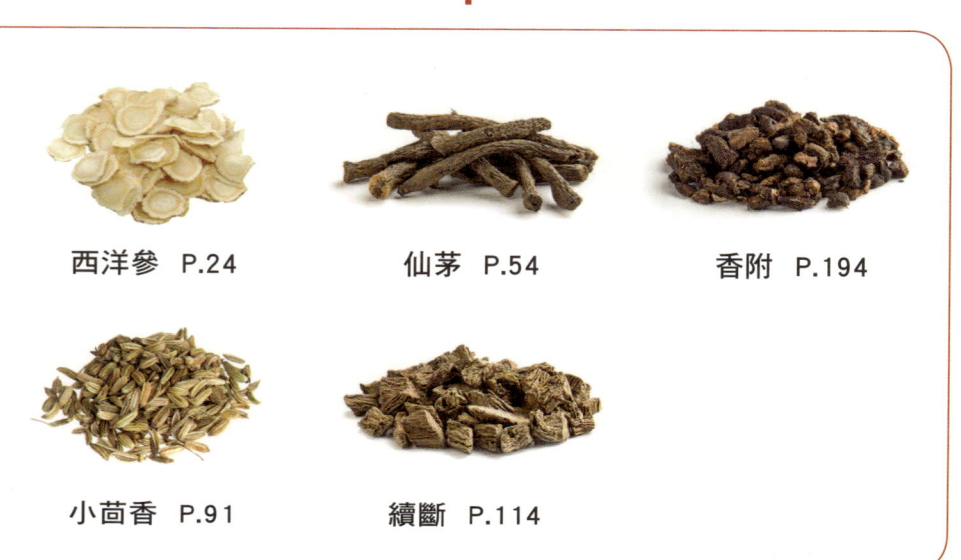

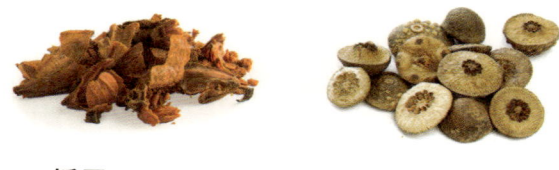

西洋參　P.24

仙茅　P.54

香附　P.194

小茴香　P.91

續斷　P.114

ㄓ

梔子　P.132

枳實　P.96

イ

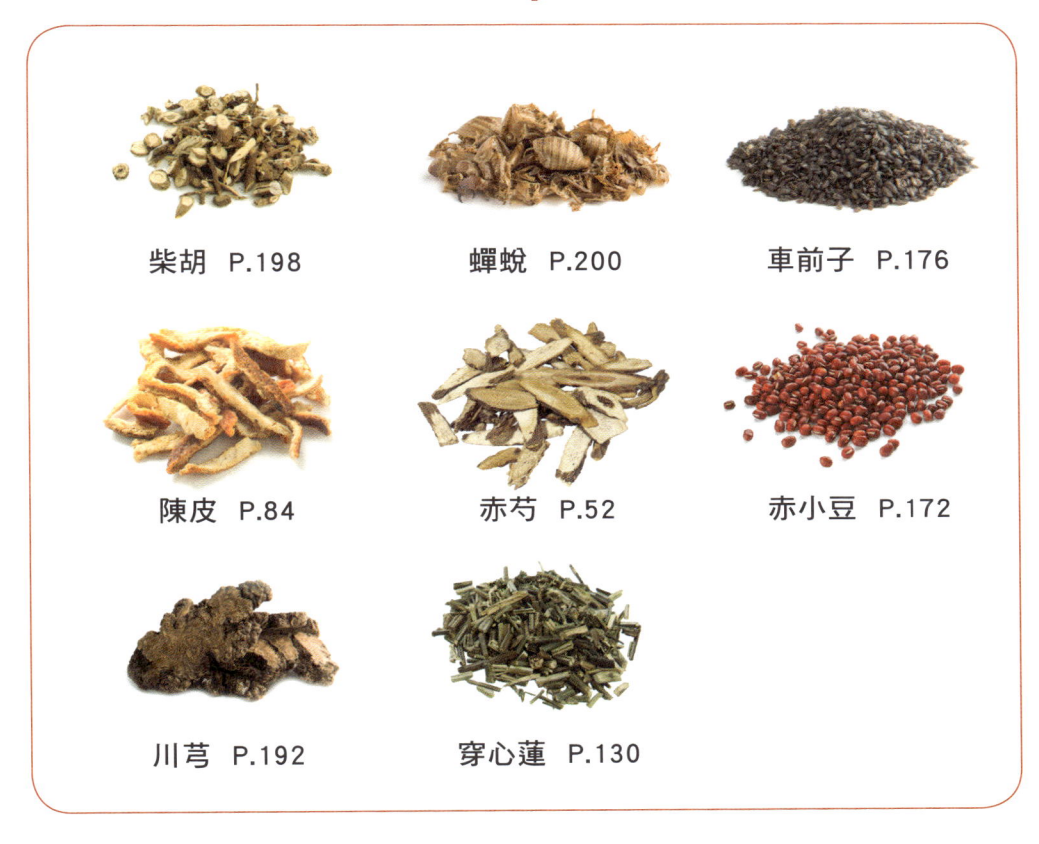

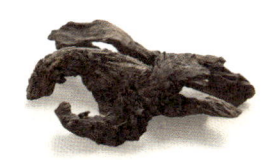

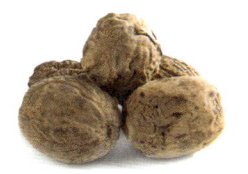

柴胡　P.198　　蟬蛻　P.200　　車前子　P.176

陳皮　P.84　　赤芍　P.52　　赤小豆　P.172

川芎　P.192　　穿心蓮　P.130

ニ

肉蓗蓉　P.58　　肉豆蔻　P.106

ㄗ

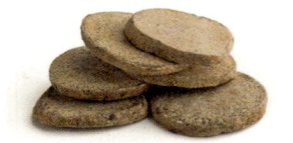

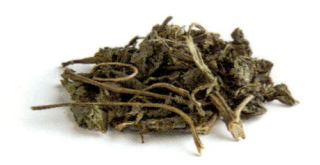

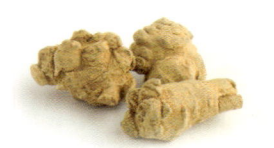

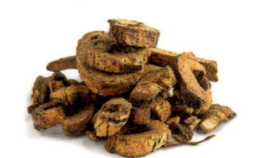

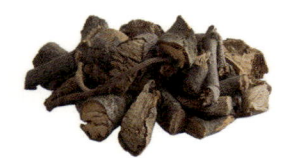

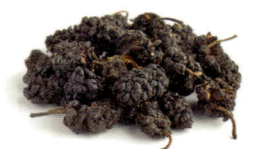

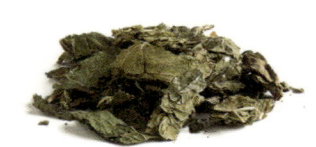

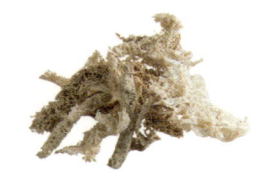

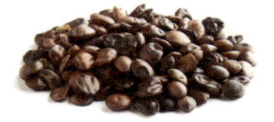

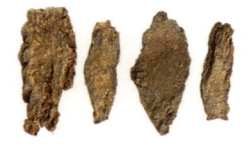

澤瀉　P.181　　紫蘇　P.72

ㄙ

三七　P.184　　桑白皮　P.80　　桑寄生　P.36

桑葚　P.102　　桑葉　P.74　　絲瓜絡　P.175

酸棗仁　P.62　　鎖陽　P.60

ㄕ

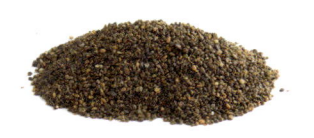

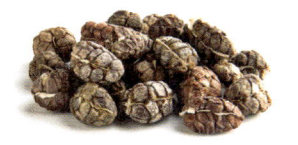

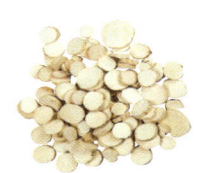

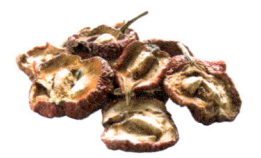

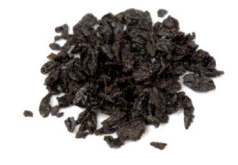

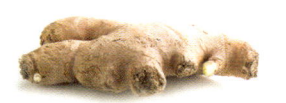

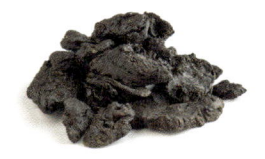

沙苑子 P.46	砂仁 P.88	山藥 P.26
山楂 P.92	山茱萸 P.22	生薑 P.66
熟地黃 P.166		

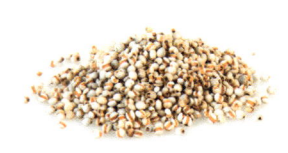

一

薏苡仁 P.48	茵陳 P.134	淫羊藿 P.56

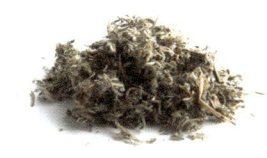

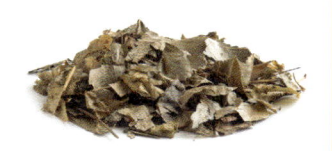

ㄨ

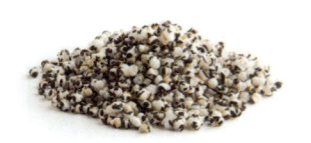

王不留行　P.174　　威靈仙　P.118　　五味子　P.182

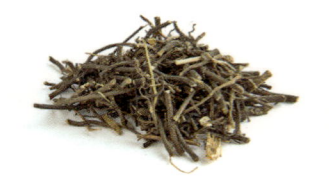

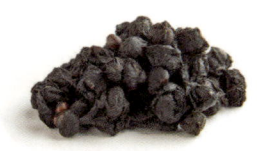

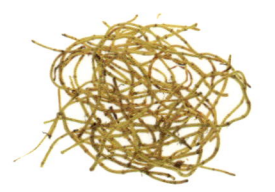

ㄩ

魚腥草　P.155　　玉米鬚　P.180　　玉竹　P.44

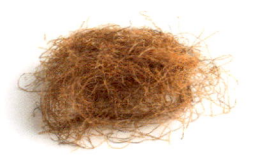

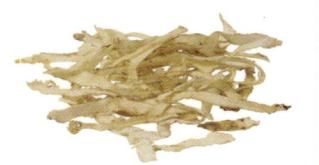

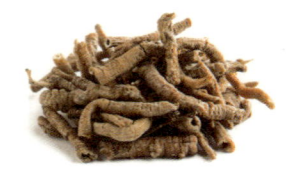

遠志　P.64

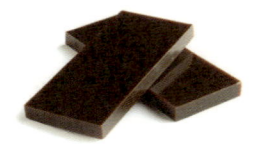

ㄜ

阿膠　P.160

艻

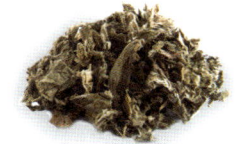

艾葉　P.186

附錄
·家庭簡單用法速查表·

	泡茶
葛根	燥熱傷肺型糖尿病：葛根20克，麥冬、五味子、天花粉各10克。共研成粗末，一分為二，裝入綿紙袋中，掛線封口，備用。沖茶飲，每日2次，每次1袋，放入杯中用沸水沖泡，加蓋悶15分鐘後即成，頻飲。一般每袋可連續沖泡3～5次，當日飲完，有生津止渴降血糖之效。
山茱萸	肩周炎：山茱萸35克。水煎分2次服，每日1劑。病情好轉後，劑量減為10～15克，煎湯或代茶泡服。有較好的療效，一般服藥4～5劑就開始見效。
西洋參	胃黏膜脫垂症：西洋參2克，三七1克。將西洋參、三七研成細粉，裝入棉紙袋中，放入茶杯中，用沸水沖泡，加蓋悶10分鐘即可飲用。代茶頻飲，一般每袋可沖泡3～5次。可補氣養陰，活血化瘀。
菊花	生津止渴：菊花10克，蜂蜜適量。菊花洗淨，加適量水，稍煮後保溫30分鐘，過濾後加入適量蜂蜜，攪勻之後飲用。 糖尿病（併發高血壓）：菊花、槐花、綠茶各3克。將所有材料用沸水沖泡，當茶飲用。 咳嗽（燥火型）：菊花3克，桔梗5克，梨1個，冰糖適量。菊花、桔梗加適量水煮開，轉文火繼續煮10分鐘，取汁，加入冰糖拌勻後盛出待涼。梨洗淨削皮，梨肉切丁，加入已涼的菊花水即可。 急性咽喉炎：菊花、麥冬各10克，金銀花、桔梗各15克，板藍根20克，甘草3克，綠茶6克，冰糖適量。將除冰糖外的所有材料研末，用紗布袋裝成3包。取1包浸泡約15分鐘，飲用時加入冰糖即可。
枸杞子	口舌生瘡、面部痤瘡：枸杞子10克，苦丁茶、菊花各3克，蓮心1克。將以上4味放入杯中，以沸水沖泡，加蓋悶10分鐘後即成。代茶頻飲，可連續沖泡3～5次。可滋陰降火，明目除痤。
決明子	高血壓：決明子30克，洗淨，敲碎，放入杯中，用沸水沖泡，加蓋悶15分鐘即可飲用。代茶頻飲，一般可連續沖泡3～5次，當日吃完。每日服食，2個月為1個療程。

決明子	糖尿病（併發視網膜病變）：菊花3克，山楂15克，決明子10克。將決明子搗碎，與其餘2味藥放入熱水瓶內，用沸水沖泡後，蓋嚴瓶蓋，浸泡半小時即可，每日1劑，當茶飲用。
絞股藍	體倦乏力，氣短氣喘，心慌胸悶，失眠健忘：絞股藍、枸杞子各15克。將絞股藍、枸杞子分別揀雜後洗淨，曬乾，放入大號茶杯中，用沸水沖泡，加蓋，悶15分鐘即可飲用。代茶頻頻飲用，一般可連續沖泡3～5次。可滋補肝腎，增強免疫力。
荷葉	肥胖：山楂片15克，荷葉、決明子各10克，菊花5克。沸水沖泡飲用。
	脂肪肝：荷葉、陳皮各15克，薏苡仁、山楂各20克。將夏日採集的新鮮荷葉洗淨後切成絲，晾乾。將陳皮、山楂、薏苡仁一同研為細末，與荷葉泡茶即可。
淫羊藿	骨質疏鬆：淫羊藿10克。用開水浸泡，每日當茶飲，適用於骨質疏鬆者。
藿香	口臭：藿香、佩蘭各10克，薄荷、綠茶各5克。沸水沖泡，當茶飲用。
桑葉	風熱頭痛目赤：桑葉、菊花各10克，沸水沖泡當茶飲用。或者用水煎煮，分幾次服用，也可加適量蜂蜜或白糖調味。可清肝明目。
枇杷葉	肝陽上亢頭昏及血壓升高：枇杷葉、桑葉、野菊花各10克。上述中藥分別焙乾，研成碎末，用沸水沖泡，代茶飲即可。
陳皮	脂肪肝：陳皮、荷葉各6克，薏苡仁粉20克，山楂10克。先將陳皮、山楂一同研為細末，與薏苡仁粉、荷葉泡茶即可。
佛手	甲狀腺功能亢進症：佛手、竹茹、茯苓各5克，山楂1枚。開水沖泡，蓋上蓋子悶30分鐘，當茶飲用，可重複沖泡。
	肝氣鬱結型老年神經官能症：佛手10克，切薄片，曬乾。放入杯中，用開水沖泡，加蓋悶10分鐘。代茶飲，可沖泡3～5次。
	胃熱熾盛之急性胃炎：佛手花、代代花各5克，金銀花10克。放入杯中，加開水沖泡，加蓋悶10分鐘。代茶飲。
砂仁	妊娠合併腹痛：砂仁2克，玫瑰花、合歡花各5克。合歡花文火烘乾備用。砂仁打碎。將玫瑰花、合歡花、砂仁一同放入有蓋杯中，用沸水沖泡，加蓋悶3分鐘。代茶頻飲。具有疏肝理氣、和胃消食的功效。
芡實	肝經濕熱型遺尿：芡實、梔子各5克，茵陳、生地黃各8克，柴胡3克，綠茶1克。除綠茶外，所有材料加水300毫升，煮沸15分鐘，沖泡綠茶。每日1劑，有清熱利濕作用。

雞內金	傷食泄瀉：雞內金10克，麥芽30克，綠茶3克，放入鍋內，用文火焙黃，略搗碎後，放保溫杯中，用沸水泡20分鐘即成。可消食導滯。
金銀花	消化性潰瘍：金銀花、白及各10克，綠茶3克。前2味藥洗淨研成粗末，與綠茶同放入杯中，沸水沖泡，加蓋悶15分鐘即成。代茶頻飲，一般可沖泡3～5次。可清熱解毒，涼胃生津。
	肝陽上亢型高血壓：金銀花、菊花各3克。泡茶，每日飲用3次，能平肝明目、清熱解毒。
黃連	口有異味：黃連2克，用沸水沖泡，悶3分鐘，代茶飲。可在茶中放適量冰糖，以調節口味，不可久服。有清熱解毒、降火之效。
膨大海	糖尿病（併發扁桃腺炎）：膨大海3枚。開水沖泡，即可飲用。有清熱解毒、利咽潤喉之功效。
	失音：膨大海5枚，石菖蒲5克，薄荷適量。放入保溫杯中，沸水沖泡，悶10分鐘即可。
	扁桃腺炎：膨大海2枚，麥冬、金銀花各5克。將所有材料混合後用沸水沖泡10分鐘即可，每日1劑。有清熱解毒、生津利咽的作用。
	慢性咽喉炎：膨大海3枚，橄欖、綠茶各6克，蜂蜜10毫升。橄欖煮片刻，沖泡綠茶、膨大海，蓋上蓋子悶片刻，加蜂蜜調味後飲用。
三七	活血化瘀：三七、紅花各10克。用沸水沖泡，當茶飲用。

	煮粥
葛根	糖尿病、高血壓、冠心病、熱病煩渴：葛根30克，粳米100克。葛根洗淨，切片，粳米淘淨，一起放鍋內，加水適量，燒沸後改用文火煮至粳米爛熟。如想喝稀粥，可適量多加水。如喜甜食，可加入少量白糖或紅糖。
	糖尿病、高血壓、神志不安：葛根25克，小麥仁100克。葛根洗淨，切片，先放入鍋內燒煮20分鐘，撈出葛根片。再把小麥仁洗淨，放入鍋內，加入適量水，燒沸後，改用文火煮至小麥仁爛熟即可。
山茱萸	頭暈目眩、耳聾耳鳴、腰膝酸軟：山茱萸10克，粳米50克，白糖或蜂蜜30克。山茱萸洗淨，去核，與粳米同入砂鍋煮粥，待粥將熟時，調入白糖或者蜂蜜稍煮即可。當早餐食用，每日1劑。可補益肝腎。

西洋蔘	乾咳少痰、自汗盜汗、內熱消渴、口燥咽乾：西洋參3克，粳米100克，冰糖5克。砂鍋加水煮沸，放入西洋參、淘淨的粳米，蓋上蓋子，武火煮沸後改文火煮成稠粥，加入冰糖，攪勻即可。早晚分食。可益氣養陰。
	心悸失眠、口乾微熱、五心煩熱、盜汗：西洋參10克，麥冬12克，粳米50克。加適量水，共煮粥。
山藥	畏寒肢冷、食慾缺乏、經行泄瀉：羊肉250克，鮮山藥150克，糯米100克。羊肉洗淨切碎，鮮山藥洗淨去皮搗碎，一同加水煮爛，加入淘洗乾淨的糯米，再加生薑片、水適量，一同煮粥，粥成加鹽調味即成。日服1劑，分數次食用。可補脾止瀉，補氣暖胃。
何首烏	倦怠乏力、頭暈目眩、失眠健忘、面色少華：制何首烏粉25克，大棗5枚，冰糖15克，粳米50克。將淘洗乾淨的粳米、大棗一同入砂鍋，加水適量，用武火燒開後轉用文火熬粥，待粥半熟時加入制何首烏粉，邊煮邊攪勻，至粥黏稠時加入冰糖調味。日服1劑，早晚分服。可補氣養血，滋補肝腎。
杜仲	腰膝酸軟疼痛、陽痿、尿頻、小便餘瀝：杜仲10克，粳米100克，蜂蜜30克。杜仲洗淨放入砂鍋，加水500毫升，武火煮沸後改文火煮20分鐘，倒出汁液，再煎1次，2次藥汁混合，與粳米同煮為粥，調入蜂蜜，攪拌均勻。早晚餐食用。
枸杞子	頭暈、耳鳴、失眠：枸杞子20克，粳米100克，冰糖10克。洗淨後同入砂鍋，加水適量煮粥，粥將熟時加入冰糖稍煮即成。早晚餐食用。可滋補肝腎，益精明目。
決明子	便秘：決明子15克，白菊花3克，粳米100克，冰糖適量。決明子炒至微有香氣時取出，待冷後與白菊花同煎取汁，去渣，放入粳米煮粥，粥將熟時加入冰糖，再煮5分鐘即成。每天食用1次。可潤腸通便。
絞股藍	食少便溏、神疲乏力、易於外感：絞股藍10克，粳米100克。絞股藍煎取藥汁，與淘淨的粳米同煮成粥。當早餐，隨意食用。可補氣健脾。
荷葉	祛暑清熱：乾荷葉10克，粳米200克，蓮子50克，枸杞子、冰糖各適量。將蓮子、枸杞子用水泡發。鍋內倒入水，放入乾荷葉，武火煮半小時左右。將荷葉撈出，放入粳米，煮至半熟時放入蓮子煮一會兒，加入枸杞子煮開後，放冰糖拌勻即可。

沙苑子	腎虛腰膝酸痛、遺精早洩、夜尿頻數等：沙苑子20克，粳米100克，冰糖適量。沙苑子洗淨，用紗布包好；粳米淘淨。砂鍋置火上，加水適量，放入粳米、藥包煮粥，至米爛湯稠、表面浮有粥油時，加冰糖，再煮5分鐘。早晚溫熱食。
薏苡仁	血脂異常、冠心病、高血壓病、糖尿病：薏苡仁100克，冬瓜（連皮）500克，鹽適量。薏苡仁用水浸泡20分鐘，冬瓜去皮、瓤，洗淨，切成塊狀。同放砂鍋內，加水適量，煮至薏苡仁熟爛，加鹽拌勻即成。上、下午分食。可清熱解毒，健脾祛瘀。
	脾腎氣虛型妊娠高血壓綜合症：山藥、薏苡仁各30克，大棗20枚，肉桂0.5克。將山藥、大棗、肉桂、薏苡仁一同放入鍋煮粥。早晚餐食用，每日1劑，連用4～5日。可健脾益腎利尿。
	益氣健脾、養血和胃、增強免疫力：薏苡仁、粳米、小麥、大棗、枸杞子各適量，煮成米粥食用。有益氣健脾、養血和胃、增強免疫力的功效，久病體虛、腫瘤患者可以經常食用。粥中加入適量白扁豆、白朮，還有健脾益氣、補中和胃的功效，是脾胃虛弱、腹脹泄瀉患者的保健食品。
	慢性膽囊炎：薏苡仁50克，白糖20克。先將薏苡仁加水煮爛，調入白糖即成。早晚分服。可清化濕熱。
靈芝	面色萎黃、容顏憔悴、皮膚衰老、免疫力低下、動脈粥樣硬化：靈芝15克，花生仁50克，粳米100克，鹽適量。靈芝洗淨，切成小塊；花生仁、粳米洗淨。共入鍋，加水適量，武火燒沸，文火煮爛，表面浮現粥油時，加鹽調味即成。當主食食用，每日1劑。可補氣養血。
仙茅	腰膝酸軟、頭暈耳鳴、小便頻多、陽痿、宮冷不孕：雞肉、粳米各100克，仙茅10克，金櫻子15克，蔥段、薑片、鹽各適量。雞肉切細絲，與蔥段、薑片一同放入砂鍋中，加適量水，武火煮沸後改文火燉20分鐘，撈出蔥薑。仙茅、金櫻子用紗布包好，放入鍋中同燉，待雞肉爛後，取出藥包，放入洗淨的粳米，共煮成粥，加入鹽調味即成。早晚餐分食，可溫腎健脾。
肉蓯蓉	便秘：肉蓯蓉15克，羊肉50克，粳米100克，蔥花、薑末、鹽、胡椒粉各適量。將肉蓯蓉放鍋內煮30分鐘，濾渣取汁。將羊肉洗淨，切成薄片，粳米淘洗乾淨。一同入鍋中，加入水、藥汁、蔥花、薑末、鹽、胡椒粉煮成稠粥。早晚分食。有補腎壯陽，潤腸通便之效。

酸棗仁	痛風合併腦血管意外：白參3克，洗淨切薄片；遠志、酸棗仁各10克，粳米50克。三者放入砂鍋內，加水適量，用武火燒開後轉用文火煮至粥半熟，加入白參片及適量蜂蜜。分三餐食用。有補氣養血，安神之效。
遠志	健忘、怔忡、失眠：遠志30克，蓮子15克，粳米50克。將遠志泡去心皮，與蓮子共研為末。粳米入鍋煮成粥，煮熟後加遠志和蓮子粉，再待煮沸即可。此方可隨意食用，具有補中益志、聰耳明目的作用。
薄荷	補脾益胃：芋頭50克，粳米30克，鮮薄荷、白糖各適量。芋頭洗淨、去皮，切成小塊。粳米淘洗乾淨，薄荷葉洗淨。芋頭、粳米一同放入鍋中，加適量水煮粥。粥將熟時，加入薄荷葉再煮片刻。粥熟後，加入白糖稍煮片刻即可。
藿香	消化不良：藿香15克，粳米100克，冰糖適量。將藿香洗淨，加水適量，煮15分鐘，去渣，留汁液，備用。將粳米淘洗乾淨，放入鍋內，加入備好的汁液，武火燒沸，再用文火煮30分鐘，加入冰糖攪勻即成，每週食用2次。消化不良嘔吐者，可用此粥來開胃止嘔。
紫蘇	產婦體虛腸燥、大便乾結難解：紫蘇子10克，火麻仁15克，粳米100克。紫蘇子、火麻仁搗爛，加水研磨，濾取汁，與粳米同煮成粥。作早餐或點心食用。 老年人急慢性支氣管炎、腸燥便秘：紫蘇子與粳米同煮粥，加紅糖適量，有降氣消痰、止咳平喘、養胃潤腸的作用，適用於中老年人急慢性支氣管炎及腸燥便秘。大便稀薄的老人忌服。 胃中虛寒，嘔吐涎水，胸悶：紫蘇子6克，伏龍肝12克，米粉30克。紫蘇子、伏龍肝水煎，去渣取汁，下米粉熬成稀粥。少量頻食。
桑葉	失眠、精神疲乏：黃耆、首烏藤各20克，刺五加、桑葉、當歸各10克，三七5克，小麥100克，大棗10枚，冰糖適量。將前6味藥放在砂鍋內，加水煎成藥汁，煎好後倒出約1碗。鍋內加水，放入洗淨的小麥和大棗，武火煮開，改文火煮成粥。粥將熟時，倒入煎好的藥汁，再煮一會兒，放冰糖即可。可安神助眠。 退熱：桑葉10克，石膏、粳米各50克，豆豉、麻黃各5克，生薑3片，冰糖適量。將桑葉、石膏、豆豉、麻黃、生薑片加水煎煮，去渣取汁，加入粳米，煮成粥，加入冰糖調味，食用。
枇杷葉	氣陰兩虛而發熱：枇杷葉15克（鮮品加倍），粳米100克。枇杷葉煎水，取汁，加粳米煮粥，食用。

枇杷葉	上火：枇杷葉9克，菊花6克，石膏15克，粳米60克。前3味中藥一起用紗布包好，用水煎煮、留汁。加入粳米，武火煮沸，再用文火慢煮，粥熟即成。每日1次。可清熱降火。
桑白皮	咳嗽：桑白皮15克，糯米50克。桑白皮用水煎煮，去渣，取汁。用藥汁和糯米一起煮粥。每日1劑。
甘草	消食化痰、清心明目：甘草、紅花、玫瑰花、金銀花各適量。水煎取汁，與粳米一起煮粥，能消食化痰、清心明目。
陳皮	益氣養顏：陳皮6克，黃耆30克，粳米50克，紅糖適量。將黃耆洗淨切片，放入鍋中，加水適量，煎煮取汁。將粳米洗淨，與陳皮、紅糖放入鍋中，倒入黃耆汁，加適量水，煮至米爛熟即可。
山楂	補血養顏：山楂30克，大棗10枚，粳米適量。大棗掰開，與山楂、粳米放入鍋中，加適量水同煮，至米熟即可。
蓮子	脾虛證：蓮子、綠豆、赤小豆各50克，除去雜質，淘洗乾淨，用水浸泡2小時。粳米100克淘洗乾淨。將蓮子、赤小豆、綠豆一同放入鍋內，加水適量，煮30分鐘後，加入粳米，用文火煮熟即成。早晚餐食用，可健脾除濕，消腫解毒。
芡實	健脾和胃：花生仁50克，芡實15克，粳米100克，冰糖適量。將芡實泡發，花生仁沖洗乾淨後，一起放入鍋內，加水，文火煮至爛，備用。粳米淘洗乾淨，加水煮成稀粥，粥熟後摻入芡實、花生、冰糖，拌勻即可。
雞內金	食積不化、閉經：雞內金15克，先用文火煮約1小時，再加糯米50克、山藥45克，繼續煮約1小時即成。可消食導積，活血通經。
	消化不良：雞內金5克，粳米50克。雞內金焙乾，研末。粳米加水煮粥，粥熟時加雞內金粉，調勻。每日1劑，連續3~5天，可消食健胃。
	脾胃失調、泄瀉：雞內金6克，橘皮、砂仁各3克，共研末。粳米30克煮粥，粥成入藥末，加白糖食用，可養胃健脾。
蒲公英	慢性扁桃腺炎：蒲公英15克，橄欖50克，白蘿蔔100克，粳米40克。蒲公英、橄欖和白蘿蔔共煎取汁，將粳米放入藥汁中煮粥食用。
板藍根	潤膚養顏：板藍根100克，薏苡仁150克。將板藍根煮沸半小時後，取出藥汁與薏苡仁煮粥。此方可治臉部及手腳部位發生的扁平疣。
龍眼肉	倦怠乏力、面色萎黃、心悸怔忡、健忘失眠：龍眼肉15克，蓮子15克，粳米100克。將粳米淘洗乾淨，與去心蓮子、龍眼肉同置鍋中，加水適量，武火煮沸，用文火燉煮成粥。日服1劑，分2次食用。可補血益氣。

黨參	食慾不振、記憶力下降：黨參10克，粳米50克，冰糖適量。黨參用水煎後，取汁，加入粳米一同煮成稀粥，服食時加入冰糖即可。
阿膠	調經安胎：阿膠（烊化）、桑白皮各15克，糯米100克，紅糖8克。桑白皮水煎2次，合併藥汁；糯米淘淨倒入鍋內，加水適量，煮10分鐘後倒入藥汁、阿膠，待粥熟入紅糖。每日1劑，分早晚2次溫熱服食。
黃耆	滋養腸胃：炙黃耆30克，山藥20克，蓮子、芡實各10克，粳米100克。炙黃耆水煎40分鐘後取出，用藥汁煮其餘藥材和粳米，煮成粥。分早、中、晚食用。
	黃耆、熟地黃各30克，母雞1隻，粳米100克。將母雞去羽毛及內臟，洗淨，與黃耆、熟地黃共煮，煮至極熟，去藥渣，去雞骨，取汁及肉和粳米煮成粥，放入調料調味即成。當早餐，隨意食用。可大補氣血，增強免疫力，主治氣血虧虛，食少神疲。
熟地黃	補血益氣：熟地黃10克，黑米100克，生薑2片。黑米淘淨，加水煮粥。另取砂鍋，熟地黃煎後取汁，等黑米粥煮成時，加入地黃汁和生薑2片，粥沸即可食用。
茯苓	脾胃虛弱、食少便溏：茯苓15克，栗子25克，大棗10枚，粳米100克，白糖適量。栗子去殼，大棗、粳米分別洗淨，一起放入鍋中煮粥。茯苓研末，待米半熟時放入，攪勻，煮至栗子熟透，調入白糖即可。
	心陰不足、心胸煩熱、口乾舌燥：茯苓、麥冬各15克，粟米100克。茯苓、麥冬煎水，取汁，粟米洗淨，加水煮粥，待米半熟時，加藥汁，一同煮熟食用。
三七	高脂血症、高血壓：三七3克，製何首烏50克，粳米100克，大棗3枚，紅糖適量。將三七、製何首烏洗淨，放入砂鍋中煎煮，取濃汁。粳米淘洗乾淨，與大棗放入鍋中加水煮粥，然後放入藥汁攪勻，用文火燒沸，調入紅糖即可。高脂血症、高血壓者每週食用2次，可強心、降脂、降壓。
丹參	月經不調：紅花、當歸各10克，丹參15克，水煎去渣，加糯米100克煮粥。每日2次，空腹食用。每日1劑。

燉湯

葛根	熱積型習慣性便秘、酒精性脂肪肝：葛根粉30克，白糖適量。將葛根粉加水適量，調糊，放入鍋中，用文火煮成稠糊狀，趁熱調入白糖，待糖溶化即成。當點心，隨意食用，當日吃完。

山茱萸	頭暈目眩、耳聾耳鳴、腰膝酸軟：山茱萸10克，鴨肉200克，蔥、生薑、鹽各適量。將鴨肉洗淨，切成小塊。鍋內放入鴨肉、山茱萸、蔥、生薑，加入適量水，煮至鴨肉熟，加入鹽調味即可。佐餐食用，食肉飲湯。可補益肝腎。
西洋參	失眠：西洋參10克，烏骨雞1隻（去毛和內臟），香菇6朵，陳皮5克，大棗3枚，鹽適量。洗淨後共同煲湯，1～2小時後加入鹽調味即可，喝湯食肉。常服可改善睡眠。
山藥	氣血不足：鮮山藥、豬肝各100克，當歸10克，大棗10枚，調料適量。將鮮山藥洗淨去皮、切塊，豬肝洗淨切片，加入當歸、大棗和適量水，燉煮1小時，加調料適量，吃豬肝和山藥，喝湯。
何首烏	倦怠乏力、頭暈目眩、腰膝酸軟：豬瘦肉500克，海參150克，制何首烏100克，龍眼肉25克，大棗5枚，鹽適量。海參用水浸發，除雜物，切絲。豬瘦肉洗淨，放入開水中略煮，取出放入冷水中浸泡。制何首烏、龍眼肉、大棗洗淨放入砂鍋中，加海參、豬瘦肉，加水適量，武火煮開後，改文火煮2小時，加鹽調味即成。當湯佐餐，隨意食用。
杜仲	小兒麻痺後遺症、肢體痿軟無力：杜仲20克，豬蹄500克，黃酒、鹽各適量。杜仲洗淨。豬蹄洗淨，剁塊，焯水。同入砂鍋，加水、黃酒、鹽，文火熬4小時即成。飲湯吃豬蹄，佐餐食用。次日將藥渣另加豬蹄500克再行煎服，隔日1劑，共服10劑。
菊花	肝腎不足引起的目赤腫痛、久視昏暗、迎風流淚：排骨500克，枸杞子、菊花、薑片、鹽各適量。鍋中加水燒開，放入排骨、薑片、枸杞子，武火煮開，改用中火煮約半小時，加入菊花、鹽即可。可解毒明目。
枸杞子	頭暈目眩、腰膝酸軟、失眠健忘：羊肝150克，枸杞子10克，調料適量。將羊肝洗淨切片，放入枸杞子，燉煮1小時，加調料適量，吃肝喝湯，能養肝益腎。
桑寄生	濕熱泄瀉、陰癢、白帶、下肢關節腫痛、濕腳氣感染：桑寄生、蘆根各15克，黃鱔3條，鹽適量。黃鱔處理乾淨，與桑寄生、蘆根一同放入砂鍋中，加水熬成湯，加鹽調味。可清熱利濕。
	糖尿病：桑寄生、豬瘦肉各90克，夏枯草15克，鹽適量。桑寄生、夏枯草分別洗淨，豬瘦肉洗淨切片，一起文火煲湯，加鹽調味食用。
	風濕痹痛：豬脊骨適量，狗脊15克，桑枝75克，桑寄生、赤小豆、老薑各50克，鹽適量。一起煲湯食用。
荷葉	牙齦炎：鮮荷葉30克，洗淨切大塊，加入藕節50克，同煮清湯飲用。本方具有涼血、止血的功效。

玉竹	心煩失眠、潮熱盜汗、五心煩熱：玉竹20克，豬肝200克，食物油、鹽各適量。玉竹入砂鍋，加水浸30分鐘後煎煮30分鐘，取汁。豬肝洗淨切片，放入鍋內一同煨湯，豬肝熟後加入食用油、鹽調味，再煮沸即成。當湯佐餐，隨意食用。可清熱滋陰，養血明目。
沙苑子	肝腎不足所致的目暗昏花、視物不清、腰膝酸軟：豬肝300克，枸杞子10克，沙苑子30克，雞蛋1個，上湯2000毫升，蔥段、薑片、料酒、乾澱粉、鹽各適量。豬肝洗淨，去筋膜切片。蛋清與乾澱粉調成蛋糊，將豬肝漿好。沙苑子用水煎煮2次取濃汁。起鍋，摻料酒加上湯調味，除豬肝外全入鍋，武火燒開後放豬肝，水再沸改文火，入藥汁再煲10分鐘，加鹽調味即可。有益腎養血、養肝明目之效。
	腎精不固型遺精：魚鰾15克，沙苑子10克，菟絲子12克，五味子9克。將魚鰾洗淨，與沙苑子、菟絲子、五味子同放入砂鍋，加適量水，先用武火煮沸，再用文火煨煮1小時，加鹽，調勻即成。每日2次，取溫湯服，當日服完。可補腎固精。
薏苡仁	黃褐斑：薏苡仁100克，大棗12枚。薏苡仁用清水洗淨，放入鍋中，倒入4碗水，稍煮，最後放入去核的大棗，用文火煮45分鐘即可。
靈芝	失眠症：靈芝25克，蚌肉250克，冰糖適量。靈芝用溫開水浸軟，洗淨，切末。蚌肉250克放入鹽水中浸泡15分鐘，去泥沙，洗淨。砂鍋加水，放入靈芝煮1小時，去靈芝取汁。蚌肉放入靈芝汁中煮至熟爛，放入冰糖適量，溶化即成。當菜佐餐，隨意食用。可滋補強體，安神健胃。
仙茅	五更泄瀉、尿頻、水腫、倦怠乏力、小便清長：仙茅、蝦仁各50克，食用油、黃酒、蔥、薑、鹽各適量。仙茅洗淨，切碎；蝦仁洗淨。將仙茅、蝦仁同入燉鍋，加入食用油、黃酒、蔥、薑，武火煮開3分鐘，改文火煲1小時，出鍋前加鹽調味即成。佐餐食用，可溫腎健脾止瀉。
淫羊藿	男子更年期腎陽虛引起的性欲淡漠、四肢水腫、食少尿頻：淫羊藿10克，仙茅5克，羊肉片、龍眼肉、鹽各適量。用紗布包好，同放入鍋中，加水，武火煮沸後，再改文火煮3小時，加鹽即可。有溫腎壯陽的功效。
肉蓯蓉	腰膝酸軟、頭暈耳鳴、小便頻多、陽痿、宮冷不孕：小公雞1隻，肉蓯蓉30克，黃酒、鹽各適量。小公雞處理乾淨，洗淨切塊。肉蓯蓉洗淨濾乾，放入紗布袋內，紮緊袋口，與雞肉共入砂鍋內，加入黃酒和水適量，用武火燒開後轉用文火慢燉，至雞肉熟爛，加鹽調味即成。當菜佐餐，隨意食用。可溫腎壯陽，補益氣血。
生薑	畏寒疼痛：生薑30克，橘皮10克，鯽魚1條（約250克），鹽、胡椒各適量。鯽魚處理乾淨，生薑洗淨，切片，與橘皮、胡椒一起用紗布包起，填入魚腹，加水適量，文火煨熟。食用前調入鹽即可。

生薑	脾胃虛寒：茯苓、白朮各10克，羊肚250克，大棗2枚，生薑、料酒、鹽各適量。將各種藥材放入燉盅，加開水，把燉盅蓋上蓋，隔水燉至熟爛，去藥渣，加入調料即可。
薄荷	潤膚瘦身：鴨肉250克，鮮薄荷50克，食用油、生薑、鹽、胡椒粉各適量。鴨肉洗淨，斬成小塊。薄荷洗淨，摘取嫩葉。生薑切片。鍋中加水燒沸，下入鴨塊汆去血水，撇去浮沫後撈出。油鍋燒熱，下入生薑、鴨塊，炒乾水分。加入適量水，倒入煲中煮半小時，再下入薄荷葉、鹽、胡椒粉拌勻即可。
藿香	健脾醒胃：藿香、薄荷葉、荷葉各3克，枇杷葉、鮮蘆根、佩蘭葉各30克，冬瓜60克，白糖適量。將以上材料洗淨，先將枇杷葉、冬瓜共煎湯約500毫升，再加入其他藥同煎10分鐘，調入白糖即可。
枇杷葉	口腔潰瘍（虛火型）：枇杷葉20克用紗布包好，冬瓜、豆腐各100克，三者一同放入鍋內，加水，用武火煮沸5～7分鐘，揀出枇杷葉袋，加鹽調味即成。可清熱解毒，潤燥消腫。 青春痘（肺胃熱型）：枇杷葉15克，玫瑰花10克，綠豆、海帶各30克，紅糖適量。將枇杷葉、玫瑰花用紗布包好，與綠豆、海帶同煮15分鐘，加入紅糖，稍煮即可。喝湯，吃海帶和綠豆。可清肺胃熱。
佛手	理氣扶正：豬排骨300克，佛手30克，杏仁20克，薑、蔥、料酒、鹽各適量。豬排骨洗淨切塊，沸水汆燙去血水。佛手洗淨切塊。杏仁用溫水泡軟備用。鍋內加水適量，將處理好的豬排骨、杏仁入鍋，加生薑、蔥、料酒，武火煮開後再改用文火慢煮。1小時後放入佛手，煮熟後用鹽調味即可。
砂仁	寒性腹痛、虛性腹痛：鯽魚1條，砂仁、陳皮、蓽撥各10克，大蒜、胡椒、辣椒、蔥、鹽各適量。鯽魚處理洗淨，腹內裝入中藥和調料。油鍋燒熱，將鯽魚入油中煎3分鐘，加入醬油和水適量，燉熟即成。棄藥，吃魚肉喝湯。
白朮	小便不利：鱸魚1條，處理乾淨，切塊。白朮60克，橘皮10克，洗淨，與鱸魚一同放入鍋中，加適量水煮沸後轉文火煲2小時，加鹽、胡椒粉調味即成。當菜佐餐，隨意食用。
枳實	順氣通便：枳實10克，白蘿蔔、蝦米、豬油、蔥、生薑、鹽各適量。用水煎煮枳實，取汁備用。將白蘿蔔切塊，用豬油煸炒，加蝦米，倒入適量藥液，煨至極爛，加蔥、生薑、鹽調味即可。 健脾補氣：枳實12克，牛肚250克，砂仁2克，鹽適量。牛肚洗淨，切條備用。鍋中加入適量水，放入砂仁、枳實和牛肚條後武火煮沸，然後轉文火繼續煮約2小時。食用時加入適量鹽調味即可。

蓮子	肝膽濕熱型慢性肝炎：蓮子50克，金銀花20克，白糖適量。金銀花洗淨，蓮子用涼水浸泡，去皮、心，洗淨放入砂鍋，用武火燒沸，再轉用文火煮至蓮子熟爛，放入金銀花，煮5分鐘後加入適量白糖，調勻即成。早晚分食，可清熱化濕。脾胃虛寒及氣虛瘡瘍膿潰者忌服。
芡實	腎虛腰酸痛、神經衰弱：芡實、蓮子各50克，豬瘦肉200克，鹽適量。芡實洗淨去雜，蓮子泡發後洗淨，豬瘦肉洗淨切塊。將三者一同入鍋煮沸後，改文火煲1小時，最後加鹽調味即可，每週食用2次。腎虛腰酸痛、神經衰弱者，可用此湯來補脾固腎。
續斷	腰膝酸軟、頭暈目眩、骨質疏鬆：續斷20克，豬腎1只，黃酒、蔥、薑、醬油、鹽、香油各適量。續斷、蔥、薑裝入調料袋中備用。豬腎洗淨，去臊腺，用水沖洗後，切成腰花片，放入砂鍋，加入調料袋，加適量水燒沸，用文火煮至豬腎熟，揀去調料袋，加入醬油、鹽、香油即成。可補肝腎，強筋骨。
蒲公英	慢性胃炎：蒲公英30克，豬肚1個，鹽適量。豬肚洗淨，加水燉煮，將熟時，放入蒲公英，燉至豬肚熟，加鹽調味，食肉飲湯，分2次食用。
馬齒莧	濕熱帶下：鮮馬齒莧50克，芡實100克，豬瘦肉150克，鹽適量。鮮馬齒莧去根、老黃葉片，洗淨，切段。豬瘦肉洗淨，切丁，芡實洗淨。豬瘦肉、芡實與鮮馬齒莧一起放入砂鍋內，加適量水，武火煮沸，改文火煲2小時，食用前調入鹽。
板藍根	涼血利咽：板藍根20克，絲瓜250克，鹽適量。板藍根洗淨，絲瓜洗淨、連皮切片，備用。砂鍋內加水適量，放入板藍根、絲瓜片，武火煮沸，再改用文火煮15分鐘至熟，去渣，加入鹽調味即可。
黃連	潤肺止咳：黃連2克，杏仁20克，白蘿蔔500克，鹽適量。黃連洗淨，杏仁浸泡去皮。蘿蔔切塊後與杏仁、黃連一起放入碗中，移入蒸鍋，隔水燉，待蘿蔔燉熟後加入鹽調味即可。
膨大海	清熱解毒：膨大海3枚，枸杞子、熟豌豆各10克，冰糖適量。膨大海裝入大湯碗內，用沸水浸泡，蓋上蓋，悶30分鐘後撈出（原汁留用），去皮、核，用水洗一遍，用原汁泡上。枸杞子用溫水泡發。鍋中加水、冰糖，煮沸溶化後，過籮篩。鍋洗淨，倒入冰糖水，下膨大海和枸杞子燒沸，撇去泡沫，盛入大湯碗內，撒上熟豌豆即可。
桔梗	風熱型咳嗽：桔梗、枇杷葉、杏仁各15克，大棗10克，冰糖適量。枇杷葉、大棗、杏仁、桔梗用水洗淨，取乾淨的紗布將枇杷葉包好，與大棗、杏仁、桔梗用適量水一起煎煮。先用武火煮開，再用文火慢煮，調入冰糖即可。

桔梗	潤肺止咳：冬瓜150克，桔梗9克，杏仁10克，甘草6克，食用油、鹽、大蒜、蔥、醬油各適量。冬瓜洗淨切塊，放入鍋中，加入油、鹽煸炒後，再加適量水，然後放入桔梗、杏仁、甘草一併煎煮，至熟後，加入鹽、大蒜、蔥、醬油調味即可。
貝母	咳嗽（燥火型）：川貝母9克，茯苓15克，梨500克，蜂蜜、冰糖各適量。茯苓洗淨、切塊，川貝母去雜洗淨，梨洗淨切丁。茯苓、川貝母放入鍋中，加適量水，用中火煮熟，再加入梨、蜂蜜、冰糖繼續煮至梨熟，出鍋即可。有清熱生津、潤肺化痰、止咳平喘的食療功效。
	清熱潤肺：川貝母9克，豆腐200克，冰糖、鹽各適量。川貝母打碎或研粗末，豆腐沖洗乾淨。將川貝母粉與冰糖一起放在豆腐上，放入燉盅內，燉盅加蓋，用文火隔水燉1小時，加鹽調味即可。
	化痰止咳：川貝母10克，黃瓜100克，蜂蜜適量。將黃瓜洗淨，對剖後，再切成長條，川貝母洗淨備用。鍋內加適量水，先放入黃瓜，煮15分鐘，再下入川貝母煮熟，出鍋後加蜂蜜拌勻即可。
海藻	淋巴結核、淋巴結腫大：海藻適量，炒或蒸後涼拌，或煮湯，食用後，可治淋巴結核、甲狀腺腫大、睪丸腫痛、高血壓、高脂血症。
龍眼肉	貧血、神經衰弱：鮮龍眼肉10克，蓮子、芡實等量，加水燉湯，睡前服用。
	失眠：龍眼肉15克，雞蛋1個，白糖適量。煮龍眼肉，出味後加雞蛋，熟後加白糖即可。
	心脾氣血兩虛所致的頭暈目眩、神經衰弱、食慾缺乏等：鮮龍眼肉250克，大棗50枚洗淨，放入鍋內，加水適量，置武火上燒沸，改用文火煮至七成熟時，加入適量薑汁和蜂蜜，攪勻，煮熟。起鍋待冷，裝入瓶內，封口即成。日服3次，每次吃龍眼肉、大棗各6～8枚。可健脾益胃，養心安神。
黃耆	增進食慾：炙黃耆30克，黨參10克，豬肚250克，鹽適量。將豬肚洗淨切塊，放入藥材，加水適量，燉1～2小時，加鹽調味，吃豬肚，喝湯。有益氣、健脾、養胃的功效。
當歸	失眠健忘、倦怠乏力、腰膝酸軟、耳聾耳鳴、水腫等：當歸30克，牛尾巴1條，鹽適量。將牛尾巴去毛洗淨，切成數段，與當歸共同放入砂鍋中，加適量水，武火煮沸後改文火煎湯，最後加鹽，略煮即成。佐餐食用，飲湯吃牛尾巴。可補血益腎，強筋壯骨。
	畏寒肢冷、面色蒼白：當歸10克，羊肉150克，生薑、蔥、鹽各適量。羊肉洗淨，切塊；當歸水煎成藥汁，去渣取汁。用當歸汁煮羊肉，放入生薑、蔥、鹽，煮熟爛食用。

藥材	功效與做法
熟地黃	益氣養陰：枸杞子30克，熟地黃15克，黃耆10克，紮入布包。甲魚宰殺後去甲殼、頭、爪，洗淨切塊，放砂鍋內，加水和藥包，武火煮沸，文火煮至甲魚熟透，去藥包，加鹽調味即可。
白芍	肝陽頭暈：白芍、枸杞子、薑片各10克，乳鴿300克，鹽、白糖、胡椒粉各適量。乳鴿斬塊汆水，白芍洗淨，淨鍋上火，加適量水、薑片、乳鴿、白芍、枸杞子，武火燒開，轉文火燉40分鐘，調入鹽、白糖、胡椒粉即可食用。
玉米鬚	慢性肝炎（肝膽濕熱型）：玉米鬚60克，大棗10枚，黑豆30克，胡蘿蔔90克（切塊）。用水煮玉米鬚30分鐘，去鬚，用煮玉米鬚的水煮大棗、黑豆、胡蘿蔔，豆爛即成。早晚分食。可健脾養肝，利濕退黃。
車前子	濕性腳氣：車前子、紫菜各25克。加水適量同煎，喝湯吃紫菜，有清熱祛濕的作用。 解熱祛暑：車前子15克，豬腎1個，空心菜100克，生薑、鹽、香油各適量。車前子洗淨，加水800毫升，煎至400毫升。豬腎、空心菜洗淨，豬腎切片，空心菜切段。再將豬腎、空心菜放入車前子湯中，加入生薑和鹽，繼續加熱，同煮至熟，淋香油即可。
茯苓	咳嗽（風熱型）：茯苓15克，川貝母10克，梨500克，冰糖適量。茯苓洗淨，切成小方塊，川貝母去雜洗淨，梨去蒂，切成丁。茯苓、川貝母放入鍋中，加入適量水，用中火煮熟，再加入梨、冰糖繼續煮至梨熟，出鍋即可。有清熱生津、潤肺化痰、止咳平喘的功效。
三七	止血行瘀：三七、人參、酸棗仁各10克，雞1隻，鹽適量。將雞洗淨，掏盡內臟後與人參、三七、酸棗仁共入鍋，加水適量，燉1～2小時後，用鹽調味即可。
川芎	肝腎不足：川芎6克，丹參12克，雞蛋2個。將川芎、丹參、雞蛋加水同煮，雞蛋熟後去殼再煮片刻，吃蛋喝湯。 月經不調：川芎12克，魚頭1個，蔥白10根，食用油、鹽各適量。蔥白洗淨，切段，魚頭洗淨，除去血污、內臟，入油鍋中略煎，放入水，加川芎用武火煮沸，改文火慢熬，90分鐘後，放入蔥白，再次煮沸，加鹽調味即可。
柴胡	清熱養肝：柴胡15克，豬肝200克，菠菜50克，鹽、澱粉各適量。菠菜去根洗淨，切小段。豬肝洗淨切片，加澱粉拌勻。柴胡放入鍋內，加水1500毫升，武火煮開後轉文火煮20分鐘，去渣留湯。將豬肝加入柴胡湯中，轉武火，並下菠菜，等湯再次煮沸，加鹽調味即可。

柴胡	消熱去燥、止咳化痰：氣候乾燥的秋季，人們常有皮膚瘙癢、口鼻乾燥症狀，有時乾咳少痰，可用柴胡6克，梨1顆，煮湯喝，有消熱去燥、止咳化痰的作用，若加適量紅糖還有暖身效果。

水煎

山茱萸	體虛多汗：山茱萸、黨參各15克，五味子9克。水煎服，每日1劑。對體虛多汗，容易患感冒者有效。
西洋參	少氣懶言、乾咳少痰、神疲乏力、口渴多飲：西洋參、白朮、茯苓各10克。同入砂鍋，加水適量，先浸泡30分鐘，再煎煮30分鐘，取汁。每日1劑，早晚分服。可補氣養陰，健脾滲濕。
杜仲	高脂血症：杜仲葉15克，決明子、制何首烏各10克，水煎代茶飲。
	氣血不足：杜仲、黃耆各10克，當歸5克，雞蛋1個。將上述3味中藥煎煮40~50分鐘後，放入雞蛋同煮至熟，吃蛋喝湯。能益氣養血。
	腎虛眩暈：杜仲10克，熟地黃、肉蓯蓉各9克。水煎服，每日1劑，每劑藥煎2次，上、下午各服1次。
菊花	更年期綜合征：乾百合30克（鮮品加倍），白菊花6克。白菊花略洗拍碎，乾百合先泡發，加水同煎煮，至軟爛後可加適量冰糖服用，有養心安神的作用。
枸杞子	老年性肝腎陰虛型白內障：枸杞子15克，龍眼肉30克。同入鍋中水煮半個小時即可飲用。此飲可滋養肝腎、益血明目。
桑寄生	毒痢膿血（無明顯寒熱）：桑寄生100克，防風、川芎各20克，炙甘草30克。上述諸藥研成粉末。每次取20克，加水300毫升，煎至200毫升，和渣服。可解毒止痢。
	胎動不安，妊娠腰疼：桑寄生30克，微炒過的艾葉、阿膠末各20克。先水煎前2味藥，濾汁，然後加入阿膠末攪至溶化飲用。每日1次。可舒筋活絡，利關節，養血安神。
決明子	前列腺增生、習慣性便秘：決明子10克，蜂蜜20克。決明子炒黃，碾碎，放入鍋內，加入適量水，煮20分鐘，趁水稍涼時，加入蜂蜜即可飲用。
絞股藍	神疲乏力、失眠、健忘：絞股藍10克，大棗5枚。用水煎服。絞股藍與甘潤溫和、補脾胃、益氣血的大棗配合，能發揮很好的抗疲勞、促深睡、提高記憶力作用。

荷葉	減肥瘦身、降脂降壓：鮮荷葉12克，山楂15克，綠茶3克。將山楂、荷葉洗淨，加水一同煎煮，濾去渣，取沸湯沖泡綠茶即可。肥胖者每日飲用，可減肥瘦身、降脂降壓。
玉竹	氣陰兩虛型糖尿病：玉竹、黃精各20克，洗淨，曬乾，切片，放入砂鍋，加水煎成稠汁約300毫升。代茶頻飲，當天服完。
	熱病傷陰、口乾思飲、大便乾燥：玉竹、北沙參、石斛、麥冬各15克，烏梅5枚，冰糖適量。水煎取汁，加冰糖調味，代茶時時飲之。
	小便不暢：玉竹30克，芭蕉120克，滑石粉10克。玉竹、芭蕉，水煎取汁，沖入滑石粉。分3次服用，飯前服。
沙苑子	老年人多尿、遺尿：沙苑子、覆盆子、金櫻子、桑螵蛸各10克。用水煎煮後代茶飲。
靈芝	卵巢癌：靈芝15克，大棗50克，分別洗淨，放入鍋中，加水適量，煎煮取汁，加水適量再煎煮取汁。將2次所取藥汁倒入鍋中，再煮沸片刻，稍涼後加入蜂蜜5毫升。經常飲用，有益氣補虛、防癌抗癌的功效。
	慢性遷延性肝炎：靈芝6克，生甘草5克。同入砂鍋，加水適量，先浸30分鐘，再煎煮30分鐘，取汁。每日1劑，早晚分服。可滋陰保肝。
仙茅	遺精：仙茅、覆盆子、熟地黃、芡實、菟絲子各15克，山茱萸、龍骨、牡蠣、鎖陽各30克。水煎服，每日1劑。
淫羊藿	高脂血症：淫羊藿、山楂各10克，川芎5克。水煎，代茶飲。有補腎活血、降低血脂的功效。
	高血壓病（腎陽虛型）：淫羊藿10克，三七5克。水煎，代茶飲。或者用淫羊藿、杜仲葉各10克，泡水，代茶飲。可溫補腎陽。
	高血壓（氣滯血瘀型）：淫羊藿15克，夏枯草10克，川芎5克。水煎，代茶飲。
	高血糖：淫羊藿20克，玉竹、山藥各15克，枸杞子12克。煎水服用。每日1劑，每劑藥煎2次，上、下午各服1次。
	氣管炎：淫羊藿10克，杏仁、貝母各5克。水煎當茶飲，有鎮咳、祛痰、平喘的功效。
肉蓯蓉	前列腺增生：肉蓯蓉15克，牛膝、黃耆、通草各10克。用水煎煮2次，合併藥汁，分早、中、晚服用，有補腎、利尿的作用。
	便秘：肉蓯蓉30克，火麻仁、當歸各15克。用水煎煮服用，每日1劑，連服5劑，間隔1日之後，再每日1劑，連服5劑。

藥材	功效與用法
酸棗仁	心律失常（陰虛火旺型）：百合45克，生地黃18克，酸棗仁20克。共入鍋中，水煎2次，去渣合併濾汁，調入冰糖適量稍煮即成。上、下午分服。可滋陰降火，寧心安神。
	神經衰弱：酸棗仁30克，搗碎，用紗布包裹，加水200毫升，煎至30毫升。每晚睡前半小時服，10日為1個療程。也可取酸棗仁5克，研碎後加白糖拌勻，於睡前用溫開水沖服。
	心悸心煩，失眠多夢：玉竹30克，洗淨；酸棗仁20克，打碎。同入鍋中，加水適量，煎煮2次，每次30分鐘，合併濾汁即成。早晚分服。可滋陰降火，寧心安神
生薑	咳嗽痰多、噁心嘔吐、心悸：生薑10克，烏梅1枚，半夏、化橘紅各15克，茯苓9克，炙甘草4.5克。水煎，去渣，溫服，不拘時服。
薄荷	風熱型偏頭痛：荷葉30克，薄荷15克。荷葉撕成小片或切碎，與薄荷同放入砂鍋，加適量水，中火煎煮15分鐘，用潔淨紗布過濾取汁。代茶頻飲。
藿香	高脂血症（脾腎陽虛型）：藿香6克，生薑4片，荷葉15克。以上材料洗淨，用水煎煮後服用，每日2～3次。
	清新口氣：藿香洗淨，煎湯，時時含漱。
	慢性腹瀉：肉豆蔻20克，藿香100克。研成粗末。每次取10克，加水300毫升，煎至100毫升，過濾去渣，不計時候溫服。可澀腸止瀉。
	神經性皮炎：蘋果1個，藿香15克，綠茶3克，蜂蜜適量。蘋果用水洗淨，去蒂、去核，切成片狀，與藿香、綠茶放入砂鍋內，加水適量，撇去浮沫，煮沸15分鐘左右，濾去茶渣，加入蜂蜜拌勻即可。
紫蘇	風寒型慢性支氣管炎：紫蘇子15克，生薑10克，大棗10枚。加適量水，先用武火煮沸，再用文火煨煮至稠飲即成。早晚分服。
	痰凝氣滯：紫蘇6克，厚樸9克，茯苓、半夏各12克，生薑15克。水煎，去渣，分溫4服。具有行氣散結、降逆化痰的功效。
	外感風寒、氣鬱不舒：紫蘇、香附子各12克，炙甘草30克，陳皮60克。水煎，去渣，熱服，每日3次。
桑葉	臍下絞痛：木瓜3片，桑葉7片，大棗3枚，加水3000毫升，煮至500毫升，一次服下。
	急性眼結膜炎、紅腫赤痛：桑葉、白菊花各15克，黃豆60克，白糖適量。將黃豆浸透洗淨，同桑葉、白菊花一起加水3碗，煎至1碗。去渣，加白糖攪勻即成。每日2次。

桑葉	燥火型咳嗽：桑葉9克，杏仁、桑白皮各10克，薄荷5克。水煎取汁，分早、中、晚服用。
枇杷葉	肺炎急性期：枇杷葉30克，刷洗去枇杷葉絨毛，沖乾淨後剪碎，放入砂鍋，加適量水，濃煎30分鐘，用潔淨紗布過濾取汁即成。早晚分服。可清肺止咳、化痰。
	回乳：枇杷葉5克，去毛洗淨，土牛膝9克。將枇杷葉和土牛膝一同放入鍋內，加水300毫升煎煮，當茶飲用。適用於回乳時乳房脹痛。
苦杏仁	宣肺止咳：苦杏仁、紫蘇子、生薑、紅糖各10克。將苦杏仁去皮、尖，搗爛；生薑洗淨切片。將苦杏仁、生薑與紫蘇子一同放入砂鍋，加適量水煮20分鐘，去渣留汁，加入紅糖攪勻，略煮片刻即可。
	糖尿病併發肺炎：用於糖尿病併發肺炎，屬陰虛肺燥者，可取苦杏仁10克，梨1個（切塊），冰糖適量。將苦杏仁、梨塊、冰糖一起蒸煮即可。有滋陰清熱、潤燥止咳之功效。
	散寒化痰、止咳平喘：炙麻黃10克，杏仁15克，炙甘草3克。將炙麻黃、杏仁、炙甘草同入鍋中，加適量水，煎煮20分鐘，去渣取藥汁。早晚分服。適用於寒痰伏肺型支氣管哮喘，症見喘促氣逆，喉中痰鳴，胸膈滿悶，或咳嗽，痰稀薄色白有泡沫，或痰成黏沫狀，形寒怕冷，天冷或受寒易發，舌苔白。
桑白皮	急性支氣管炎（風熱型）：魚腥草20克，桑白皮、枇杷葉、蜂蜜各30克。魚腥草去雜洗淨，放入砂鍋，加水浸泡30分鐘。桑白皮、枇杷葉切碎，裝入紗布袋中，紮緊袋口，一併放入砂鍋，加適量水，武火煮沸後改用中火煎煮30分鐘，取出藥袋，調入蜂蜜，拌勻即成。早晚分服。可疏風散寒，宣肺止咳。
	肺燥咳嗽：桑白皮、麥冬各15克，同入砂鍋，加水500毫升，先浸30分鐘，再煎煮30分鐘，取汁；藥渣加水300毫升，再煎煮30分鐘，去渣取汁，合併2次藥汁即成。每日2～3次分服，每日1劑。可滋陰潤肺。
甘草	腸燥便秘、乾咳：甘草60克，蜂蜜250毫升。將甘草加水適量濃煎，去渣取汁。將蜂蜜放入砂鍋中，攪拌使其起泡，攪至泡濃密時，邊攪邊將甘草汁緩緩地滲入蜂蜜中，文火煎煮，攪至甘草汁和蜂蜜完全混合即成。日服2次，每次10毫升。可潤燥通便，清熱解毒。
	風寒外襲所致的面目水腫：麻黃20克，炙甘草10克。將麻黃以1000毫升水煮沸，去上沫，放入炙甘草，文火煮，取汁200毫升。一次服完，捂使汗出。汗出勿復服，不汗乃復服。可解表散寒。

甘草	肺痿：炙甘草12克，乾薑6克，同入砂鍋，加水500毫升，武火煮沸後改文火煎，取汁200毫升。上、下午分服，每日1劑。可健脾補肺。
陳皮	傷寒嘔吐，手足逆冷：陳皮120克，生薑30克。加水2000毫升，煎煮至1000毫升，小口慢慢飲服。
	高脂血症：陳皮15克，鮮山楂30克，紅糖20克。將鮮山楂揀雜，洗淨，切碎；陳皮洗淨，切碎。同放入紗布袋中，紮口，加足量水，中火煎煮40分鐘，取出藥袋，調入紅糖，拌和均勻即成。早晚分服。
	高脂血症：陳皮15克，鮮山楂30克，紅糖20克。將鮮山楂揀雜，洗淨，切碎；陳皮洗淨，切碎。同放入紗布袋中，紮口，加足量水，中火煎煮40分鐘，取出藥袋，調入紅糖，拌和均勻即成。早晚分服。
佛手	嘔吐：佛手、生薑各10克，白糖適量。加水適量煎煮，去渣，取汁，加入白糖調味，頻頻飲服。
	氣虛血瘀型冠心病：佛手、山楂各10克。水煎，去渣，取汁，頻頻飲服。
	月經不調（氣滯血瘀型）：佛手、川芎、香附各15克。水煎服，時時飲之。
山楂	食慾不振、月經不調：焦山楂10克，紅茶3克，紅糖適量。同入砂鍋，水煎取汁。分3次飯前代茶飲，每日1劑，連服3～4天。可加生薑1～2片同用。可消食和中。
	急性胃炎：焦山楂15克，白朮、竹茹各10克，佩蘭6克。同入鍋中，煎煮30分鐘，去渣取汁即成。每日1劑，分2次服。可健脾和胃、止嘔。
	單純性肥胖症：山楂、決明子、麥芽各30克，茶葉5克、荷葉6克。前3味洗淨，置於鍋內，加水煎30分鐘，再加入茶葉、荷葉，煮10分鐘，倒出藥汁備用。復加水煎取汁液，將2次汁液混勻即成。代茶頻飲。可減肥降脂，化瘀平肝。
白朮	便秘：白朮40克，生地黃30克，升麻3克，同入砂鍋，加水500毫升，浸泡半小時，武火煮沸後改文火煮20分鐘，取汁200毫升。二煎加水300毫升，取汁200毫升，2次藥汁混合。上、下午分服，每日1劑。一般服1～4劑，可補氣通便。
蓮子	水腫：黑豆50克，蓮子10克。將黑豆、蓮子洗淨，放入鍋中，加800毫升水，用中火煮熟，當茶飲用。
	消化不良：蓮子20克，白扁豆10克，大棗10枚。水煎當茶飲。
	腹瀉（腎虛型）：蓮子20克，芡實10克，茯苓5克。水煎當茶飲。

雞內金	小兒厭食症：雞內金適合與蒼朮搭配食用，蒼朮煎汁後送服生雞內金末，對治療小兒厭食症有良好效果。雞內金與鱔魚同食，可改善小兒營養不良症狀。
	腸炎：雞內金10克，赤小豆30克，用水煎煮，代茶飲。有清熱利濕、消積化瘀的作用。
續斷	血熱型先兆流產（症見胎動腹痛，漏下色鮮，口乾心煩，小便赤黃，舌紅苔黃）：續斷30克，黃芩10克，白糖15克。洗淨續斷、黃芩，放入砂鍋加適量水，武火煮沸，改用文火煨煮成稠飲，調入白糖即成。早晚分食，可清熱安胎。
	壯腰止痛：對於中老年肝腎不足所致的腰膝酸痛、肢體軟弱無力，可用炒杜仲、川續斷各10克，用水煎煮，每日早晚服用，10天為1療程，有強筋健骨、壯腰止痛的功效。
	肝腎不足所致的腰痛：續斷20克，肉蓯蓉12克，雞血藤10克。水煎。每日1劑，分早晚2次飲服。
蒲公英	癰瘡：蒲公英60克，桔梗10克，白糖適量。水煎服用。
	眼結膜炎：蒲公英15克，黃連3克，夏枯草12克。水煎服用。
	便秘：蒲公英75克，水1000毫升。蒲公英洗淨，放入鍋中，加水煮沸，文火熬煮1小時，濾去茶渣，晾涼飲用。
	急性黃疸型肝炎：蒲公英、茵陳各50克，大棗10枚，白糖適量。蒲公英、茵陳、大棗煎水，加入白糖服用。
馬齒莧	預防菌痢：鮮馬齒莧莖葉500克，水1500毫升。馬齒莧洗淨，切碎，加水，煎水至500毫升，濾去渣。每次70毫升，每日3次，連服2～7天。
板藍根	急性病毒性肝炎：板藍根、大青葉各30克，茶葉5克。同入砂鍋，加水煎湯取汁。每日飲用2次，連服15天，可清熱解毒、利濕退黃。
	預防腮腺炎：板藍根15克，水煎服用，連服5天。
	風熱型感冒：板藍根、金銀花、連翹各30克，荊芥10克。先將前3味用水稍煮，再放入荊芥，每次飲用30～60毫升，每日3次。
	流行性感冒：板藍根20克，綠茶5克，冰糖適量。板藍根搗碎，倒入砂鍋，加水500毫升，煮至250毫升，再加入茶葉煮5分鐘，倒入冰糖拌勻即可。有清熱解毒、利尿止渴的作用。

金銀花	慢性胃炎：金銀花30克，菊花15克，山楂、蜂蜜各50克。山楂洗淨，切片，與金銀花、菊花一同放入鍋中，加水2000毫升煎煮30分鐘，取汁，再加水二煎，調和2次汁液，鍋復置火上，燒至微沸，稍涼加入蜂蜜攪勻即成。每日早晚分飲。可清熱解毒，開胃消食。
	泌尿系感染初期：金銀花10克，荔枝草15克，分別去雜，洗淨，同放入砂鍋，加適量水，武火煮沸，改用文火煎煮15分鐘，用潔淨紗布過濾，去渣，取汁回入砂鍋，繼續用文火煨煮，加入敲碎的冰糖屑10克，待其溶化即成。代茶頻飲，當日飲完。可清熱解毒，利水消腫。
黃連	濕疹：黃連25克，蜂蜜50克。黃連用500毫升水濃煎，煎好稍涼後加入蜂蜜，飲服，每日3次，每次1小杯。
	心火熾盛型失眠症：黃連3克，黃芩6克，芍藥10克，阿膠15克，雞蛋2個。先將黃連、黃芩、芍藥放入鍋中，加水濃煎取汁，再加入阿膠烊化，稍冷後放入生雞蛋液再煮5分鐘即成。早晚分服。可清心降火、除煩安神。
	失眠：黃連5克，黃芩10克，白芍、阿膠各15克，雞蛋黃1個。黃連、黃芩、白芍煎水，取汁，溶化阿膠，放入雞蛋黃，煮熟，食用。
穿心蓮	胃熱型慢性胃炎：蜂花粉3克，穿心蓮15克，廣木香6克，白芍10克。將後3味藥入鍋加水適量，煎煮2次，每次20分鐘，合併濾汁，放涼後調入蜂花粉即成。日服1劑，分2次服。7日為1個療程。可清熱瀉火，行氣止痛。
	失眠，症見心煩、口渴、小便短澀、舌紅苔黃等：穿心蓮、首烏藤各10克，蜂花粉3克。將前2味藥入砂鍋加水適量，煎煮30分鐘，去渣取汁，放涼後調入蜂花粉即成。分2次服，日服1劑。2周為1個療程。可清熱安神。
桔梗	風寒型咳嗽：桔梗、杏仁各15克，薑片、蔥段、冰糖各適量。桔梗、杏仁加水煮20分鐘後，下薑片、蔥段再煮一會兒，加冰糖調味即可。
	急性咽炎：桔梗5克，白菊花5朵，梨1個，冰糖適量。桔梗、白菊花加水適量，武火燒開，轉文火繼續煮10分鐘，取汁，加入冰糖拌勻後，盛出放涼。梨洗淨削皮切丁，加入已涼的桔梗水中即可。
貝母	哮喘：貝母12克，蜂蜜適量。將貝母放入砂鍋，加水適量，用文火煮熟，加蜂蜜調味，早上趁溫飲用，連服15～20天。
海藻	糖尿病（併發高脂血症）：海藻、昆布各30克。水煎當茶飲，適用於脾虛濕濁內阻型患者。
	甲狀腺腫大：海藻、金銀花、水紅花子各15克，冬瓜皮、浮海石各30克。水煎當茶飲。

海藻	肝火上炎型高血壓：海藻、海帶各30克，黃豆150～200克。水煎當茶飲。
龍眼肉	神經衰弱：龍眼肉、酸棗仁各10克，五味子5克，大棗10枚。水煎，代茶飲。
	妊娠水腫、產後水腫：龍眼肉30克，生薑5片，大棗15枚。水煎，代茶飲，每日1～2次。
黨參	體虛自汗：黨參30克，生黃耆20克。同入砂鍋，加水500毫升，浸泡半小時，武火煮沸後改文火煮至藥液約50毫升，取汁。分3次服，1歲以內減半。可固表止汗。
	脫肛：黨參30克，升麻15克，炙甘草6克。同入砂鍋，加水1000毫升，浸泡半小時，武火煮沸後改文火煮30分鐘，去渣取汁。上、下午分服，每日1劑。可補氣升提。
	倦怠食少，胃痛：黨參10克，大棗10枚，陳皮6克。同入砂鍋加水適量，武火煮沸，改文火煎煮30分鐘。代茶飲，當日飲完。連服5～7日。可益氣和胃，理氣止痛。
阿膠	胎動不安，腰腹疼痛：阿膠、當歸身、桑寄生各20克。上述諸藥搗成粗末，加水500毫升，武火煮沸後改文火煎，取汁200毫升。上、下午分服，空腹溫服，每日1劑。可補血安胎。
	心火熾盛所致的心煩失眠、口舌生瘡、小便赤等症：阿膠15克，黃連6克，黃芩、芍藥各10克，雞蛋1個。先將黃連、黃芩、芍藥放入鍋中，加水濃煎取汁，再加入阿膠烊化，稍冷後放入生雞蛋黃攪勻即成。佐餐食用。可清心降火，除煩安神。
黃耆	肺衛不固，易於外感：黃耆15克，防風6克，炙甘草2克。將上述諸藥浸泡半小時，同入砂鍋加水適量，武火煮沸，改文火煎煮40分鐘。分多次飲用，當日飲完。有益氣固表，增強免疫力的功效。
當歸	胎動不安：當歸、澤瀉各10克，白芍20克，茯苓12克，白朮15克，苧麻根30克。上述諸藥同入砂鍋，加水500毫升，武火煮沸後改文火，取汁200毫升，二煎加水300毫升，取汁200毫升，2次藥汁混合。上、下午分服，每日1劑。可健脾安胎。
	老年性皮膚瘙癢：當歸、白芍、地膚子各10克，生地黃15克，防風6克，甘草5克，用水煎2次，每日早晚服用。有養血潤燥、祛風止癢的功效，瘙癢症狀可大為改善。
熟地黃	氣陰兩虛型糖尿病：生地黃、熟地黃各15克，五味子5克，西洋參10克。用水煎煮，當茶飲，有滋陰補腎，生津止渴的功效。

熟地黃	糖尿病併發腎病：生地黃、熟地黃各10克，黃耆30克。用水煎煮，當茶飲，有益氣滋陰的功效。
	頭暈：熟地黃20克，山茱萸10克，紅糖適量。將熟地黃和山茱萸水煎1小時，加紅糖調味，當茶飲，有滋補肝腎、養陰補血的功效。
白芍	便秘：白芍40克，甘草15克，水煎服。每日1劑，分2次服用。
	胃潰瘍：白芍20克，白朮、甘草各10克，大棗5枚。水煎2次，合併藥汁，分早中晚，飯前半小時服用，有健脾養血、緩急止痛的功效。
	慢性肝炎（肝腎陰虛型）：白芍、金銀花各10克，柴胡、甘草各5克。水煎煮後飲用，有養血保肝的功效。
	類風濕性關節炎：白芍30克，五加皮、甘草各10克。水煎當茶飲，有祛風除濕、養血止痛的功效。
	改善睡眠：白芍10克，靈芝6克，酸棗仁15克，遠志9克，茯苓10克，蜂蜜適量。加水煎煮之後取汁，加入蜂蜜拌勻之後飲用。每日1劑，可連服7日，有補心血、安心神的功效。
大棗	頭暈眼花，心悸失眠：大棗15枚，紅糖20克。大棗洗淨，以冷開水泡發片刻入鍋，再加適量水，煨煮至大棗熟爛呈花，調入紅糖拌化即可。早晚溫服，可健脾養血，護膚容顏。
車前子	腎炎：車前子、茯苓、豬苓、黃耆各10克，大棗5枚。水煎當茶飲。
	小兒腹瀉：車前子10克，炒麥芽、高粱糠（炒）各20克。煎濃汁，口服。每日3次。
	糖尿病（併發腎病）：車前子25克，冬瓜皮、玉米鬚、蘆根各30克。將車前子用布包好，與其他藥一起入鍋，水煎當茶飲，用於治療屬濕熱內盛者。有清熱利尿通淋之功效。
	高血壓（肝火上炎型）：車前子8克，夏枯草18克，地龍、五味子各15克。水煎當茶飲。
	糖尿病（氣陰兩虛型）：車前子15克，熟地黃90克，山茱萸、麥冬各60克，玄參30克。水煎當茶飲。
茯苓	陽痿早洩：茯苓10克，芡實15克。水煎當茶飲。
三七	益氣活血：三七、黃耆、核桃仁各10克（打碎），紅花5克。用水煎煮，分早、中、晚服用。

藥材	用法
三七	胃炎：三七10克，厚樸、黃連各5克，甘草3克。水煎，當茶飲。
	補肝活血：三七、川芎各10克，天麻、鉤藤各5克。水煎，分早、中、晚服用。
丹參	前列腺增生（瘀血阻滯型）：丹參、蜂蜜各30克，海藻15克。丹參洗淨，切片，與海藻同放入紗布袋中紮口，放入砂鍋，加水浸泡30分鐘，先用武火煮沸後，改用文火煨煮30分鐘，取出藥袋，調入蜂蜜，拌勻即成。早晚分服，可活血軟堅。
	高脂血症：紅花5克，丹參15克，紅糖適量。紅花揀雜、洗淨。丹參洗淨，切成薄片，與紅花同入砂鍋，加水濃煎2次，每次30分鐘，用潔淨紗布過濾，合併濾汁，去渣後回入鍋中，濃縮至300毫升，調入紅糖，攪拌均勻即成。早晚2次分服。可養血和血，活血降脂。
川芎	血瘀型頭痛：川芎6克，紅花3克，綠茶適量。用水煎煮後取汁，當茶飲用。
玫瑰花	青春痘：玫瑰花、槐花、月季花、金銀花、雞冠花各10克，生石膏30克（先煎半小時），紅糖適量。水煎，再放入蜂蜜適量，放涼、裝瓶，每次1湯匙，每日2～3次，溫水沖服。
	月經期間頭痛：玫瑰花、茉莉花各12克，月季花、金銀花各15克，杜紅花10克，旋覆花6克（紗布包裹）。水煎當茶飲，月經來潮前4日開始服用，連服10劑，下次月經前4日再開始服用。
	抑鬱症：玫瑰花6克，金橘餅半塊，切碎。沸水沖泡，悶15分鐘，當茶飲用，可沖泡3～5次，每日1劑，嚼服玫瑰花瓣、金橘餅。適用於抑鬱兼有胸脅脹痛。
	肥胖（氣滯血瘀型）：玫瑰花15克，烏梅3枚，紅茶包1包。鍋中倒入250毫升水，放入烏梅煮沸，再將烏梅汁沖泡紅茶，最後撒上玫瑰花稍浸泡即可。
柴胡	慢性肝炎（肝鬱脾虛型）：柴胡、丹參各5克，五味子、靈芝各10克，大棗5枚。水煎當茶飲。
	頭痛（風熱型）：柴胡、升麻各10克，白芷5克，細辛3克。水煎當茶飲。

製丸

藥材	用法
山藥	驚悸怔忡、失眠多夢：乾山藥200克，白參50克，當歸150克，酸棗仁250克。諸藥焙乾研末，煉蜜為丸如梧桐子大小。每次50丸，米湯送服。可以補氣養血，健脾養心。

沙苑子	脾腎不足、眼目昏花、視物不清、腰酸氣短白朮各150克，當歸、菟絲子、山藥各100克（炒）、陳皮各50克。以上10味，粉碎成細粉，煉蜜製成大蜜丸，每丸重6克。口服，每次2丸，每日2次。	沙苑子500克，黃耆、炒茯苓、白扁豆、芡實（麩過篩，混勻。煉蜜製成大可健脾補腎，益氣明目。
遠志	胸痹心痛，逆氣膈中，飲食不下：遠志、桂心、乾薑、細辛、炒蜀椒各90克，制附子0.6克，一起搗細，加蜂蜜和成藥丸，如梧桐子大。每次服3丸，用米汁送下，每日3次。如不見效，可稍增加藥量。忌食豬肉、冷水、生蔥。	
	小便赤濁：遠志250克，用甘草水煮過後，與茯神、益智仁各60克共研為末，加酒、糊做成丸子，如梧桐子大。每次服50丸，空腹服，用棗湯送下。	
苦杏仁	上氣喘急：桃仁、炒苦杏仁各25克，生薑、蜂蜜各適量，麵粉適量。桃仁、苦杏仁共研為末，加麵粉和適量水，製成梧桐子大小的藥丸。生薑煎水，加入蜂蜜，沖服藥丸。每次10丸，食後臥床。	
續斷	貧血：川續斷50克，熟地黃100克，柏子仁、牛膝、卷柏、澤蘭各15克，蜂蜜適量。除蜂蜜外的藥材研磨為末，和蜂蜜為丸。每次6克，每日2次，口服。但服用最長時間不宜超過2周。	

泡酒		
山藥	慢性支氣管炎（脾肺兩虛型）：鮮山藥350克，黃酒2000毫升，蜂蜜適量。鮮山藥去皮洗淨。將黃酒600毫升倒入砂鍋中煮沸，放入山藥，煮沸後將餘酒慢慢添入，山藥熟後取出，酒汁中加入蜂蜜即成。隨量飲用，可滋陰潤肺，健脾益氣。	
何首烏	鬚髮早白：制何首烏50克，浸入適量優質白酒中，浸泡數月後飲酒。可補益精血，使頭髮烏黑。	
沙苑子	腎虛陽痿、腰痛：沙苑子30克，韭菜子10克，杜仲15克，白酒500毫升。將中藥浸於酒中，密封浸泡10日即可服用。每次飲1小杯。	
仙茅	驅體寒、強筋骨：仙茅浸入適量優質白酒中，浸泡數月後飲用。可驅體寒、強筋骨，用於腰膝酸軟、尿頻、陽痿、不孕不育等症。	
紫蘇	消化不良，嘔吐，呃逆：紫蘇子30克，清酒1000毫升。紫蘇子搗碎，以絹袋盛，納於清酒中，浸3日。適量飲服。	
砂仁	月經不調：砂仁、佛手、山楂各30克，米酒500毫升。砂仁、佛手、山楂共浸入米酒中，7日後可服用。每日早、晚各1次，每次15毫升。適用於氣鬱月經後期，伴經期延後、量少色暗有塊、乳房脹悶不舒等。	

砂仁	消食和中，下氣止心腹痛：砂仁炒熟、研末，裝於袋中浸酒，酒煮溫飲服。
白朮	中老年人脾胃素虛、女性習慣性流產或先兆性流產：白朮60克，黃酒適量。白朮焙乾，研細末，過篩，裝瓶備用。用時取白朮末放入裝有黃酒的器皿中，加熱至沸，3～5沸後，飲酒液。建議每次用白朮3～6克（保健宜用小量），黃酒50毫升，每日可飲1～2次。
熟地黃	滋陰養血：熟地黃60克，洗淨，泡入500毫升白酒中。用不透氣的塑膠皮封嚴口，浸泡7日後飲用。

隔水蒸

何首烏	高血壓、血管硬化：何首烏15克。隔水蒸熟，每日分2次服。
荷葉	肝病後恢復、體質過弱：荷葉1張，乳鴿1只，鹽適量。乳鴿去毛、內臟，洗淨，加鹽，用荷葉包裹上籠蒸熟，食用。
玉竹	少氣懶言、心悸失眠、咽乾口渴、自汗盜汗、倦怠乏力：玉竹20克，白參片5克，雞腿2個，黃酒、鹽各適量。雞腿剁大塊，洗淨。玉竹洗淨，和雞塊、白參片一道放進燉鍋內，加調味料和4碗水，並以保鮮膜覆蓋住鍋口。隔水蒸約30分鐘，待雞肉熟透即可食用。可補中益氣，潤肺安神。
山楂	脂肪肝：山楂100克，桃仁10克，蜂蜜250克。將山楂洗淨後用刀拍碎，桃仁洗淨後研細。將山楂、桃仁一同放入鍋中，加入適量水浸泡半小時，煎取藥汁，再加等量的水煎取1次，2次藥汁合併後裝入瓶中，兌入蜂蜜拌勻，蓋上蓋子，隔水蒸1小時，冷卻即可。

調糊

何首烏	脂肪肝：山楂100克，桃仁10克，蜂蜜250克。將山楂洗淨後用刀拍碎，桃仁洗淨後研細。將山楂、桃仁一同放入鍋中，加入適量水浸泡半小時，煎取藥汁，再加等量的水煎取1次，2次藥汁合併後裝入瓶中，兌入蜂蜜拌勻，蓋上蓋子，隔水蒸1小時，冷卻即可。
薏苡仁	動脈粥樣硬化、冠心病、慢性腸炎、神疲乏力、食慾缺乏：麥麩、薏苡仁各50克，蓮子20克，大棗12枚。麥麩用文火炒香研末。薏苡仁、蓮子、大棗用冷開水浸泡片刻，大棗去核後，3味同入鍋，加水適量，先用武火煮沸，改文火煮至蓮子熟爛，薏苡仁、大棗呈羹糊狀，調入麥麩末，攪拌均勻即成。早晚分食。可補氣養血，健脾養胃。

沖服

杜仲	鬚髮早白：炒杜仲、炒補骨脂各30克，核桃仁100克。將上述藥研成細末，每日早、中、晚各沖服10克。能補腎烏髮。
桑寄生	冠心病、心絞痛：桑寄生100克，焙乾研粉。用開水沖服，每次10克，每日2次，連服2個月。可養陰通絡。
仙茅	氣短氣喘、心悸胸悶、失眠健忘：仙茅100克放入米泔水中浸3天，取出曬乾，文火炒至微黃。糯米粉200克文火炒至微黃，備用。仙茅、黨參各30克，阿膠200克，焙乾共研細末，與糯米粉混合備用。每次20克，空腹服，溫開水調服。可補心腎，定喘下氣。
遠志	神經衰弱、健忘：遠志5克，研末，用米湯沖服，每日2次。
生薑	胃虛風熱、食慾不振：生薑搗汁。薑汁半杯，生地黃汁適量，蜂蜜適量，水60毫升，調和後服用。
桑白皮	咳嗽吐血：桑白皮500克，糯米120克。桑白皮用米泔水浸3天後，刮去黃皮，銼細，入糯米，焙乾後共研為末。每次3克，米湯送服。
甘草	慢性咽炎：每天取甘草10克，用沸水沖泡，加蓋悶數分鐘，趁熱溫服，可治療慢性咽炎。輕症服藥1～2個月，重症服藥3～5個月。
砂仁	痰氣膈脹：砂仁適量，搗碎，以白蘿蔔汁浸透，焙乾、研末。每次3～6克，飯後半小時用開水送服。
白朮	妊娠劇吐及妊娠水腫：白朮、白茯苓各100克，豬苓、木瓜各150克，共研為末。每服10克，食前溫開水送服，每日3次。可利水消腫，主治妊娠期後兩腳腫甚。
	便秘：將白朮烘乾研末，用開水沖服，每次10克，每日2～3次，一般用藥3日可明顯改善症狀。
枳實	大便乾結、形體消瘦、頭暈耳鳴：炒枳實15克，炒白朮30克，生地黃40克。研成粗粉，用紗布包好，放在保溫瓶中，用開水沖泡，代茶。
	嘔吐：炒枳實30克，炒白朮60克，炒神曲50克。研粗粉，每次取20克，用紗布包好，放入杯中，用沸水適量沖泡，蓋上蓋子悶15分鐘，當茶飲用，每日1～2劑。
雞內金	營養不良：雞內金30克，曬乾或烘乾，研成極細末，瓶裝備用。每日3次，每次0.5克，用米湯50克調服送下，可消食助運。

金銀花	風熱型咳嗽：金銀花5克，雞蛋1個。雞蛋打入碗內，金銀花加水200毫升煮沸5分鐘，取汁沖雞蛋，趁熱一次服完，每日早晚各1次。
穿心蓮	熱傷風：穿心蓮5克，研末，溫開水送服，每日3～4次。
貝母	口腔潰瘍：浙貝母6克，白及3克。共研末，用冷開水送服，每次4克，每日3～4次，1～3周治癒。
阿膠	血虛頭暈：阿膠6克，紅茶3克。先將阿膠蒸化，紅茶放入茶壺中，用沸水沖泡3分鐘，濾去茶渣，將茶湯倒入蒸化的阿膠中攪勻，趁溫飲服。每週2次。適用於血虛頭暈、面色萎黃者。
大棗	食慾缺乏，神疲體倦，面色少華：將麥麩30克揀去雜質，放入鐵鍋略炒，趁熱研成粗末，一分為二，放入綿紙袋中，封口掛線，備用。將大棗10枚洗淨，盛入碗中。每次取1袋麥麩、5枚大棗同放入大茶杯中，用沸水沖泡，加蓋悶15分鐘後即可飲用，一般每袋可連續沖泡3～5次，飲水吃棗。
	內痔出血：大棗30枚，地榆100克，置砂鍋或鐵鍋內混勻共炒，大棗與地榆呈焦炭狀時離火，涼後碾成細末。成年人每日15克，分3次飯前半小時以白開水送服，小兒酌減，6日為1個療程，如便血不止，可連續服用。
茯苓	脂溢性脫髮：茯苓1000克，研末，每次取10克，溫開水送服，早、晚各1次。
	哮喘：茯苓20克，乾薑10克。分別用打粉機打成粉末，然後混合在一起，裝在密封的容器裡備用，每天取出一些沖水喝。
三七	慢性肝炎：三七粉、靈芝粉、生曬參粉各1克。開水沖服，早、中、晚分服，1個月為1個療程。
川芎	風熱型頭痛：川芎5克，天麻6克，酸棗仁10克。將以上3味中藥研成細末，開水浸泡10分鐘，當茶服用。

調拌

枸杞子	視力下降，牙齒、骨骼發育不良，牙齒過早脫落：豆腐250克，鮮枸杞子30克，鹽、醬油、白糖、香油各適量。將豆腐切成小丁燙一下，用刀切碎。將燙過的豆腐同枸杞子拌勻，放入鹽、醬油、白糖、香油，拌勻即成。當菜佐餐，隨意食用。可滋補肝腎，益氣健脾。
馬齒莧	產後保健：鮮馬齒莧100克，枸杞子10克，黑芝麻2克，雞肉50克，香油、鹽各適量。馬齒莧洗淨，放入沸水中焯1～3分鐘，撈出，過涼。枸杞子洗淨。雞肉洗淨，切絲，入沸水中煮熟，撈出，瀝乾。將馬齒莧、雞肉絲、黑芝麻、枸杞子放一起，加鹽、香油拌勻即可。

穿心蓮	感冒：鮮穿心蓮500克，食用油、鹽、糖、香油、醋、薑、蒜、乾辣椒各適量。鮮穿心蓮洗淨，去老莖葉，沸水中倒適量油、鹽，下穿心蓮焯2分鐘左右，撈出，擠乾水分。蒜、薑、乾辣椒切末，與鹽、糖、香油、醋一同放入穿心蓮中，拌勻即可。

	外用
桑寄生	瘡癤、潰瘍：桑寄生鮮品搗爛外敷患處，可以治療瘡癤、潰瘍、凍傷等。
決明子	小便不暢：決明子15克，白菜子20克，豬肉100克，大棗10枚，生薑5片，鹽適量。決明子用紗布包好，將白菜子、豬肉、大棗、生薑洗淨，鍋內加水，水沸後下入全部材料文火煲約1小時至熟，加鹽調味即可。可清熱利尿。
靈芝	鼻炎：靈芝500克切碎，文火水煎2次，每次3～4小時，合併煎液，濃縮後用多層紗布過濾，濾液加蒸餾水至500毫升，滴鼻。每次2～6滴，每日2～4次。
淫羊藿	牙痛：淫羊藿不拘多少，研為粗末，煎湯漱口，可降虛火、緩牙痛。
遠志	腦風頭痛：遠志研為細末，吸入鼻中，可治腦風頭痛。
	吹乳（產後乳腺炎）腫痛：遠志焙乾，研為細末，用酒沖服6克。藥渣敷患處。
	各種癰疽：遠志放入米泔水中浸洗過，去心，研為細末。每次服9克，以溫酒一杯調澄。清汁飲下，藥渣敷患處。
生薑	小兒咳嗽：生薑120克，煎湯洗浴。
	脫髮少髮：生薑1片，蹭塗頭皮。連續使用1月左右，有生髮之效。
	濕熱黃疸：用生薑隨時擦身，對治療濕熱黃疸效果較好。
甘草	緩解燙傷疼痛：甘草、蜂蜜各適量。甘草和蜂蜜煎煮後塗抹於燙傷部位，可以減輕疼痛。
續斷	打撲傷損，骨節扭傷：用續斷草葉搗爛外敷。
蒲公英	止痛：鮮蒲公英適量，洗淨，搗碎取汁，敷於痛處。
	流行性腮腺炎：鮮蒲公英適量，洗淨，搗碎，加雞蛋清或適量白糖調糊，外敷。
	沙眼癢痛：鮮蒲公英適量，洗淨，搗碎，取汁，高溫消毒後滴眼。

龍眼肉	水火燙傷：龍眼核研細末，用茶籽油調塗。
白芍	祛斑美白（面膜）：白芍粉10克，以水調勻，均勻塗於面部。
當歸	胃痛：當歸30克，丹參20克，乳香、沒藥各15克，分別揀雜，洗淨，曬乾或烘乾，切碎後共研為極細末，加薑汁適量調製成糊狀。取藥糊分別塗敷於上脘穴、中脘穴、足三里穴，每日3～5次，有活血止痛之效。

調羹

絞股藍	四肢困重，頭暈眼花，食慾缺乏：絞股藍15克，薏苡仁30克，赤小豆50克。絞股藍洗淨切碎後入砂鍋，加水適量，用中火煎煮30分鐘，去渣取汁。將薏苡仁、赤小豆淘淨後同入砂鍋，加水適量，武火煮沸改用文火煨煮1小時，待呈黏稠狀，加絞股藍煎汁，拌和均勻，繼續以文火煨煮成羹即成。早、晚分服。可清熱利濕，滋陰健脾。
肉蓯蓉	陽虛肢冷：肉蓯蓉150克，羊肉100克，山藥50克，鹽適量。肉蓯蓉用黃酒洗，與山藥、羊肉加適量水煮成羹，再加鹽調味，適用於腎陽虛和精血少引起的腰痛、肢冷等。
阿膠	慢性支氣管炎：阿膠50克，馬鈴薯粉150克，白糖適量。將阿膠洗淨，放入鍋內，加入熱水浸泡2小時，然後用武火煮沸，再改用文火煮約20分鐘，加入白糖，攪拌均勻，調入馬鈴薯粉即成。上、下午分食，可清肺止咳，補血養顏。

炒菜

玉竹	肺熱乾咳、潮熱盜汗、陰虛勞嗽：玉竹20克，苦瓜300克。加調料適量炒食。能清火、養陰潤燥。
桔梗	清熱解毒：桔梗15克，豬瘦肉150克，鹽、澱粉、豬油、醬油、料酒各適量。桔梗洗淨，開水焯後冷水浸洗，控水切段；豬瘦肉洗淨切絲，並用鹽和澱粉漿勻。鍋中加豬油，下肉絲煸散，倒入醬油、料酒，放桔梗煸炒，入鹽炒勻即可。

飲品

酸棗仁	風濕性心臟病（心脾兩虛型）：酸棗仁10克，茯苓、白糖各20克。酸棗仁去小殼，研末；茯苓烘乾，研末。同入鍋中，以文火煮成稠飲，飲將成時加入白糖即成。早晚分食，可補益心脾。

薄荷	腎虛濕盛型高脂血症：獼猴桃1個，蘋果半個，鮮薄荷葉3克。獼猴桃削皮，切成塊。蘋果削皮，去核，切塊。將薄荷葉洗淨，放入榨汁機中攪碎，再加入獼猴桃、蘋果塊，攪打成汁即可。
阿膠	補血養顏：阿膠適量，剁塊，文火將阿膠與適量紅糖煮溶化，邊煮邊攪。雞蛋3個，打成蛋液。將蛋液加入放涼的阿膠糖液中，拌勻，倒入燉盅，蓋上蓋子，上鍋武火煮10分鐘，文火煮20分鐘即可。
玫瑰花	女性經期情緒煩躁：玫瑰花10克，大豆50克，蜂蜜適量。大豆提前一天泡上，泡好後將玫瑰花瓣和大豆一起放入豆漿機中打好，根據個人口味加入蜂蜜調味。

涼拌

薄荷	開胃解乏：鮮薄荷200克，醬油、辣椒油、醋、彩椒、鹽各適量。將薄荷洗淨，備用。水煮沸，下入薄荷焯水，用涼開水沖涼，控淨水分，裝盤待用。將醬油、辣椒油、醋、彩椒拌勻，澆在薄荷上即可。

調服

苦杏仁	胸中氣悶，並頭痛：苦杏仁500克，加水適量，研汁，濾去渣，文火煮10～14小時，如脂膏狀時，空腹以酒調服2～5克，每日3次。

生嚼

砂仁	牙齒疼痛：砂仁適量，常嚼。
穿心蓮	咽喉炎：鮮穿心蓮15克，嚼爛吞服。

蒸糕

枳實	順氣清熱：枳實10克，決明子5克，大黃2克，玉米麵400克，白糖適量。枳實、決明子、大黃共研為末，加入玉米麵中拌勻，再加白糖，用水和麵，做成蒸糕劑子，蒸熟即可。

蒸煮

蓮子

咳嗽（燥火型）：銀耳25克，蓮子15克，冰糖適量。銀耳用水泡發，去蒂洗淨。蓮子放入沸水中浸泡，放入蒸碗內，加入銀耳、冰糖和適量水，用武火蒸40分鐘即可。

搗汁

馬齒莧

小便熱淋：鮮馬齒莧適量，洗淨，搗碎，取汁1小碗，服用。

尿血、血淋、便血：鮮馬齒莧、鮮藕各適量，分別洗淨，切碎，絞汁，取等量的汁液混勻。每次服2匙。

蒸菜

海藻

散結消腫：海藻30克，牡蠣肉100克，料酒、薑片、蔥段、鹽、香油各適量。海藻洗淨，牡蠣肉洗淨切薄片。海藻、牡蠣肉、薑片、蔥段、料酒同放燉杯內，加水適量，置蒸籠內武火蒸20分鐘，取出加入鹽、香油拌勻即可。

強骨補血：海藻30克，豆腐200克，蓮子20克，枸杞子10克，花生仁、澱粉、鹽各適量。海藻泡軟後，放入開水中煮熟，拌適量鹽備用。蓮子浸泡後，蒸熟備用。枸杞子用熱水洗過後，撈起備用。花生仁碾碎，豆腐洗淨，與花生仁碎、鹽、適量水、澱粉拌勻成泥狀。加入枸杞子、蓮子拌勻，倒入方形盒中蒸熟成塊狀，切片裝盤，撒上海藻即可。

點心

黨參

食少便溏，面色萎黃，水腫：黨參、山藥、白糖各30克，茯苓15克，蓮子、薏苡仁各20克，蜂蜜50克，炒糯米、炒粳米各500克。除白糖和蜂蜜外，其餘食材磨細粉，混合均勻，加入蜂蜜、白糖，加水和勻，蒸熟，切成條糕。當點心，隨意食用。可益氣補脾。

煮飯

黃耆

肺氣虛弱、咳喘日久、表虛自汗：黃耆10克，白朮8克，防風6克，粳米200克，白糖30克。將黃耆、白朮、防風3味藥用冷水浸泡30分鐘，入砂鍋加水適量，煎煮30分鐘，去渣取汁，加入淘淨的粳米和白糖入鍋，煮熟成飯。當主食，隨意食用。有益氣固表、預防感冒、增強免疫力的功效。

家庭常備中藥大補帖

作　　　者	謝英彪
發 行 人	林敬彬
主　　　編	楊安瑜
編　　　輯	鄒宜庭、林子揚
內頁編排	方皓承
封面設計	陳語萱
行銷企劃	徐巧靜
編輯協力	陳于雯、高家宏
出　　　版	大都會文化事業有限公司
發　　　行	大都會文化事業有限公司
	11051 台北市信義區基隆路一段 432 號 4 樓之 9
	讀者服務專線：（02）27235216
	讀者服務傳真：（02）27235220
	電子郵件信箱：metro@ms21.hinet.net
	網　　　址：www.metrobook.com.tw
郵政劃撥	14050529　大都會文化事業有限公司
出版日期	2025 年 07 月初版一刷
定　　　價	520 元
ＩＳＢＮ	978-626-7621-23-3
書　　　號	Health+224

Metropolitan Culture Enterprise Co., Ltd
4F-9, Double Hero Bldg., 432, Keelung Rd., Sec. 1, Taipei 11051, Taiwan
Tel:+886-2-2723-5216　Fax:+886-2-2723-5220
Web-site:www.metrobook.com.tw　E-mail:metro@ms21.hinet.net

◎本書由江蘇鳳凰科學技術出版社授權繁體字版之出版發行。
◎本書如有缺頁、破損、裝訂錯誤，請寄回本公司更換。
版權所有‧翻印必究　Printed in Taiwan. All rights reserved.

國家圖書館出版品預行編目 (CIP) 資料

家庭常備中藥大補帖 / 謝英彪著 .
-- 初版 . -- 臺北市：大都會文化，2025.07
272 面；17×23 公分 . -- (Health；224)
ISBN 978-626-7621-23-3（平裝）

1. 中藥材 2. 藥方

414.3　　　　　　　　　　　　114007856

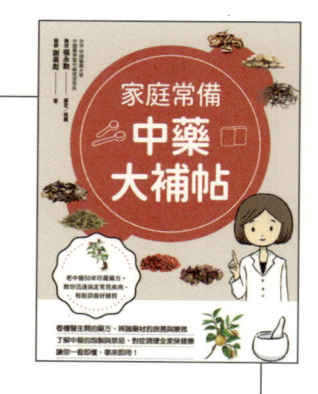

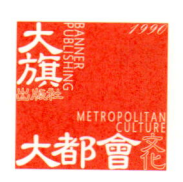

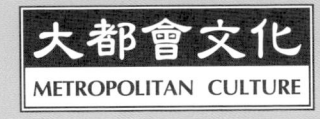

大都會文化
METROPOLITAN CULTURE

大都會文化
METROPOLITAN CULTURE

大都會文化
METROPOLITAN CULTURE

大都會文化
METROPOLITAN CULTURE